新生儿与婴幼儿用药手册

主　编　李　燕　康文清
　　　　陈海燕　马姝丽

中国协和医科大学出版社
北　京

图书在版编目（CIP）数据

新生儿与婴幼儿用药手册 / 李燕等主编. —北京：中国协和医科大学出版社，2022.10
ISBN 978-7-5679-2021-7

Ⅰ. ①新… Ⅱ. ①李… Ⅲ. ①小儿疾病－用药法－手册 Ⅳ. ①R720.5-62

中国版本图书馆CIP数据核字（2022）第125633号

新生儿与婴幼儿用药手册

主　　编：李　燕　康文清　陈海燕　马姝丽
责任编辑：高淑英
封面设计：许晓晨
责任校对：张　麓
责任印制：张　岱

出版发行：中国协和医科大学出版社
（北京市东城区东单三条9号　邮编100730　电话010-65260431）
网　　址：www.pumcp.com
经　　销：新华书店总店北京发行所
印　　刷：三河市龙大印装有限公司

开　　本：787mm×1092mm　1/32
印　　张：14.5
字　　数：440千字
版　　次：2022年10月第1版
印　　次：2023年5月第2次印刷
定　　价：68.00元

ISBN 978－7－5679－2021－7

编者名单

主　　审　张伶俐　陈　超
学术指导　周崇臣　熊　虹
主　　编　李　燕　康文清　陈海燕　马姝丽
副 主 编　黄　亮　康　建　孙慧清　李朝晖　孙　冲
编　　者　（按姓氏拼音排序）

曹孟宸	河南省儿童医院
常　钊	河南省儿童医院
陈海燕	河南省儿童医院
陈红利	新乡市中心医院
董孝云	河南省儿童医院
付　慧	河南省儿童医院
葛　霞	河南省儿童医院
郭小婷	周口市第一人民医院
何慧慧	河南省睢县妇幼保健院
胡　伟	信阳市中心医院
黄　亮	四川大学华西第二医院
康　建	郑州大学第一附属医院
康文清	河南省儿童医院
李朝晖	河南省儿童医院
李　丽	洛阳市妇幼保健院
李　蕊	河南省儿童医院
李　燕	河南省儿童医院
刘大鹏	河南省儿童医院
刘庆生	焦作市妇幼保健院
刘书源	河南省儿童医院
娄　鑫	河南省儿童医院
吕　萌	河南省儿童医院
马姝丽	河南省儿童医院
彭诗荣	河南省儿童医院

苏莎莎　　洛阳市中心医院
孙　冲　　河南省儿童医院
孙慧清　　河南省儿童医院
孙忠源　　河南省儿童医院
陶兴茹　　河南省儿童医院
王江涛　　河南省儿童医院
王瑞丽　　河南省儿童医院
王献良　　河南省儿童医院
王晓玲　　河南省儿童医院
吴光华　　河南省儿童医院
邢慧资　　河南省儿童医院
邢亚兵　　河南省儿童医院
许邦礼　　河南省儿童医院
杨　赟　　河南省儿童医院
张佳丽　　河南省儿童医院
张胜男　　河南省儿童医院
张潇月　　河南省儿童医院
张晓媛　　河南省儿童医院
周宇雪　　河南省儿童医院

序

儿童是祖国的未来，国家一直以来都高度重视和大力支持护佑儿童健康成长的机关工作。2014年，国家卫生计生委等六部门发布了《关于保障儿童用药的若干意见》（国卫药政发〔2014〕29号），从鼓励研发创制、加快申报审评、确保生产供应、强化质量监管、推动合理用药、完善体系建设、提升综合能力等环节，对保障儿童用药提出了具体要求。此后，《国家基本药物目录》和每年的医保目录都陆续提高了儿童用药的收录比例。在2019年新修订的《药品管理法》中，更是将鼓励儿童用药研发和创新、对儿童用药予以优先审评和审批明确写入法条之中。为了给予儿童用药一个集中公开的展示窗口，国家药品监督管理局药品审评中心于2021年6月1日专门增设了儿童用药专栏，从而更好地引导社会和企业在儿童药品研发、生产方面给予更多关注和投入。

虽然我们已经在以上很多方面都采取了诸多措施来保障儿童用药，但新生儿作为儿童生长发育变化最大的一个群体，对他们在用药方面的关注还是不足的。有研究结果显示，儿科常用药品说明书中，“适应证”和“用法用量”等项下标注有“新生儿”的占比极低，各种指南共识中提到的新生儿用药剂量零散分布，给临床医务人员准确合理地用药带来了不便。为了解决新生儿用药依据不足、用药证据分散的问题，给新生儿诊疗提供更多更便捷的用药信息查询渠道，该书编写组进行了大量的工作，对新生儿常用药品进行了国内、外说明书、权威指南、文献等资料的全面而广泛地检索，平均每个药物检索的文献量可达数十篇之多。编写组在阅读了这些文献之后，提取出重要的用药信息，汇总整理形成了本书。在该书中，不同胎龄新生儿用药的方法剂量，以及重要的药物代谢动力学数据都一一详细列出，这些都是对临床用药证据的重要补充。

相信这本书的出版，会对广大新生儿及婴幼儿相关专业工作者起到较大的帮助，对推动我国新生儿及婴幼儿合理用药起到积极的作用。我们将在推广应用中收集意见、动态更新、不断完善。

首都医科大学附属北京儿童医院　王晓玲

前　言

新生儿（尤其是早产儿）及婴幼儿肝、肾功能尚未发育成熟，药动学和药效学与儿童存在明显差异，同时该人群药物治疗的安全性、有效性和不良反应等方面缺乏研究，临床数据很少。为了更好地救治新生儿尤其是胎龄较小的早产儿患者，我们需要从尽可能多的渠道获取新生儿、早产儿用药参考信息以帮助临床用药决策。本书为对国内、外新生儿及婴幼儿用药信息的汇编手册。

用药信息汇编手册即意味着要进行大量的数据和文献的检索。在本书中，每个药品条目都需要进行大量的中英文文献检索。首先是“说明书”部分，本书列举了每个药物在中国、美国和英国的药品说明书中标注的新生儿人群用法用量。要完成这部分的内容，需要对这3个国家的同一药品名下每个剂型和规格药品说明书都进行检索和阅读，才能提取出有效、全面的信息。其次是“用法用量”中“专著文献”部分。因这部分的定位是找到文献中的用法以作为药品说明书和药品处方集的补充，以供临床特殊情况下参考使用，所以编者在完成这部分时除了参考权威的《实用新生儿学》之外，还进行了广泛的中英文文献检索和查询。最后是“药物代谢动力学数据”部分。新生儿药物代谢动力学数据是当前非常稀缺的数据资源，也是不同胎龄新生儿用药的重要参考，编者在完成这部分的内容时花费了大量的精力和时间，相信这部分也会成为本书的亮点，在临床应用中发挥较大的辅助作用。

鉴于以上提到的大量的文献检索和阅读工作，本书共有18位医学专业背景和25位药学专业背景的编者参与编写。他们充分发挥了自身的专业优势和优秀的英文特长，以及一丝不苟的工作精神，在张伶俐、陈超等多位国内权威的儿科专家、药学专家指导下，圆满地完成了本书的内容初编、初稿撰写、一审、二审和三审工作。

编写书籍是一项非常艰巨而繁琐的工作，尤其是工具书这种类别。虽然编者本着细致、认真的态度进行了多次的审校和修改，但仍有可能存在疏漏之处，希望广大读者能给予批评指正。

最后，希望本书能给读者以帮助，为新生儿及婴幼儿救治发挥作用！

编　者

2022年3月

编写说明

本书按照药物的药理类别进行章节分类，每个药物名下的正文内容主要分为5个部分，分别为“适应证”“用法用量”“注意事项”“药物代谢动力学数据”“参考文献”，现对每个药物的各个条目介绍如下。

1．适应证　与中国药品说明书基本一致，部分属于新生儿特殊用药的也予以标出。

2．用法用量

2.1 说明书　即为说明书用法，是药物应用的最基本内容，读者可以根据这部分区分说明书内用法和说明书外用法。这里除了给出我国的说明书用法外，还选取了美国和英国的药品说明书用法予以列出。

2.2 处方集　通常儿童处方集所收载儿童适应证、用法用量等较药品说明书更为宽泛，本书列出了中国和英国的国家处方集（儿童版）的内容。

2.3 专著文献　此处参考了新生儿学的权威书籍《实用新生儿学》（第5版）作为参考，同时收录了国内、外质量较高的文献中的用法。部分疑难危重患者的治疗在其他方法均无效时可以参考这些文献中的用法。

3．注意事项　列举了该药物常见的注意事项、不良反应和新生儿应用时特殊的注意事项。

4．药物代谢动力学特点

4.1 分布　是药物进入人体后在哪些组织、器官富集，这部分内容对抗菌药物非常重要，比如骨感染，选择骨组织分布好的药物可以更好地治疗。

4.2 脑脊液分布情况　属于“分布”的一部分，但由于新生儿发育尚不完全，发生脑膜炎的比例较高，药物能否进入脑脊液以及进入脑脊液比例的高低对于新生儿脑膜炎都非常重要，所以把这项单列。

4.3 代谢　列出了药物是否代谢及主要的代谢器官，有的药物给出了代谢比例。

4.4 排泄　列出了药物主要的排泄途径，有的药物给出了经肾排泄的比例。“代谢”和“排泄”对于肝肾功能损伤患儿的药物调整非常重要。

4.5 半衰期　列出了药物在新生儿中的半衰期数据，不同胎龄患儿调整给药频次时可以参考。

4.6 血浆蛋白结合率　列出了药物与血浆蛋白结合的比例，黄疸患儿以及危重症状态的患儿需要对该数据认真对待。

4.7 哺乳期用药　显示了用药对哺乳的影响，对于医生为哺乳期妇女调整用药有一定的参考意义。

5. 参考文献　受篇幅所限，仅列出重要的参考文献，读者有需要查看原始文献的可以依照本部分进行文献检索。

目　　录

抗感染药物

青霉素G
（Penicillin G）

【适应证】

青霉素类抗菌药物用于治疗溶血性链球菌、肺炎链球菌等革兰阳性菌感染，是治疗梅毒螺旋体、淋病奈瑟球菌感染的有效药物。

【用法用量】

	中国	美国	英国
说明书	新生儿（足月产）：肌内注射或静脉滴注给药，每次5.0万U/kg：出生第一周每12小时1次，一周以上者每8小时1次，严重感染每6小时1次 早产儿：每次3.0万U/kg，出生第一周每12小时1次，2～4周者每8小时1次，以后每6小时1次	无新生儿相关信息 儿童用法：静脉给药，敏感的链球菌、脑膜炎球菌等引起的肺炎、心内膜炎等严重感染，每日15.0万～30.0万U/kg，每4～6小时1次，疗程因病原和感染类型而定 敏感的肺炎球菌、脑膜炎球菌引起的脑膜炎，每日25.0万U/kg，每4小时1次，连用7～14日（最大剂量1200.0万～2000.0万U/日） 播散型淋病奈瑟球菌感染导致的关节炎（45kg以下）：每日10.0万U/kg，分4次给药，连用7～10日 播散型淋病奈瑟球菌感染导致的脑膜炎（45kg以下）：每日25.0万U/kg，分4次给药，连用10～14日 播散型淋病奈瑟球菌感染导致的心内膜炎（45kg以下）：每日25.0万U/kg，分4次给药，连用4周 白喉（抗毒素辅助治疗和预防带菌者状态）：每日15.0万～25.0万U/kg，每6小时1次，连用7～10日	初生婴儿：每日50.0mg/kg，分2次给予 1～4周婴儿，每日75.0mg/kg，分3次给予 脑膜炎奈瑟菌感染： 初生婴儿：每日100.0mg/kg，分2次给予 1～4周婴儿，每日150.0mg/kg，分3次给予

	中国	英国
处方集	①敏感菌所致轻中度感染（咽炎、中耳炎、肺炎、蜂窝织炎等）：早产儿和7日以内新生儿，每次5.0万U/kg，每12小时1次；7～28日新生儿，每次5.0万U/kg，每8小时1次；②脑膜炎奈瑟菌感染：静脉滴注，早产儿和7日以内新生儿，每次10.0万U/kg，每12小时1次；7～28日新生儿，每次10.0万U/kg，每8小时1次；③先天性梅毒：静脉或肌内给药，＜2岁婴幼儿，出生后7日内，每次5.0万U/kg，每12小时1次；7日以后，每次5.0万U/kg，每8小时1次；总疗程10～14日	敏感菌引起的轻到中度感染，如咽喉感染、中耳炎、蜂窝织炎、肺炎，新生儿败血症，肌注/静脉滴注/缓慢静推： 0～7日新生儿，每次25.0mg/kg，每12小时1次，必要时可每8小时1次 7～28日新生儿，每次25.0mg/kg，每8小时1次，必要时单次剂量可增加至50.0mg/kg 脑膜炎，静脉滴注： 0～7日新生儿，每次50.0mg/kg，每12小时1次 7～28日新生儿，每次50.0mg/kg，每8小时1次

	《实用新生儿学》	其他文献
专著文献	静脉、肌内给药，一般感染：每次2.5万～5.0万U/kg，化脓性脑膜炎：每次7.5万～10.0万U/kg，频次： 胎龄≤29周，日龄0～28天，每12小时1次；日龄＞28天，每8小时1次 胎龄30～36周，日龄0～14天，每12小时1次；日龄＞14天，每8小时1次 胎龄37～44周，日龄0～7天，每12小时1次；日龄＞7天，每8小时1次	敏感菌感染，足月新生儿、早产儿： 日龄≤7天，每次5.0万U/kg，每12小时1次；日龄8～28天，每次5.0万U/kg，每8小时1次 脑膜炎，无乳链球菌感染（GBS）： 日龄≤7天，每次15.0万U/kg，每8小时1次；日龄8～28天，每次12.5万U/kg，每6小时1次

【注意事项】

用药前必须先做青霉素皮肤试验，皮试阴性者方能使用。肾功能不全时注意监测电解质，肾衰竭和心力衰竭慎用，肾功能不全患者大剂量应用可致神经毒性。新生儿和婴儿首选静脉给药，当剂量超过1.2g（200.0万U）时必须静脉给药。青霉素水溶液在室温不稳定，应用本品需新鲜配制。

【药物代谢动力学数据】（一般为成人数据，如为新生儿数据均标出）

分布	脑脊液分布	代谢	排泄	半衰期	血浆蛋白结合率	乳汁排泄
广泛分布于组织、体液中。胸、腹腔和关节腔液中浓度约为血清浓度的50%。不易透入眼、骨组织、无血供区域和脓腔中，易透入有炎症的组织	血脑屏障穿透能力差，炎症时才可透过脑膜。无炎症时脑脊液药物浓度为血药浓度的1%～3%，有炎症时为5%～30%	19%在肝脏代谢	约75%药物于6小时内从肾脏排出 成人中，青霉素主要经肾小管分泌排泄；新生儿中青霉素主要经肾小球滤过排泄	约为30分钟。新生儿的消除半衰期与体重、日龄有关：体重＜2kg，7日龄和8～14日龄新生儿分别为4.9小时和2.6小时；体重＞2kg，7日龄和8～14日龄分别为2.6小时和2.1小时	45%～65%	乳汁中可有微量药物排泄（为血药浓度的5%～20%），但BNF显示乳母可以使用

【参考文献】

［1］American Academy of Pediatrics（AAP）. Red Book：2021—2024 Report of the Committee on Infectious Diseases［M］. 32nd ed. American Academy of Pediatrics，2021.

［2］PADARI H，METSVAHT T，GERMOVSEK E，et al. Pharmacokinetics of Penicillin G in Preterm and Term Neonates［J］. Antimicrob Agents Chemother，2018，62（5）：e02238-17.

［3］PAAP CM，NAHATA MC. Clinical pharmacokinetics of antibacterial drugs in neonates［J］. Clin Pharmacokinet，1990，19（4）：280-318.

［4］SULLINS AK，ABEDL-RAHMAN SM. Pharmacokinetics of antibacterial agents in the CSF of children and adolescents［J］. Paediatr Drugs，2013，15（2）：93-117.

苯唑西林
（Oxacillin）

【适应证】

耐青霉素酶青霉素类抗菌药物，治疗产青霉素酶的葡萄球菌引起的感染，如败血症、心内膜炎、肺炎、皮肤及软组织感染。治疗化脓性链球菌或肺炎球菌与耐青霉素葡萄球菌所致的混合感染。

【用法用量】

	中国	美国	英国
说明书	体重≤2kg：日龄1～14天，每次25.0mg/kg，每12小时1次；日龄15～30天，每次25.0mg/kg，每8小时1次 体重＞2kg：日龄1～14天，每次25.0mg/kg，每8小时1次；日龄15～30天，每次25.0mg/kg，每6小时1次	早产儿和新生儿：每日25.0mg/kg，静脉给药或肌内注射	无新生儿用药相关信息

	中国	英国
处方集	早产儿和新生儿，每次25.0mg/kg，频次如下： 体重≤2kg：日龄1～14天，每12小时1次；日龄15～30天，每8小时1次 体重＞2kg：日龄1～14天，每8小时1次；日龄15～30天，每6小时1次	无新生儿用药相关信息

	《实用新生儿学》	其他文献
专著文献	静脉给药或肌注给药 一般感染：每次25.0mg/kg 脑膜炎：每次50.0mg/kg 胎龄≤29周，日龄0～28天，每12小时1次，>28天，每8小时1次 胎龄30～36周，日龄0～14天，每12小时1次，>14天，每8小时1次 胎龄37～44周，日龄0～7天，每8小时1次，>7天，每6小时1次	除细菌性脑膜炎外的敏感细菌感染：日龄28天以下，每次25.0mg/kg，日龄29～60天，每次37.5mg/kg；细菌性脑膜炎，每次50.0mg/kg。用药频次如下： 体重<1kg：日龄≤14天，每12小时1次；日龄15～28天，每8小时1次；日龄29～60天，每6小时1次 体重1～2kg：日龄≤7天，每12小时1次；日龄8～28天，每8小时1次；日龄29～60天，每6小时1次 体重>2kg：日龄≤7天，每8小时1次；日龄8～28天，每6小时1次；日龄29～60天，每6小时1次

【注意事项】

大剂量用药会引起婴儿可见血尿、蛋白尿、尿毒症，大剂量静脉滴注可见抽搐。静脉给药可见血清氨基转移酶升高。如果发生血管外渗漏，需在渗漏处使用透明质酸酶。

【药物代谢动力学数据】（一般为成人数据，如为新生儿数据均标出）

分布	脑脊液分布	代谢	排泄	半衰期	血浆蛋白结合率	乳汁排泄
在肝、肾、肠、脾、胆汁、胸腔积液和关节积液中可达有效治疗浓度，在腹水和痰中浓度较低。成人的表观分布容积为$13L/1.73m^2$	难以通过脑脊液屏障，常规剂量下，脑脊液和房水分布不显著	约49%在肝脏代谢	主要以原形形式通过肾脏排泄，约10%经胆道排泄	日龄8～15天的新生儿半衰期为1.6小时；20～21天的新生儿半衰期为0.9～1.8小时；儿童半衰期为1.2～1.6小时；成人的半衰期为20～30分钟	93%	青霉素类可在乳汁中排泄，但有文献显示对婴儿影响小，如必须使用应慎重

【参考文献】

[1] BRADLEY JS，NELSON JD，BARNETT ED，et al. Nelson's Pediatric Antimicrobial Therapy [M]. 24th ed. American Academy of Pediatrics，2018.

[2] KIND AC，TUPASI TE，STANDIFORD HC，et al. Mechanisms responsible for plasma levels of nafcillin lower than those of oxacillin [J]. Arch Intern Med，1970，125 (4)：685–690.

[3] BURKART GJ，EVANS WE，WHITTINGTON GL. Comparison of antibiotic serum concentrations after intramuscular oxacillin in children [J]. Am J Hosp Pharm，1978，35 (11)：1380–1382.

[4] AXLINE SG，YAFFE SJ，SIMON AJ. Clinical pharmacology of antimicrobials in premature infants. II. ampicillin，methicillin，oxacillin，neomycin，and colistin [J]. Pediatrics，1967，39 (1)：97–107.

[5] KIMBERLIN DW，BRADY MT，JACKSON MA，et al. Red Book：2018 Report of the Committee on Infectious Diseases [M]. 31st ed. American Academy of Pediatrics，2018.

氨苄西林
（Ampicillin）

【适应证】

广谱半合成青霉素类抗菌药物，用于敏感B族链球菌、单核细胞增生性李斯特菌和敏感的大肠埃希菌等引起的呼吸道感染、胃肠道感染、泌尿系统感染、耳鼻喉感染、皮肤及软组织感染、脑膜炎、败血症、心内膜炎等感染性疾病。

【用法用量】

	中国	美国	英国
说明书	足月新生儿： 每次12.5～25.0mg/kg，出生第1、2日每12小时1次，第3天～2周每8小时1次，以后每6小时1次 早产儿： 出生第1周、1～4周和4周以上按体重每次12.5～50.0mg/kg，分别为每12小时、8小时和6小时1次，静脉滴注给药	以下剂量包含新生儿剂量： 呼吸道和软组织感染，体重＜40kg：每日25.0～50.0mg/kg，每6～8小时给药1次 胃肠道和泌尿生殖道感染，体重＜40kg：每日50.0mg/kg，每6～8小时给药1次 新生儿细菌性脑膜炎、败血症：胎龄≤34周，日龄≤7天，每日100.0mg/kg，每12小时1次；日龄8～28天，每日150.0mg/kg，每12小时1次；胎龄＞34周，每日150.0mg/kg，每8小时1次。所有感染必须在临床症状或指标阴性后维持48～72小时。对于A族溶血性链球菌引起的感染，建议至少治疗10天，以预防急性风湿热或急性肾小球肾炎的发生	未特别标注新生儿用药信息。10岁以下儿童剂量为成人常用剂量的一半

	中国	英国
处方集	（1）治疗敏感菌所致的感染包括尿路感染、中耳炎、鼻窦炎、口腔感染、流感嗜血杆菌感染等 口服，每次30.0mg/kg（最大剂量62.5mg），频次为： 日龄<7天，每日2次 日龄7～21天，每日3次 日龄21～28天，每日4次。重症感染剂量加倍 静脉滴注，每次12.5～25.0mg/kg，频次为： 日龄<7天，每12小时1次 日龄7～21天，每8小时1次 日龄21～28天，每6小时1次；重症感染剂量加倍 （2）治疗无并发症的社区获得性肺炎、李斯特菌脑膜炎、B族链球菌感染、肠球菌心内膜炎（联合其他抗菌药） 静脉滴注，每次50.0mg/kg，频次为： 日龄<7天，每12小时1次 日龄7～21天，每8小时1次 日龄21～28天，每6小时1次。脑膜炎时剂量加倍	口服： 每次30.0mg/kg（单次最大剂量125.0mg）；日龄7～20天，每日3次；日龄21～28天，每日4次 静脉滴注： 敏感菌引起的支气管炎、尿路感染、中耳炎等常见感染，每次30.0mg/kg 无乳链球菌感染、肠球菌心内膜炎，每次50.0mg/kg 李斯特菌脑膜炎，每次100.0mg/kg 给药频次依据日龄而定：0～7天新生儿，每12小时1次；7～20天新生儿，每8小时1次；21～28天新生儿，每6小时1次

	《实用新生儿学》	其他文献
专著文献	肌内注射或静脉给药 一般感染：每次25.0～50.0mg/kg 化脓性脑膜炎：每次75.0mg/kg，每日最大剂量400.0mg/kg 尿路感染预防用药：每次25.0mg/kg，每12小时1次 给药频次： 胎龄≤29周，日龄0～28天，每12小时1次；日龄＞28天，每8小时1次 胎龄30～36周，日龄0～14天，每12小时1次；日龄＞14天，每8小时1次 胎龄37～44周，日龄0～7天，每12小时1次；日龄＞7天，每8小时1次	依据体重给药： 体重≤2kg，日龄≤7天：每次50.0mg/kg，每12小时1次；日龄8～28天，每次75.0mg/kg，每12小时1次 体重＞2kg，每次50.0mg/kg，每8小时1次 手术预防用药：静脉给药，单次给予50.0mg/kg的剂量

【注意事项】

用药前须做皮肤敏感试验。该药会引起过敏反应（包括皮疹、间质性肾炎、过敏性休克）、粒细胞减少、血小板减少。大剂量应用可导致中枢神经系统兴奋或发生惊厥。在新生儿期发生氨苄西林过敏反应（斑丘疹、荨麻疹或发热）比较少见。

【药物代谢动力学数据】（一般为成人数据，如为新生儿数据均标出）

分布	脑脊液分布	代谢	排泄	半衰期	血浆蛋白结合率	乳汁排泄
体内分布良好，胸腔积液、腹水、眼房水、关节液中有相当量的药物	正常脑脊液仅含有少量药物，炎症时才可进入脑膜。婴儿和儿童的脑脊液药物分布比例约为12%	少量在肝脏代谢	大量原形药物（约70%）从尿液中排出，少量随胆汁排出	成人：1～1.5小时；新生儿：1.7～4小时；早产儿：6小时	成人：20%，新生儿：10%	乳汁中可有微量药物排泄，哺乳期妇女应慎重使用

【参考文献】

[1] BRADLEY JS，NELSON JD，BARNETT ED，et al. Nelson's Pediatric Antimicrobial Therapy [M]. 25th ed. American Academy of Pediatrics，2019.

[2] KIMBERLIN DW，BRADY MT，JACKSON MA，et al. Red Book：2018 Report of the Committee on Infectious Diseases [M]. 31st ed. American Academy of Pediatrics，2018.

[3] BARRETT FF，EARDLEY WA，YOW MD，et al. Ampicillin in the treatment of acute suppurative meningitis [J]. Pediatr，1966，69（3）：343–353.

[4] KAPLAN JM，MCCRACKEN GH JR，HORTON LJ，et al. Pharmacologic studies in neonate given large doses of ampicillin [J]. Pediatr，1974，84：571–577.

[5] MUCKLOW JC. The fate of drugs in pregnancy [J]. Clin Obstet Gynaecol，1986，13（2）：161–175.

阿莫西林克拉维酸钾
（Amoxicillin and clavulanate potassium）

【适应证】

阿莫西林是广谱半合成青霉素类抗菌药物，克拉维酸是β-内酰胺酶抑制剂，本药为阿莫西林和克拉维酸的复方制剂。用于治疗敏感菌引起的多种感染：如上呼吸道感染、下呼吸道感染、泌尿系统感染、皮肤和软组织感染等。

【用法用量】

	中国	美国	英国
说明书	静脉给药（5∶1）：<3个月婴儿，早产儿及足月新生儿每次30.0mg/kg（阿莫西林25.0mg/kg，克拉维酸5.0mg/kg），每12小时1次；以后可增至每8小时1次	口服混悬液：<3个月新生儿及婴儿，每次30.0mg/kg（以阿莫西林计算），每12小时1次	静脉注射：10∶1制剂，<3个月儿童或体重<4kg：每次50.0mg/kg（以阿莫西林计算），每12小时1次 5∶1制剂：<3个月儿童或体重<4kg：每次25.0mg/kg（以阿莫西林计算），每12小时1次

	中国	英国
处方集	口服给药：无新生儿用法用量，<1岁儿童，每日20.0mg/kg（以阿莫西林计算），分3次口服 静脉给药（以阿莫西林计算）：每次30.0mg/kg，<7天新生儿或早产儿，每12小时1次；7～28天新生儿，每8小时1次	用于产β-内酰胺酶菌株引起的感染（单用阿莫西林不合适时），包括呼吸道感染、骨骼和关节感染、泌尿生殖系统和腹部感染、蜂窝织炎和动物咬伤等：静脉给药（5∶1制剂），新生儿每次30.0mg/kg，每12小时1次

	《实用新生儿学》	其他文献
专著文献	一般感染：每次20.0～25.0mg/kg 严重感染：每次40.0～45.0mg/kg 胎龄≤29周，0～28天，每12小时1次；＞28天，每8小时1次 胎龄30～36周，0～14天，每12小时1次；＞14天，每8小时1次 胎龄37～44周，0～7天，每8小时1次；＞7天，每6小时1次	皮肤或软组织感染、下呼吸道感染、鼻窦炎、尿路感染：新生儿，每日30.0mg/kg（以阿莫西林计），每12小时1次 葡萄球菌和链球菌属等引起的脓疱疮：新生儿，口服，每日25.0mg/kg（以阿莫西林计），分2次给药，疗程7天，具体疗程取决于临床疗效 急性中耳炎：＜3个月，口服每日30.0mg/kg（以阿莫西林计），每12小时1次（FDA推荐用法） 严重感染：每日阿莫西林90.0mg/kg，克拉维酸盐6.4mg/kg（阿莫西林：克拉维酸为14：1），分2次口服，2岁以下儿童疗程10天

【注意事项】

不同配比的阿莫西林克拉维酸复方制剂，不能互相替代。限钠饮食的患者大剂量使用本药注射剂时，应将本药所含钠量计入摄钠总量。长期大量用药，应监测肝肾功能、造血系统功能、血清钾和血清钠。

【药物代谢动力学数据】（一般为成人数据，如为新生儿数据均标出）

分布	脑脊液分布	代谢	排泄	半衰期	血浆蛋白结合率	乳汁排泄
组织分布广泛，能进入大部分组织和体液中	药物不易通过脑脊液，炎症时脑脊液浓度增加	阿莫西林基本不代谢，克拉维酸通过肝代谢	服药6小时后，50%～70%阿莫西林和25%～40%克拉维酸钾以原形通过尿液排出	儿童：阿莫西林的半衰期为1.4～3.3小时，克拉维酸钾0.94～1.1小时	阿莫西林蛋白结合率为18%，克拉维酸钾蛋白结合率为25%	哺乳期间可以用药

【参考文献】

［1］STEVENS DL，BISNO AL，CHAMBERS HF，et al．Practice guidelines for the diagnosis and management of skin and soft tissue infections：2014 update by the Infectious Diseases Society of America［J］．Clin Infect Dis，2014，59（2）：147–159．

［2］LIEBERTHAL AS，CARROLL AE，CHONMAITREE T，et al．The diagnosis and management of acute otitis media［J］．Pediatrics，2013，131（3）：e964–e999．

［3］BAKKEN JS，BRUUN JN，GAUSTAD P，et al．Penetration of amoxicillin and potassium clavulanate into the cerebrospinal fluid of patients with inflamed meninges［J］．Antimicrob Agents Chemother，1986，30（3）：481–484．

［4］WEBER DJ，TOLKOFF-ROBIN NE，RUBIN RH．Amoxicillin and potassium clavulanate：an antibiotic combination. Mechanism of action，pharmacokinetics，antimicrobial spectrum，clinical efficacy and adverse effects［J］．Pharmacotherapy，1984，4：122–136．

［5］BROGDEN RN，CARMINE A，HEEL RC，et al．Amoxycillin/clavulanic acid：a review of its antibacterial activity，pharmacokinetics and therapeutic use［J］．Drugs，1981，22：337–362．

替卡西林（替卡西林克拉维酸）
Ticarcillin（Ticarcillin with clavulanic acid）

【适应证】

替卡西林是广谱半合成青霉素类抗菌药物，具有广谱杀菌作用，克拉维酸是β-内酰胺酶抑制剂，可增强替卡西林对产β-内酰胺酶细菌的抗菌活性，本药为替卡西林和克拉维酸的复方制剂。主要用于各种敏感菌引起的败血症、菌血症、腹膜炎等疾病，与氨基糖苷类抗生素合用可协同治疗包括铜绿假单胞菌在内的多种感染。

【用法用量】

	中国	美国	英国
说明书	替卡西林克拉维酸：新生儿：每次80.0mg/kg，每12小时1次，继而可增至每8小时1次	无新生儿用药相关信息	无新生儿用药相关信息

	中国	英国
处方集	替卡西林克拉维酸：7日龄以下新生儿，每次80.0mg/kg，每12小时1次；7～28天新生儿，每次80.0mg/kg，每8小时1次	替卡西林克拉维酸： 假单胞菌和变形杆菌引起的感染：静脉滴注 早产儿（体重＜2kg）：每次80.0mg/kg，每12小时1次 早产儿（体重≥2kg）：每次80.0mg/kg，每8小时1次，如病情严重可调整给药频次至每6小时1次 新生儿：每次80.0mg/kg，每8小时1次，如病情严重可调整给药频次至每6小时1次

	《实用新生儿学》	其他文献
专著文献	替卡西林/替卡西林克拉维酸： 每次75.0～100.0mg/kg，给药频次： 胎龄≤29周，日龄0～28天，每12小时1次；日龄＞28天，每8小时1次 胎龄30～36周，日龄0～14天，每12小时1次；日龄＞14天，每8小时1次 胎龄37～44周，日龄0～7天，每8小时1次；日龄＞7天，每6小时1次	替卡西林： 为获得理想的血药浓度，起始剂量给予100.0mg/kg的替卡西林；维持剂量： 体重≤2kg，日龄0～7天：每次75.0mg/kg，每8小时1次（每日225.0mg/kg）。日龄＞7天：每次75.0mg/kg，每4～6小时1次（每日300.0～450.0mg/kg） 体重＞2kg，日龄0～14天：每次75.0mg/kg，每4～6小时1次（每日300.0～450.0mg/kg）。日龄＞14天新生儿：每次100.0mg/kg，每4小时1次（每日600.0mg/kg）

【注意事项】

与青霉素有交叉过敏反应，使用前需做皮试。对头孢过敏、严重肝肾功能损害患儿及凝血功能异常者慎用本品。本品是含钠制剂，对于肾功能不全患儿，可使钠负荷增加。新生儿可见粒细胞增多、高胆红素血症。

【药物代谢动力学数据】（一般为成人数据，如为新生儿数据均标出）

分布	脑脊液分布	代谢	排泄	半衰期	血浆蛋白结合率	乳汁排泄
克拉维酸及替卡西林的药代动力学密切相关，两者均良好地分布于体液和组织中。新生儿的表观分布容积为0.36±0.05L/kg	替卡西林可进入脑脊液，比例尚不清楚。克拉维酸在脑组织和脑脊液中浓度甚微	无相关数据	替卡西林主要通过肾清除，克拉维酸也通过此路径排泄	替卡西林单药： 给予100.0mg/kg的替卡西林，日龄1～3天新生儿，半衰期为3.43小时，4～7天新生儿，半衰期为2.85小时，8～14天新生儿，半衰期为2.24小时，≥15天新生儿，半衰期为1.66小时 替卡西林克拉维酸： 给予75.0mg/kg的替卡西林，新生儿的半衰期为4.5±3.4小时，给予5.0mg/kg的克拉维酸，新生儿的半衰期约为2.0±1.6小时	替卡西林：45% 克拉维酸：20%	乳汁中可有微量药物排泄，但BNF显示母乳可以使用

【参考文献】

［1］PAAP CM，NAHATA MC. Clinical pharmacokinetics of antibacterial drugs in neonates［J］. Clin Pharmacokinet，1990，19（4）：280-318.

［2］NELSON JD，SHELTON S，KUSMIESZ H. Clinical pharmacology of ticarcillin in the newborn infant：relation to age，gestational age，and weight［J］. J Pediatr，1975，87（3）：474-479.

［3］FAYED SB，SUTTON AM，TURNER TL，et al. The prophylactic use of ticarcillin/clavulanate in the neonate［J］. J Antimicrob Chemother，1987，19（1）：113-118.

哌拉西林他唑巴坦
（Piperacillin tazobactam）

【适应证】

哌拉西林是广谱半合成青霉素类抗菌药物，他唑巴坦是β-内酰胺酶抑制剂，本药为哌拉西林和他唑巴坦的复方制剂。用于治疗敏感细菌引起的社区获得性肺炎、医院获得性肺炎、泌尿道感染、皮肤及软组织感染等中度至重度感染。

【用法用量】

	中国	美国	英国
说明书	无2个月以下婴幼儿用药相关信息 2～9个月婴幼儿：每次给予哌拉西林80.0mg/kg、他唑巴坦10.0mg/kg，每8小时1次	无2个月以下婴幼儿用药相关信息 2～9个月婴幼儿：每次给予哌拉西林80.0mg/kg、他唑巴坦10.0mg/kg，每8小时1次	无新生儿用药相关信息

	中国	英国
处方集	静脉输注，新生儿，每次90.0mg/kg，每8小时1次（8：1制剂，按总剂量计算）	静脉输注，新生儿，每次90.0mg/kg，每8小时1次（8：1制剂，按总剂量计算）

	《实用新生儿学》	其他文献
专著文献	哌拉西林/哌拉西林＋克拉维酸： 静脉或肌内给药 每次50.0～100.0mg/kg，给药频次： 胎龄≤29周，日龄0～28天，每12小时1次；日龄＞28天，每8小时1次 胎龄30～36周，日龄0～14天，每12小时1次；日龄＞14天，每8小时1次 胎龄37～44周，日龄0～7天，每8小时1次；日龄＞7天，每6小时1次	新生儿以胎龄为准计算剂量（按哌拉西林剂量计算） 每次100.0mg/kg，给药频次如下： 胎龄≤29周，日龄0～28天，每12小时1次；日龄＞28天，每8小时1次 胎龄30～36周，日龄0～14天，每12小时1次；日龄＞14天，每8小时1次 胎龄37～44周，日龄0～7天，每12小时1次；日龄＞7天，每8小时1次 胎龄＞45周，每8小时1次 基于目标MIC的剂量优化： 2个月以下婴儿及新生儿：对于目标MIC＝1mg/L，每次50.0mg/kg，输注5分钟或3小时，每12小时1次，均可达到目标浓度治疗；对于目标MIC＝16mg/L，每次80.0mg/kg，输注5分钟，每6小时1次或每次50.0～100.0mg/kg，输注3小时，每6～8小时1次可达到目标浓度治疗；对于目标MIC＝32.0mg/L，每次100.0mg/kg，每8小时1次，或每次50.0～100.0mg/kg，每6小时1次，均输注3小时，可达到目标浓度治疗；对于目标MIC＝64.0mg/L，每次100.0mg/kg，输注3小时，每6小时1次，可达到目标浓度治疗

【注意事项】

腹泻、呕吐、恶心、皮疹是该药常见的不良反应，长期应用时需监测肝肾功能及造血功能。对β-内酰胺类抗生素过敏的患儿不能使用该药。

【药物代谢动力学数据】（一般为成人数据，如为新生儿数据均标出）

分布	脑脊液分布	代谢	排泄	半衰期	血浆蛋白结合率	乳汁排泄
在组织和体液中分布广泛，包括肠黏膜、胆囊、肺和胆汁，平均组织浓度一般为血浆中组织浓度的50%～100%。2个月以下婴幼儿和新生儿，平均表观分布容积为0.42L/kg	非炎症时脑脊液中浓度低。哌拉西林在炎症时脑脊液浓度尚无较明确的数据，少量的研究数据显示，给予成人常用剂量，在用药第3天、第10天后测的脑脊液药物浓度与血浆药物浓度的比值为0.07～0.52。相关的动物实验结果显示，哌拉西林和他唑巴坦联用时脑脊液药物浓度与血药浓度的比值分别为（16.6±8.4）%和（32.5±12.6）%	哌拉西林在体内基本不代谢，他唑巴坦代谢为一种非活性的代谢物，但比例未知	69%的哌拉西林主要随尿排泄，10%～20%经胆汁随粪便排出。他唑巴坦及其代谢物主要经肾脏排泄（给药剂量的80%），少量随胆汁排泄。2个月以下婴儿哌拉西林和他唑巴坦的清除率分别为0.133L/（h·kg）和0.149L/（h·kg）	哌拉西林和他唑巴坦血浆半衰期为0.7～1.2小时。2个月以下婴幼儿和新生儿中，哌拉西林平均半衰期为3.5小时（1.7～8.9小时）；2～5个月婴儿他唑巴坦平均半衰期为1.6±0.5小时	哌拉西林和他唑巴坦都约有30%与血浆蛋白结合	乳汁中量很少，乳母可以使用

【参考文献】

［1］WIBAUX M，FUCHS A，SAMARDZIC J，et al. Pharmacometric approaches to personalize use of primarily renally eliminated antibiotics in preterm and term neonates［J］. Clin Pharmaco，2016，56（8）：909-935.

［2］COHEN-WOLKOWIEZ M，WATT KM，ZHOU C，et al. Developmental pharmacokinetics of piperacillin and tazobactam using plasma and dried blood spots from infants［J］. Antimicrob Agents Chemother，2014，58（5）：2856-2865.

［3］HOLMES B，RICHARDS DM，BROGDEN RN，et al. Piperacillin. A review of its antibacterial activity，pharmacokinetic properties and therapeutic use［J］. Drugs，1984，28（5）：375-425.

［4］KERN W，KENNEDY SL，SACHDEVA M，et al．Evaluation of piperacillin-tazobactam in experimental meningitis caused by a beta-lactamase-producing strain of K1-positive Escherichia coli［J］．Antimicrob Agents Chemother，1990，34（5）：697–701．

［5］REED MD，GOLDFARB J，YAMASHITA T，et al．Single-Dose Pharmacokinetics of Piperacillin and Tazobactam in Infants and Children［J］．Antimicrob Agents Chemother，1994，38（12）：2817–2826．

［6］LI Z，CHEN Y，LI Q，et al．Population pharmacokinetics of piperacillin/tazobactam in neonates and young infants［J］．Eur J Clin Pharmacol，2013，69（6）：1223–1233．

［7］CHEN Y，LU J，DONG M，et al．Target attainment analysis and optimal sampling designs for population pharmacokinetic study on piperacillin/tazobactam in neonates and young infants［J］．Eur J Clin Pharmacol，2016，72（12）：1479–1488．

头孢唑林
（Cefazolin）

【适应证】

第一代头孢菌素类抗菌药物，用于预防围手术期感染，治疗敏感菌如耐青霉素的葡萄球菌、金黄色葡萄球菌、克雷伯菌属和变异杆菌引起的呼吸道、泌尿道和软组织感染。本药不宜用于治疗中枢神经系统感染、淋病、梅毒；对慢性尿路感染，尤其对伴有尿路解剖异常者的疗效较差。

【用法用量】

	中国	美国	英国
说明书	早产儿和<1个月新生儿不推荐使用。静脉给药：儿童每日25.0～50.0mg/kg，分3～4次给药。对严重感染，可增至每日100.0mg/kg	无新生儿用药相关信息 儿童剂量：每日25.0～50.0mg/kg，分3～4次给药。对大多数轻度至中度感染有效。对于严重感染，每日剂量可以增至100.0mg/kg	无新生儿用药相关信息

	中国	英国
处方集	无新生儿用药相关信息 儿童常用剂量：每日50.0～100.0mg/kg，分2～3次缓慢静脉注射、静脉滴注或肌内注射	无新生儿用药相关信息

专著文献	《实用新生儿学》	其他文献
	每次25.0mg/kg，给药方案如下： 胎龄≤29周，日龄0～28天，每12小时1次；日龄>28天，每8小时1次 胎龄30～36周，日龄0～14天，每12小时1次；日龄>14天，每8小时1次 胎龄37～44周，日龄0～7天，每12小时1次；日龄>7天，每8小时1次	体重≤2kg：日龄≤7天，每次25.0mg/kg，每12小时1次；日龄8～28天，每次25.0mg/kg，每8小时1次；日龄29～60天，每日100.0～150.0mg/kg，每6～8小时1次 体重>2kg：日龄≤7天，每次50.0mg/kg，每12小时1次；日龄8～28天，每次50.0mg/kg，每8小时1次；日龄29～60天，每日100.0～150.0mg/kg，每6～8小时1次 手术预防：日龄>3天，术前1小时内给予30.0mg/kg 新生儿怀疑凝固酶阴性葡萄球菌引起的晚发败血症经验治疗：每日100.0mg/kg，连续治疗7天 预防与移除早产儿经外周置入中心静脉导管相关的新生儿晚发性败血症：每次50.0mg/kg，共给药2次，分别为拔出前1小时、拔出后12小时

【注意事项】

不良反应少见，包括静脉炎和嗜酸性粒细胞增多症，用药时应监测肾功能、肝功能和全血细胞计数。

【药物代谢动力学数据】（一般为成人数据，如为新生儿数据均标出）

分布	脑脊液分布	代谢	排泄	半衰期	血浆蛋白结合率	乳汁排泄
头孢唑林在胸腔积液、腹水、心包积液和滑囊液中可达到较高浓度，胆汁中药物浓度等于或略超过血药浓度。早产儿（胎龄25～32周）表观分布容积为0.39L/kg（0.31～0.52L/kg），早产和足月新生儿（胎龄30～40周，日龄2～28天）表观分布容积为0.21～0.37L/kg。3～12岁表观分布容积为0.133±0.015L/kg。骨与血清浓度比为0.25（0.06～0.41）	难以透过血脑屏障，脑脊液中不能测出药物浓度	本药在体内不被代谢	以原形从尿液排出。在最初6小时内约60%的药物以原形从尿液中排出，延长到24小时可增加到70%～80%	成人的半衰期为1.5～2小时，儿童的（0.8～10岁）半衰期为1.68±0.55小时，新生儿半衰期为3～5小时	74%～86%	头孢唑林在乳汁中含量极低，但仍建议暂停哺乳

【参考文献】

[1] BRADLEY JS，NELSON JD，BARNETT E，et al. Nelson's Pediatric Antimicrobial Therapy [M]. 25th ed. American Academy of Pediatrics，2019.

[2] NAHATA MC，DURRELL DE，GINN-PEASE ME，et al. Pharmacokinetics and tissue concentrations of cefazolin in pediatric patients undergoing gastrointestinal surgery [J]. Eur J Drug Metab Pharmacokinet，1991，16（1）：49–52.

[3] OHASHI K，TSUNOO M，TSUNEOKA K. Pharmacokinetics and protein binding of cefazolin and cephalothin in patients with cirrhosis [J]. Antimicrob Chemother，1986，17：347–351.

[4] BALEVIC SJ，SMITH PB，TESTONI D，et al. Cefazolin pharmacokinetics in premature infants [J]. J Perinatol，2019，39（9）：1213–1218.

[5] DEGUCHI Y，KOSHIDA R，NAKASHIMA E，et al. Interindividual changes in volume of distribution of cefazolin in newborn infants and its prediction based on physiological pharmacokinetic concepts [J]. J Pharm Sci，1988，77（8）：674–678.

[6] ZELLER V，DURAND F，KITZIS MD，et al. Continuous cefazolin infusion to treat bone and joint infections：clinical efficacy，feasibility，safety，and serum and bone concentrations [J]. Antimicrob Agents Chemother，2009，53（3）：883–887.

[7] KIMBERLIN DW，BRADY MT，JACKSON MA，et al. Red Book：2018 Report of the Committee on Infectious Diseases [M]. 31st ed. Itasca，IL：American Academy of Pediatrics，2018.

[8] DE C，SMITS A，ALLEGAERT K，et al. Population pharmacokinetic modelling of total and unbound cefazolin plasma concentrations as a guide for dosing in preterm and term neonates [J]. J Antimicrob Chemother，2014，（5）：1330–1338.

[9] HEMELS MAC，HOOGEN A，VERBOON-MACIOLEK MA，et al. A seven-year survey of management of coagulase-negative staphylococcal sepsis in the neonatal intensive care unit：vancomycin may not be necessary as empiric therapy [J].

Neonatology，2011，100（2）：180–185.

[10] HEMELS MAC，HOOGEN A，VERBOON-MACIOLEK MA，et al. Prevention of neonatal late-onset sepsis associated with the removal of percutaneously inserted central venous catheters in preterm infants [J]. Pediatr Crit Care Med，2011，12（4）：445–448.

头孢呋辛
（Cefuroxime）

【适应证】

第二代头孢菌素类抗菌药物，用于治疗敏感菌引起的下列感染：呼吸道感染、急/慢性支气管炎细菌性肺炎、肺脓肿和术后胸腔感染、鼻窦炎、扁桃体炎、咽炎、急/慢性肾盂肾炎、膀胱炎、无症状的菌尿症、蜂窝织炎、丹毒、腹膜炎及创伤感染、骨髓炎、脓毒性关节炎、淋病（尤其适用于不宜用青霉素治疗者）、血流感染、脑膜炎、腹膜炎、预防术后感染。

【用法用量】

	中国	美国	英国
说明书	口服给药：无新生儿相关信息，最低适用年龄为3个月及以上 肌内/静脉给药：新生儿每日按体重30.0～100.0mg/kg，分2～3次给药 脑膜炎时：静脉给药，新生儿起始剂量每日100.0mg/kg，根据临床需要可减至每日50.0mg/kg。治疗3日若临床症状改善，可减至每日100.0mg/kg	无新生儿用药相关信息 3个月以上儿童用量如下：常见敏感菌感染：每日50.0～100.0mg/kg，每6～8小时1次。严重感染，每日100.0mg/kg的剂量（不超过成人最大剂量） 骨和关节感染：每日150.0mg/kg，每8小时1次（不超过成人最大剂量） 细菌性脑膜炎：静脉给药，每日200.0～240.0mg/kg，每6～8小时1次	无新生儿用药相关信息 社区获得性肺炎、尿路感染、软组织感染（蜂窝织炎，丹毒和伤口感染）及腹腔内感染：每日30.0～100.0mg/kg，静脉给药，日龄0～21天，每8～12小时1次；日龄＞21天且体重＜40kg，每6～8小时1次，对于大多数感染，推荐每日60.0mg/kg 急性扁桃体炎和咽炎，急性细菌性鼻窦炎：口服，体重＜40kg，每次10.0mg/kg，每日2次，最大日剂量为125.0mg 中耳炎、膀胱炎、肾盂肾炎、皮肤和软组织感染、莱姆病：口服，体重＜40kg，每次15.0mg/kg，每日2次，最大日剂量250.0mg

	中国	英国
处方集	新生儿： <7天新生儿，每日25.0mg/kg（最大剂量750.0mg），每12小时1次；7～21天新生儿，每日25.0mg/kg（最大剂量750.0mg），每8小时1次；21～28天新生儿：每日25.0mg/kg（最大剂量750.0mg），每6小时1次。所有日龄新生儿重症感染剂量加倍，仅用于静脉给药 1个月至18岁儿童： 每次20.0mg/kg（最大剂量750.0mg），每8小时1次。重症感染，每次50.0～60.0mg/kg（最大剂量1.5g），每6～8小时1次 口服制剂（头孢呋辛酯）：无新生儿用法用量，3个月至2岁儿童：每次10.0mg/kg（最大剂量125.0mg），每日2次；下尿路感染，剂量减半，每次125.0mg，每日2次	口服给药： 无新生儿用药相关信息，3个月至1岁儿童：每次10.0mg/kg，每日2次（最大剂量125.0mg）；严重的下呼吸道感染剂量加倍 静脉给药： 每次25.0mg/kg，<7天新生儿，每12小时1次；7～20天新生儿，每8小时1次；21～28天，每6小时1次。严重感染时，每次剂量可增至50.0mg/kg

	《实用新生儿学》	其他文献
专著文献	静脉注射、肌内注射、静脉滴注，日龄0～7天，每日30.0～50.0mg/kg，每日2次；日龄>7天，每日50.0～100.0mg/kg，每日2次	肌内注射或静脉给药 根据出生体重和生后日龄推荐，每次50.0mg/kg，给药频次如下： 体重<1kg：日龄≤14天，每12小时1次；日龄15～28天，每8～12小时1次 体重1～2kg：日龄≤7天，每12小时1次；日龄8～28天，每8～12小时1次 体重>2kg：日龄≤7天，每12小时1次；日龄8～28天，每8小时1次 急性中耳炎：婴儿，口服（混悬液），每日30.0mg/kg

【注意事项】

有新生儿使用头孢菌素产生蓄积的报道，且3个月以下儿童用药的安全性和有效性尚不明确。

【药物代谢动力学数据】（一般为成人数据，如为新生儿数据均标出）

分布	脑脊液分布	代谢	排泄	半衰期	血浆蛋白结合率	乳汁排泄
广泛分布于人体组织和体液，包括支气管分泌物、滑膜和心包积液、肾脏、心脏、肝脏、骨骼和胆汁。可通过血脑屏障	文献中，5名患儿（4周至6.5岁），每日200.0mg/kg，每6小时1次，给药后8小时脑脊液中平均浓度为6.6（0.9～17.3）μg/ml；6名患儿（7个月至9岁），每日200.0～230.0mg/kg，每8小时1次，给药后8小时脑脊液中平均头孢呋辛浓度为8.3（<2.0～22.5）μg/ml。脑组织/血液浓度比约为0.33	头孢呋辛酯（口服）在肠黏膜和血液中被水解	8小时内约89%经肾脏排泄	日龄>3周的新生儿和儿童，血浆半衰期为60～90分钟，与成人类似。新生儿半衰期的中位数为3.5小时（2.9～5.5小时） 早产儿日龄≤3天，半衰期中位数5.8小时；日龄≥8天，半衰期中位数3.8小时	约为50%	预计不会对母乳喂养的婴儿造成严重的不良影响，在哺乳期母亲中可以使用

【参考文献】

［1］KIMBERLIN DW，BRADY MT，JACKSON MA，et al. Red Book：2015 Report of the Committee on Infectious Diseases［M］. 30th ed. Elk Grove Village，IL：American Academy of Pediatrics，2015.

［2］ZACHARIASSEN G，HVDIG N，JOERGENSEN JS，et al. The half-life and exposure of cefuroxime varied in newborn infants after a Caesarean section［J］. Acta Paediatr，2016，105（9）：1074-1078.

［3］LOUVOIS J，MULHALL A，HURLEY R. Cefuroxime in the Treatment of Neonates［J］. Arch Dis Child，1982，57（1）:

59−62.

［4］HOSMANN A，RITSCHER LC，BURGMANN H，et al. Concentrations of cefuroxime in brain tissue of neurointensive care patients［J］. Antimicrob Agents Chemother，2018，62（2）：e02164−17.

［5］PICHICHERO M，ARONOVITZ GH，GOOCH WM，et al. Comparison of cefuroxime axetil，cefaclor，and amoxicillin-clavulanate potassium suspensions in acute otitis media in infants and children［J］. South Med J，1990，83（10）：1174−1177.

头孢噻肟
（Cefotaxime）

【适应证】

第三代头孢菌素类抗菌药物，用于敏感的革兰阳性菌和阴性菌所致感染：下呼吸道感染（如肺炎），泌尿生殖系统感染，腹腔感染，盆腔感染，骨、关节、皮肤及软组织感染、脑膜炎（包括婴幼儿脑膜炎）、败血症。

【用法用量】

	中国	美国	英国
说明书	新生儿：静脉给药，每次25.0mg/kg，日龄≤7天的新生儿每12小时1次，日龄＞7天的新生儿每8小时1次，早产儿每日剂量不可超过50.0mg/kg	新生儿：每次50.0mg/kg，日龄0～7天，每12小时1次；日龄8～28天，每8小时1次。没有必要区分早产儿和正常孕龄的婴儿	新生儿或早产儿：每日50.0mg/kg，分2～4次给药；严重感染，可给予每日150.0～200.0mg/kg，也可参考下列推荐：每次50.0mg/kg，日龄0～7天，每12小时1次；日龄8天至1个月，每8小时1次

	中国	英国
处方集	每次25.0mg/kg，日龄＜7天，每12小时1次；日龄7～21天，每8小时1次；日龄21～28天，每6～8小时1次；新生儿严重感染和脑膜炎，剂量加倍	（1）先天性淋病奈瑟球菌性结膜炎：新生儿每次100.0mg/kg（每次最大1.0g），肌内注射给药 （2）敏感革兰阳性菌和革兰阴性菌引起的感染、手术预防、嗜血杆菌会厌炎：每次25.0mg/kg，日龄0～7天，每12小时1次；日龄7～20天，每8小时1次；日龄21～28天，每6～8小时1次 （3）敏感革兰阳性菌和革兰阴性菌导致的严重感染、脑膜炎：每次50.0mg/kg，日龄0～7天，每12小时1次；日龄8～20天，每8小时1次；日龄21～28天，每6～8小时1次

	《实用新生儿学》	其他文献
专著文献	每次50.0mg/kg 胎龄≤29周，日龄0～28天，每12小时1次；日龄＞28天，每8小时1次；胎龄30～36周，日龄0～14天，每12小时1次；日龄＞14天，每8小时1次；胎龄37～44周，日龄0～7天，每12小时1次，日龄＞7天，每8小时1次 淋病奈瑟球菌性结膜炎：每次25.0mg/kg，每12小时1次，疗程共7天 淋病奈瑟球菌性脑膜炎：每次50.0mg/kg，每6小时1次，疗程14～21天	以疾病为基础的剂量推荐： （1）播散性淋病奈瑟球菌感染和头皮淋病奈瑟球菌脓肿：新生儿，每次25.0mg/kg，每12小时1次 （2）败血症（基于早期败血症目标MIC＝2mg/L，胎龄＜7天；晚期败血症MIC＝4mg/L，胎龄≥7天）：每次50.0mg/kg。所有孕周，日龄＜7天，每12小时1次；胎龄≤32周，日龄≥7天，每8小时1次；胎龄＞32周，日龄＞7天，每6小时1次 （3）骨关节、泌尿生殖系统、腹腔内、下呼吸道或皮肤及皮肤结构感染：每次50.0mg/kg，日龄0～7天（任何体重），每12小时1次；日龄8～28天（体重≤2kg），每8～12小时1次；日龄8～28天（＞2kg），每8小时1次 以体重为准的剂量推荐，每次50.0mg/kg，频次如下： 出生体重＜1kg，日龄0～14天，每12小时1次，日龄15～28天，每8小时1次，日龄29～60天，每6小时1次；出生体重≥1kg，日龄0～7天，每12小时1次，日龄8～28天，每8小时1次，日龄29～60天，每6小时1次

【注意事项】

本药不良反应少见，偶见皮疹、静脉炎、腹泻、白细胞减少、粒细胞减少、嗜酸性粒细胞增多。本药疗程超过10日，应监测血常规。

【药物代谢动力学数据】（一般为成人数据，如为新生儿数据均标出）

分布	脑脊液分布	代谢	排泄	半衰期	血浆蛋白结合率	乳汁排泄
支气管分泌物、中耳溢液、胸腔积液、脓胸脓液、腹水、胆囊壁、胆汁、骨组织以及炎症时脑脊液中均可达有效浓度	新生儿和婴幼儿（N＝30，矫正胎龄范围25.4～47.4周）的药物的脑脊液浓度为0.39～25.38mg/L，脑脊液/血浆浓度比值约0.28（0.06～0.76）。在婴儿和儿童中脑脊液与血药浓度比约为26%±21%（N=14，年龄9天至5岁）	1/3～1/2的药物在肝脏中代谢成一种活性化合物（去乙酰头孢噻肟，1/10活性）和其他无活性的代谢物	以原形药物（20%～36%）和活性代谢物（15%～25%）从肾脏排泄	新生儿半衰期为3.63小时（1.67～10.35小时）。极低出生体重儿半衰期约为4.44小时	25%～40%	少量可进入乳汁，用药期间应暂停哺乳

【参考文献】

[1] WORKOWSKI KA，BOLAN GA．Sexually transmitted diseases treatment guidelines，2015 [J]．MMWR Recomm Rep，2015，64（RR-03）：1–137.

[2] TUNKEL AR，HARTMAN BJ，KAPLAN SL，et al．Practice guidelines for the management of bacterial meningitis [J]．Clin Infect Dis，2004，39（9）：1267–1284.

[3] LEROUX S，ROUE JM，GOUYON JB，et al．A population and developmental pharmacokinetic analysis to evaluate and optimize cefotaxime dosing regimen in neonates and young infants [J]．Antimicrob Agents Chemother，2016，60（11）：6626–6634.

[4] Kearns GL，Jacobs RF，Thomas BR，et al．Cefotaxime and desacetylcefotaxime pharmacokinetics in very low birth weight neonates [J]．J Pediatr，1989，114（3）：461–467.

[5] CHEN XK，SHI HY，LEROUX S，et al．Penetration of Cefotaxime into Cerebrospinal Fluid in Neonates and Young

Infants［J］. Antimicrob Agents Chemother，2018，62（4）：e02448–17.
［6］SULLINS AK，ABDEL-RAHMAN SM. Pharmacokinetics of antibacterial agents in the CSF of children and adolescents［J］. Paediatr Drugs，2013，15（2）：93–117.

头孢曲松
（Ceftriaxone）

【适应证】

第三代头孢菌素类抗菌药物，用于治疗敏感菌引起的下列感染：细菌性脑膜炎、社区获得性肺炎、医院获得性肺炎、急性中耳炎、腹内感染、复杂的下尿道感染（肾盂肾炎）、骨关节或骨感染、复杂的皮肤和软组织感染、淋病、梅毒、细菌性心内膜炎。

【用法用量】

	中国	美国	英国
说明书	日龄≤14天，每日20.0～50.0mg/kg，每日1次；15天至12岁，每日20.0～80.0mg/kg，每日1次 禁用于矫正胎龄≤41周（孕周＋实际年龄）的早产儿	每日50.0～75.0mg/kg，单次或分2次给药 脑膜炎时加量至每日100.0mg/kg	0～14天新生儿（矫正胎龄41周以下早产儿禁用头孢曲松）：20.0～50.0mg/kg，每日1次；细菌性脑膜炎、细菌性心内膜炎：50.0mg/kg，每日1次（菌血症时，应在使用范围内选择较大剂量）。梅毒：常用推荐剂量50.0mg/kg（最大4.0g），每日1次，连用10～14天，使用时应参考国家或地方建议 新生儿、婴儿年龄15天至12岁儿童（体重≤50kg），腹腔感染、复杂性尿路感染、社区获得性肺炎、医院获得性肺炎：肌内注射或静脉注射，每日50.0～80.0mg/kg，每日1次；复杂皮肤及软组织感染、骨和关节感染、怀疑细菌感染引起的发热的中性粒细胞减少症者：每日50.0～100.0mg/kg，每日1次；细菌性脑膜炎：每日80.0～100.0mg/kg，每日1次；细菌性心内膜炎：每日100.0mg/kg，每日1次；梅毒：常用推荐剂量75.0～100.0mg/kg（最大4.0g），每日1次，连用10～14天，使用时应参考国家或地方建议

处方集	中国	英国
	新生儿敏感菌感染，每次20.0～50.0mg/kg，每日1次；新生儿先天性淋病奈瑟球菌性结膜炎，给予单剂25.0～50.0mg/kg，最大剂量125.0mg	（1）社区获得性肺炎、医院获得性肺炎、腹腔感染、复杂性尿路感染：0～15天，每日20.0～50.0mg/kg，每日1次；15～28天，每日50.0～80.0mg/kg，每日1次 （2）复杂性皮肤和软组织感染、骨和关节感染、中性粒细胞下降的感染性疾病患者：0～15天，每日20.0～50.0mg/kg，每日1次；15～28天，每日50.0～100.0mg/kg，每日1次 （3）细菌性脑膜炎、细菌性心内膜炎：0～14天，每日50.0mg/kg，每日1次；15～28天，每日80.0～100.0mg/kg，每日1次 （4）外科预防：0～15天，每日20.0～50.0mg/kg，每日1次；15～28天，每日50.0～80.0mg/kg，每日1次 （5）梅毒：0～15天，每日50.0mg/kg，每日1次；15～28天，每日75.0～100.0mg/kg，每日1次，疗程10～14天 （6）先天性淋病奈瑟球菌性结膜炎：每次25.0～50.0mg/kg（最大每次125.0mg），静脉给药至少1小时

专著文献	《实用新生儿学》	其他文献
	体重≤2kg，任何日龄，每日50.0mg/kg，每日1次 体重＞2kg，日龄0～7天，每日50.0mg/kg，每日1次；日龄＞7天，每日75.0mg/kg，每日1次 早产儿淋病眼炎：肌内注射，早产儿25.0～50.0mg/kg，足月儿125.0mg/kg，每日1次 脑膜炎：每日100.0mg/kg，每12小时1次	败血症：每日50.0mg/kg，每日1次 播散型淋病奈瑟球菌感染/头皮脓肿：每日25.0～50.0mg/kg，静注或肌注连用7天，如确诊为脑膜炎，疗程应为10～14天 单纯性淋病奈瑟菌球感染和患有淋病奈瑟球菌感染的母亲的无症状新生儿的预防：每日25.0～50.0mg/kg（最大125.0mg）

【注意事项】

不得用于患有或可能发展为高胆红素血症的新生儿，有黄疸或黄疸倾向的新生儿应慎用。不得与含钙溶液混合或同时使用，即使通过不同的输液管。

【药物代谢动力学数据】（一般为成人数据，如为新生儿数据均标出）

分布	脑脊液分布	代谢	排泄	半衰期	血浆蛋白结合率	乳汁排泄
主要分布部位：肺，心脏，胆道，肝脏，扁桃体，中耳和鼻黏膜，骨，脑脊液，胸膜腔，前列腺和滑膜液，药物浓度高于MIC可达24小时以上	正常脑膜时，脑脊液药物浓度为血液的2%，炎症时为25%	在体内不被代谢，仅被肠道内菌株转变为无活性的代谢产物	50%～60%剂量经尿液清除，40%～50%的剂量以原形从胆道和肠道排出	＜8天的新生儿平均消除半衰期是成年的2～3倍。早产儿半衰期约为28.9小时；小于1周的新生儿半衰期为16.2小时；1周以上为7.1小时。新生儿平均半衰期为5.2～8.4小时	与血浆蛋白结合为可逆、非线性的，在血药浓度低于100.0mg/L时，结合率为95%，结合具有饱和性，结合比例随血药浓度升高而降低，在血药浓度高于300.0mg/L时，结合率为85%	哺乳方面的信息争议较大。英国国家处方集认为该药在乳汁中含量低，对哺乳的婴儿影响有限，可以哺乳。部分厂家说明书认为该药是通过母乳排泄，在用药期间应当暂停母乳喂养

【参考文献】

［1］WORKOWSKI KA，BOLAN GA．Sexually transmitted diseases treatment guidelines，2015［J］．MMWR Recomm Rep，2015，64（RR-03）：1−137.

［2］MARTIN E，KOUP JR，PARAVICINI U，et al．Pharmacokinetics of Ceftriaxone in Neonates and Infants With Meningitis

[J]. J Pediatr，1984，105（3）: 475–481.

[3] MCCRACKEN GH，SIEGEL JD，THRELKELD N，et al. Ceftriaxone pharmacokinetics in newborn infants [J]. Antimicrob Agents Chemother，1983，23（2）: 341–343.

[4] LAGA M，NAAMARA W，BRUNHAM RC，et al. Single-dose therapy of gonococcal ophthalmia neonatorum with ceftriaxone [J]. N Engl J Med，1986，315（22）: 1382–1385.

[5] SHIRO H，KUSUMOTO Y，SATOH Y，et al. Pharmacokinetic and clinical evaluations on ceftriaxone in neonates and premature infants [J]. Jpn J Antibiot，1988，41（3）: 236–243.

头孢唑肟
（Ceftizoxime）

【适应证】

第三代头孢菌素类抗菌药物，对多种革兰阳性菌和革兰阴性菌有杀灭作用。对肠杆菌科细菌作用较强，对铜绿假单胞菌等假单胞菌属和不动杆菌属作用较差。用于治疗敏感菌所致的下呼吸道感染、尿路感染、腹腔感染、盆腔感染、脓毒症、皮肤软组织感染、骨和关节感染、脑膜炎等。

【用法用量】

	中国	美国	英国
说明书	无新生儿用药相关信息 ≥6个月儿童常用量：每次50.0mg/kg，每6～8小时1次	无新生儿用药相关信息 ≥6个月儿童常用量：每次50.0mg/kg，每6～8小时1次，日最大量不超过12.0g	无新生儿用药相关信息

	中国	英国
处方集	无新生儿用药相关信息 ≥6个月儿童常用量：每次50.0mg/kg，每6～8小时1次	无新生儿用药相关信息

	《实用新生儿学》	其他文献
专著文献	无新生儿用药相关信息	无新生儿用药相关信息

【注意事项】

使用时可引起皮疹、瘙痒、药物热、嗜酸性粒细胞增多、一过性肝酶升高、假膜性肠炎等。溶解后室温下放置不宜超过7小时，冰箱中放置不宜超过48小时。

【药物代谢动力学数据】（一般为成人数据，如为新生儿数据均标出）

分布	脑脊液分布	代谢	排泄	半衰期	血浆蛋白结合率	乳汁排泄
体内分布广泛，包括胆汁、胸腔积液、腹水、唾液、皮肤软组织、骨、胆道等均可达到有效治疗浓度，但不易透过房水	正常时不易透过脑脊液，有炎症时可达到治疗浓度	体内不代谢	24小时内几乎100%以原形药从肾排出	新生儿数据：胎龄35.9±3.3周，出生后日龄0.61±0.4天，半衰期7.2±3.6小时 胎龄37.6±3.4周，出生后日龄3.4±1.6天，半衰期6.3±2.3小时 胎龄36.8±4.4周，出生后日龄16.0±1.0天，半衰期4.7±1.6小时	30%	头孢唑肟在乳汁中检出量很少，乳母应暂停哺乳

【参考文献】

［1］TAHERI PA，ESLAMIEH H，SALAMATI P．Is ceftizoxime an appropriate surrogate for amikacin in neonatal sepsis treatment? A randomized clinical trial［J］．Acta Med Iran，2011，49（8）：499-503．

［2］MANZONI P，ESPOSITO S，GALLO E，et al．Switch therapy in full-term neonates with presumed or proven bacterial infection［J］．J Chemother，2009，21（1）：68-73．

［3］REED MD：Ceftizoxime disposition in neonates and infants during the first six months of life［J］．DICP，1991；25（4）：344-347．

[4] MATSUDA S: Transfer of antibiotics into maternal milk [J]. Biol Res Pregnancy Perinatol, 1984, 5 (2): 57–60.
[5] LI Y, ZHANG X, WANG C, et al. Characterization by phenotypic and genotypic methods of metallo-β-lactamase-producing Pseudomonas aeruginosa isolated from patients with cystic fibrosis [J]. Mol Med Rep, 2015, 11 (1): 494–498.

头孢他啶
（Ceftazidime）

【适应证】

第三代头孢菌素类抗菌药物，对肠杆菌科细菌、铜绿假单胞菌等具有较高的抗菌活性，对细菌产的大多数β-内酰胺酶稳定，但对葡萄球菌仅具中度活性。用于治疗敏感菌引起的下列感染：细菌性脑膜炎、细菌性败血症、骨感染-关节感染、皮肤和/或皮下组织感染、腹腔感染、下呼吸道感染、泌尿系统感染。

【用法用量】

	中国	美国	英国
说明书	婴幼儿常用剂量为每日30.0～100.0mg/kg，分2～3次静脉滴注	新生儿每次30.0mg/kg，每12小时1次	新生儿及≤2个月婴幼儿每日25.0～60.0mg/kg，每12小时1次，肌注或静推

	中国	英国
处方集	日龄＜7天，每次25.0～50.0mg/kg，每日1次 日龄7～21天，每次25.0～50.0mg/kg，每12小时1次 日龄21～28天，每次25.0～50.0mg/kg，每8小时1次	（1）脑膜炎、敏感的革兰阳性和阴性菌引起的严重感染： 日龄＜7天，每次50.0mg/kg，每24小时1次 日龄7～20天，每次50.0mg/kg，每12小时1次 日龄21～28天，每次50.0mg/kg，每8小时1次 （2）敏感的革兰阳性和阴性菌感染： 日龄＜7天，每次25.0mg/kg，每24小时1次 日龄7～20天，每次25.0mg/kg，每12小时1次 日龄21～28天，每次25.0mg/kg，每8小时1次

专著文献	《实用新生儿学》	其他文献
	每次50.0mg/kg 胎龄≤29周：日龄0～28天，每12小时1次；日龄＞28天，每8小时1次 胎龄30～36周：日龄0～14天，每12小时1次；日龄＞14天，每8小时1次 胎龄37～44周：日龄0～7天，每12小时1次；日龄＞7天，每8小时1次	每次50.0mg/kg，肌注或静脉给药，给药频次如下： 体重＜1kg，日龄≤14天，每12小时1次；日龄＞14天，每8～12小时1次 体重1～2kg，日龄≤7天，每12小时1次；日龄8～28天，每8～12小时1次 体重＞2kg，日龄≤7天，每12小时1次；日龄8～28天，每8小时1次 脑膜炎，静脉给药： 新生儿≤7天：每日100.0～150.0mg/kg，每8～12小时1次，出生体重＜2kg的给予延长给药间隔和减少剂量措施；日龄＞7天，每日150.0mg/kg，每8小时1次，出生体重＜2kg的给予延长给药间隔和减少剂量措施

【注意事项】

使用过程中可能引起二重感染，嗜酸性粒细胞增多、血小板增多及过敏反应，与氨基糖苷类抗生素合用可能会增加肾毒性，且不宜与氨基糖苷类抗生素混合在同一给药系统或注射器内。

【药物代谢动力学数据】（一般为成人数据，如为新生儿数据均标出）

分布	脑脊液分布	代谢	排泄	半衰期	血浆蛋白结合率	乳汁排泄
遍及全身，包括骨骼、胆汁、皮肤、脑脊液、子宫内膜、心脏、胸膜和淋巴	透过正常脑脊液能力低，脑膜有炎症时，透过量明显增加。成人中脑脊液药物浓度为血药浓度的17%～30%。新生儿为6%～48%	基本不代谢	24小时内，80%～90%的药物以原形从肾脏排泄	成人：1～2小时早产儿和足月儿：半衰期延长至4.5～7.5小时，2个月以上婴幼儿及儿童半衰期同成人	约为10%	低浓度的头孢他啶可经乳腺排入乳汁中，哺乳期妇女应谨慎使用；美国儿科学会和世界卫生组织均认为哺乳期可用药。英国处方集同时认为，母乳喂养后可检测到低浓度头孢他啶，哺乳期可用药

【参考文献】

［1］赵锦锦，张菁. 抗菌药物在人体组织体液中穿透性的研究概述［J］. 中国感染与化疗杂志，2019，19（3）：336-344.

［2］IOSIFIDIS E，CHORAFA E，AGAKIDOU E，et al. Use of Ceftazidime-avibactam for the Treatment of Extensively drug-resistant or Pan drug-resistant Klebsiella pneumoniae in Neonates and Children ＜5 Years of Age［J］. Pediatr Infect Dis J，2019，38（8）：812-815.

［3］BRADLEY JS AND NELSON JD，EDS. Nelson's Pediatric Antimicrobial Therapy［M］. 25th ed. Itasca，IL：American Academy of Pediatrics，2019.

［4］TUNKEL AR，HARTMAN BJ，KAPLAN SL，et al. Practice guidelines for the management of bacterial meningitis［J］. Clin Infect Dis，2004，39（9）：1267-1284.

［5］XUE L A，HUI Q B，FEI J C，et al. Population Pharmacokinetics-Pharmacodynamics of Ceftazidime in Neonates and

Young Infants: Dosing Optimization for Neonatal Sepsis [J]. European Journal of Pharmaceutical Sciences, 2021, 163: 10586.

[6] COSKUN Y, ATICI S. Successful Treatment of Pandrug-resistant Klebsiella pneumoniae Infection With Ceftazidime-avibactam in a Preterm Infant: A Case Report [J]. The Pediatric Infectious Disease Journal, 2020, 39 (9): 854–856.

[7] PAAP CM, NAHATA MC. Clinical pharmacokinetics of antibacterial drugs in neonates [J]. Clin Pharmacokinet, 1990, 19 (4): 280–318.

头孢克肟
（Cefixime）

【适应证】

第三代头孢菌素类抗菌药物，用于敏感菌引起的下列中重度感染：下呼吸道感染、单纯性下尿路感染和复杂性尿路感染（包括肾盂肾炎）、细菌性胆囊炎、胆管炎、细菌性咽炎、化脓性扁桃体炎和猩红热、中耳炎、鼻窦炎等。

【用法用量】

	中国	美国	英国
说明书	无新生儿用药相关信息 口服给药，体重≤30kg儿童：每次1.5～3.0mg/kg，每日2次。可根据症状适当增减。重症患者每次6.0mg/kg，每日2次	无新生儿用药相关信息 口服混悬液，小儿患者（≥6个月）推荐剂量每日8.0mg/kg，可单次给药，也可分2次给药，每12小时给予4.0mg/kg	无新生儿用药相关信息 尚未确定头孢克肟在<6个月儿童的安全性和有效性

	中国	英国
处方集	无新生儿用药相关信息 体重≤30kg儿童：每次1.5～3.0mg/kg，每日2次。重症患者每次6.0mg/kg，每日2次	无新生儿用药相关信息 6～11个月婴幼儿，每日75.0mg

	《实用新生儿学》	其他文献
专著文献	未收录该药	无新生儿用药相关信息 （1）低风险发热性中性粒细胞减少症：婴儿，口服，每日8.0mg/kg，分1次或2次。通常头孢克肟是在经验性肠外抗生素治疗48～72小时后作为降级疗法 （2）尿路感染：1个月以上婴儿，每日8.0mg/kg，第1天分2次，然后每日1次 （3）急性细菌性鼻窦炎：≥6个月婴儿，口服，每次4.0mg/kg，每12小时1次，联合克林霉素，每日30.0～40.0mg/kg，每8小时1次，治疗10～14天 （4）伤寒：婴儿，口服，每次7.5～10.0mg/kg，每12小时1次，疗程7～14天

【注意事项】

不良反应有腹泻、皮疹、GPT升高、GOT升高、嗜酸性粒细胞增多等。严重不良反应主要会引起休克、过敏样症状、皮肤病变等。

【药物代谢动力学数据】（一般为成人数据，如为新生儿数据均标出）

分布	脑脊液分布	代谢	排泄	半衰期	血浆蛋白结合率	乳汁排泄
药物遍及全身，并在大多数组织和体液中达到治疗浓度，包括滑膜、心包膜、胸膜、腹膜、胆汁、痰液和尿液、骨骼、心肌、胆囊以及皮肤和软组织	头孢克肟在婴幼儿脑膜炎患者中的平均脑脊液浓度为0.22μg/ml，脑膜炎患者的平均脑脊液浓度/血清浓度比为11.7%（n=18，年龄9.5±6.5个月）	头孢克肟在体内不被代谢	主要通过肾脏排泄消除（50%）；胆汁中药物消除（约10%）	小儿半衰期需要3～5小时	65%	在哺乳母亲中是可以应用的

【参考文献】

[1] CHOW AW，BENNINGER MS，BROOK I，et al. IDSA clinical practice guideline for acute bacterial rhinosinusitis in children and adults [J]. Clin Infect Dis，2012，54（8）：e72–e112.

[2] FINNELL SM，CARROLL AE，DOWNS SM. Technical report—diagnosis and management of an initial UTI in febrile infants and young children [J]. Pediatrics，2011，128（3）：e749–e770.

[3] LEHRNBECHER T，ROBINSON P，FISHER B，et al. Guideline for the management of fever and neutropenia in children with cancer and hematopoietic stem-cell transplantation recipients：2017 update [J]. Clin Oncol，2017，35（18）：2082–2094.

[4] SHAKUR MS，ARZUMAN SA，HOSSAIN J，et al. Cefpodoxime proxetil compared with cefixime for treatment of typhoid fever in children [J]. Indian Pediatr，2007，44（11）：838–841.

[5] NAHATA MC，KOHLBRENNER VM，BARSON WJ. Pharmacokinetics and cerebrospinal fluid concentrations of cefixime in infants and young children [J]. Chemotherapy，1993，39（1）：1–5.

头孢哌酮舒巴坦
(Cefoperazone and Sulbactam)

【适应证】

第三代头孢菌素与β-内酰胺酶抑制的复合制剂。头孢哌酮对革兰阴性杆菌产生的广谱β-内酰胺酶有一定的稳定性，抗菌活性略次于头孢噻肟，但对铜绿假单胞菌作用较强，对革兰阴性菌作用较弱，仅对溶血性链球菌和肺炎链球菌敏感。舒巴坦是竞争性、不可逆的β-内酰胺酶抑制剂，对头孢哌酮产生增效作用。

用于治疗敏感菌引起的下列感染：呼吸道感染、泌尿道感染、脑膜炎、胆囊炎、胆管炎和其他腹腔内感染、败血症、脑膜炎、皮肤和软组织感染、骨骼和关节感染。

【用法用量】

	中国	美国	英国
说明书	2：1制剂：头孢哌酮每日20.0～40.0mg/kg，每6～12小时1次，在治疗严重感染或难治性感染时，头孢哌酮可增至每日160.0mg/kg。出生1周内新生儿应每12小时给药，舒巴坦在患儿中的每日最高剂量不应超过80.0mg/kg 1：1制剂：头孢哌酮每日20.0～40.0mg/kg，每6～12小时1次，在治疗严重感染或难治性感染时，头孢哌酮可增至每日80.0mg/kg。出生1周内新生儿应每12小时给药，舒巴坦在患儿中的每日最高剂量不应超过80.0mg/kg	无新生儿用药相关信息	无新生儿用药相关信息

	中国	英国
处方集	头孢哌酮常用量：每日40.0～80.0mg/kg，分2～4次；严重或难治性感染可增至每日160.0mg/kg，分2～4次。新生儿出生1周内，应每隔12小时给药1次。舒巴坦每日最高用量不超过80.0mg/kg	无新生儿用药相关信息

专著文献	《实用新生儿学》	其他文献
	每日40.0～80.0mg/kg，足月儿生后第1周内，每12小时1次，1周后可每8小时1次	无相关信息

【注意事项】

头孢哌酮舒巴坦可引起血小板减少、低凝血酶原血症、凝血障碍及出血。患儿若合并凝血功能障碍或不明原因出血，应避免使用本品。若应用本品，应监测患儿的凝血酶原时间，需要时应另外补充维生素K。

【药物代谢动力学数据】（一般为成人数据，如为新生儿数据均标出）

分布	脑脊液分布	代谢	排泄	半衰期	血浆蛋白结合率	乳汁排泄
头孢哌酮和舒巴坦均能较好地分布到各组织和体液，包括胆汁、胆囊、皮肤、阑尾和其他组织及体液中	正常时，头孢哌酮不易透过脑脊液，有炎症时是否可透过脑脊液文献研究结果不一致；正常时，舒巴坦不易透过脑脊液，有炎症时可达到治疗浓度	头孢哌酮体内基本不代谢	84%舒巴坦和25%头孢哌酮经肾脏排泄，其余头孢哌酮大部分经胆汁排泄	舒巴坦半衰期约为1小时，头孢哌酮约为1.5小时	头孢哌酮：87%～93.5%，舒巴坦：38%	头孢哌酮乳汁中浓度低，应谨慎使用，舒巴坦乳汁中浓度低，哺乳期可谨慎使用

【参考文献】

［1］OVALI F，GURSOY T，SARI I，et al. Use of cefoperazone/sulbactam in neonates［J］. Pediatr Int，2012，54（1）：60–63.

［2］THATRIMONTRICHAI A，PREMPRAT N，JANJINDAMAI W，et al. Multidrug-resistant Gram-negative bacilli sepsis from a neonatal intensive care unit: a case-case-control study [J]. J Infect Dev Ctries, 2019, 13 (7): 603–611.

[3] PATRA S, BHAT Y R, LEWIS LE, et al. Burkholderia cepacia sepsis among neonates [J]. Indian J Pediatr, 2014, 81 (11): 1233–1236.

[4] LIN M, ZHU S, WENG H, et al. Effect of cefoperazone sulbactam sodium combined with meropenem on the immune function in the treatment of neonatal pneumonia caused by multidrug-resistant bacteria [J]. Am J Transl Res, 2021, 13 (6): 6342–6351.

头孢西丁
(Cefoxitin)

【适应证】

头霉素类抗菌药物，新生儿通常限于治疗由敏感菌引起的皮肤、腹腔内和尿路感染，包括厌氧菌（如脆弱类杆菌）、革兰阳性菌（如金黄色葡萄球菌、肺炎链球菌以及除肠球菌外的链球菌属）、革兰阴性菌（如流感嗜血杆菌、克雷伯菌、大肠埃希菌、普通变形杆菌、淋病奈瑟球菌等）。

【用法用量】

	中国	美国	英国
说明书	肌内注射、静脉推注或静脉滴注 无新生儿相关信息 ≥3个月儿童，每次13.3～26.7mg/kg，每6小时1次，或每次20.0～40.0mg/kg，每8小时1次	无新生儿用药相关信息 ≥3个月儿童，推荐剂量每次20.0～40.0mg/kg，每6小时1次，严重感染使用剂量范围内的高剂量。每日总剂量不应超过12g	无11岁以下儿童推荐剂量

	中国	英国
处方集	早产儿（体重＞1500g）：每次20.0～40.0mg/kg，每12小时1次 新生儿：每次20.0～40.0mg/kg，每8～12小时1次	无新生儿用药相关信息

	《实用新生儿学》	其他文献
专著文献	无新生儿用药相关信息	新生儿，每日90.0～100.0mg/kg，每8小时1次，静脉给药 小儿心脏手术预防：40.0mg/kg，皮肤切开前给药

【注意事项】

不良反应少见。有报道小于3%的使用本药的患者有短暂的肝脏转氨酶升高和嗜酸性粒细胞增多症。严重过量可导致呼吸急促、苍白、肌张力低下和代谢性酸中毒。

【药物代谢动力学数据】（一般为成人数据，如为新生儿数据均标出）

分布	脑脊液分布	代谢	排泄	半衰期	血浆蛋白结合率	乳汁排泄
广泛分布于细胞外液，滑膜液，心包积液，胸腔积液，黏液，房水，胆汁，母乳，脐带和羊水，骨，胆囊，心脏，肺，子宫肌层，脑脊液	脑脊液穿透率较低	极少代谢	用药6小时后约85%的头孢西丁以原形药的形式从尿液排出	足月新生儿约为1.4小时，早产儿约为2.3小时，儿童为0.6小时，成人为0.8小时	65%～80%	可从乳汁中排出，哺乳期母亲应用期间应停止母乳喂养

【参考文献】

［1］REGAZZI MB，CHIRICO G，CRISTINI D，et al. Cefoxitin in newborn infants. A clinical and pharmacokinetic study［J］. Eur J Clin Pharmacol，1983，25（4）：507-509.

［2］FARMER K. Use of cefoxitin in the newborn［J］. N Z Med J，1982，95（709）：398.

［3］ROOS R，BELOHRADSKY BH，MARGET W，et al. Pharmacokinetics of cefoxitin in premature and newborn infants studied by continuous serum level monitoring during combination therapy with penicillin and amikacin［J］. Infection，1980，8（6）：301-306.

［4］FELDMAN WE，MOFFITT S，MANNING NS. Penetration of cefoxitin into cerebrospinal fluid of infants and children with bacterial meningitis.［J］. Antimicrob Agents Chemother，1982，21（3）：468-471.

［5］RICCI Z，BENEGNI S，CIES JJ，et al. Population Pharmacokinetics of Cefoxitin Administered for Pediatric Cardiac Surgery Prophylaxis［J］. Pediatr Infect Dis J，2020，39（7）：609-614.

头孢美唑
（Cefmetazole）

【适应证】

头霉素类抗菌药物，用于治疗敏感菌所致的下列感染：败血症、急性支气管炎、肺炎、肺脓肿、颌骨周围蜂窝织炎、颌炎等。

【用法用量】

	中国	美国	英国
说明书	无新生儿用药相关信息，儿童静脉给药，每日25.0～100.0mg/kg，分2～4次给药；对于难治或严重感染，日剂量可增至150.0mg/kg，分2～4次给药	无新生儿用药相关信息	无新生儿用药相关信息

	中国	英国
处方集	无新生儿用药相关信息，儿童每日25.0～100.0mg/kg，分2～4次给药。严重感染（如细菌性脑膜炎、血流感染），每日150.0mg/kg，分2～4次给药	无新生儿用药相关信息

	《实用新生儿学》	其他文献
专著文献	无新生儿用药相关信息	新生儿和未成熟婴儿，静脉给药，每日60.0～100.0mg/kg，分2～4次给药

【注意事项】

用药时注意监测肝肾功能、血常规等指标。

【药物代谢动力学数据】（一般为成人数据，如为新生儿数据均标出）

分布	脑脊液分布	代谢	排泄	半衰期	血浆蛋白结合率	乳汁排泄
高浓度分布于痰液、腹水、腹腔渗出液、胆囊壁、胆汁、颌骨、上颌窦黏膜、牙龈。也分布于羊水、脐带血、肾（皮质及髓质）中，但几乎不分布于乳汁中	静脉注射约2小时高于3.1μg/ml	本药在体内不代谢	约85%原形药物随尿液排出	静脉注射血药浓度半衰期为1小时左右；静脉滴注血药浓度半衰期为1.2小时左右。早产儿（0～1日龄）半衰期为8.55～15.3小时；新生儿0～3日龄平均半衰期为5.42小时；5～25日龄平均半衰期为2.04小时；婴儿（1～3个月）平均半衰期为1.31小时	头孢美唑钠100μg/ml时为84.8%；头孢美唑钠25μg/ml时为83.6%	乳汁中几乎没有排泄

【参考文献】

［1］KOBAYASHI Y，MORIKAWA Y，HARUTA T，et al．Treatment of E．coli meningitis with cefmetazole．Report of two cases with favorable response and determination of the concentrations in CSF［J］．Jpn J Antibiot，1979，32（5）：598–605．

［2］HASHIRA S，MATSUEDA Y，FUJII R，et al．Laboratory and clinical evaluation of cefmetazole in the newborn infants［J］．Jpn J Antibiot，1981，34（6）：864–873．

［3］FUJII R，HASHIRA S，YOSHIOKA H，et al．Clinical usefulness of cefmetazole in newborn and immature infants［J］．Jpn J Antibiot，1981，34（6）：893–902．

［4］IWAI，N，SASAKI，A，TANEDA，et al．A study on cefmetazole in the neonatal period．［J］．Jpn J Antibiot，1981，34（6）：881–892．

［5］NANRI S，SUNAKAWA K，YAMASHITA N，et al．Examination of blood levels and urinary excretion of cefmetazole in the mature and immature neonates［J］．Jpn J Antibiot，1981，34（6）：874–879．

拉氧头孢
（Latamoxef/Moxalactam）

【适应证】

氧头孢烯类抗菌药物，用于敏感的革兰阴性菌、厌氧菌和革兰阳性菌引起的呼吸系统感染、消化系统感染、泌尿生殖系统感染、骨、关节、皮肤和软组织、脑膜炎等。

【用法用量】

	中国	美国	英国
说明书	无新生儿用药相关信息 小儿：每日40.0～80.0mg/kg，分2～4次给药，依年龄、体重、症状适当增减。严重感染时，每日150.0mg/kg，分2～4次给药。低体重新生儿慎用	该药已撤市	无新生儿用药相关信息

	中国	英国
处方集	早产儿、新生儿：每次20.0mg/kg，出生后3日内每日给药2～3次，出生4日后每日给药3～4次 严重感染时，早产儿、新生儿、儿童可增量至每日150.0mg/kg，分3～4次给药	无新生儿用药相关信息

	《实用新生儿学》	其他文献
专著文献	无新生儿用药相关信息	早产儿和新生儿：每次20.0mg/kg，日龄0～3天，每日1～2次；日龄4～7天，每日2～3次；日龄8～28天，每日3次 革兰阴性菌引起的脑膜炎：新生儿起始剂量100.0mg/kg，日龄＜7天，每次50.0mg/kg，每12小时1次；日龄7～28天，每次50.0mg/kg，每8小时1次 新生儿基于MIC的给药方案：每次30.0mg/kg，MIC为1.0mg/L，每12小时1次；MIC为4.0mg/L，每8小时1次

【注意事项】

本药可能导致头痛、抽搐、休克、肝肾功能异常等。使用本药前须详细询问病史，尤其是抗生素过敏史。用药中如发现肝功能异常，应及时停药。

【药物代谢动力学数据】（一般为成人数据，如为新生儿数据均标出）

分布	脑脊液分布	代谢	排泄	半衰期	血浆蛋白结合率	乳汁排泄
本药可分布到胆汁、腹水、脑脊液、痰、脐带血、羊水、子宫及附件、心、骨等各种体液及各脏器组织中。0～2岁的儿童的表观分布容积为0.52L/kg，体重＜2kg的0～7天新生儿表观分布容积为0.537L/kg	拉氧头孢在脑脊液中的浓度可达到克雷伯菌最低杀菌浓度的20～140倍，肠杆菌的10～70倍。文献报道，拉氧头孢能很好地进入脑脊液并达到治疗浓度，对于儿童流感嗜血杆菌、脑膜炎奈瑟球菌引起的脑膜炎可以达到治疗效果	本药在体内不被代谢	主要经肾排泄，肾脏排泄比例约72%	成人约为2.1小时，0～7天的新生儿为5.4～7.6小时，7～28天的新生儿为4.4小时	52%	文献报道乳汁中含量很少，不影响使用，中国说明书注明患儿哺乳期慎用

【参考文献】

[1] SCHAAD RB，MCCRACKEN GH，THRELKELD N，et al. Clinical evaluation of a new broad-spectrum oxa-beta-lactam antibiotic，moxalactam，in neonates and infants [J]. Pediatr，1981，98：129–136.

[2] LANDESMAN SH，CORRADO ML，CHERUBIN CE，et al. Activity of moxalactam and cefotaxime alone and in combination with ampicillin or penicillin against group B streptococci [J]. Antimicrob Agents Chemother，1981，19：794–797.

[3] FREEDMAN JM，HOFFMAN SH，SCHELD WM，et al. Moxalactam for the treatment of bacterial meningitis in children [J]. Infect Dis，1983，148（5）：886–891.

[4] TOJO M, SUNAKAWA K, NANRI S, et al. Experimental and clinical evaluation of latamoxef in newborn and premature infants [J]. Jpn J Antibiot, 1983, 36 (9): 2312–2321.

[5] SHEPHERD AMM, HARDIN TC, LUDDEN TM, et al. Latamoxef (moxalactam) kinetics in volunteers studied by a specific HPLC assay technique [J]. Antimicrob Chemother, 1983, 12: 377–386.

[6] MCCRACKEN GH, SCHAAL VB. Pharmacokinetics of moxalactam in neonates and young infants [J]. Rev Infect Dis, 1982, 4 (Suppl): S595–S596.

[7] ANON. American academy of pediatrics committee on drugs: transfer of drugs and other chemicals into human milk [J]. Pediatrics, 2001, 108 (3): 776–789.

[8] QI H, KOU C, QI YJ, et al. Population pharmacokinetics and dosing optimization of latamoxef in neonates and young infants [J]. Int J Antimicrob Agents, 2019, 53 (3): 347–351.

氨曲南
（Aztreonam）

【适应证】

单环β-内酰胺类抗菌药物，用于治疗敏感需氧革兰阴性菌所致的多种感染，如尿路感染、下呼吸道感染、败血症、腹腔内感染、术后伤口及烧伤、溃疡等皮肤软组织感染。

【用法用量】

	中国	美国	英国
说明书	无新生儿用药相关信息	无新生儿用药相关信息 儿童，轻至中度感染：每次30.0mg/kg，每8小时1次；中重度感染：每次30.0mg/kg，每6～8小时1次	无日龄＜7天的新生儿用法用量。日龄≥7天，每次30.0mg/kg，每6小时或8小时1次；所有年龄儿童治疗铜绿假单胞菌引起的感染，每次50.0mg/kg，每6小时或8小时1次

	中国	英国
处方集	体重＜1.2kg：每次30.0mg/kg，每12小时1次 体重1.2～2.0kg：每次30.0mg/kg，日龄≤7天，每12小时1次；日龄＞7天，每8小时1次 体重＞2kg：每次30.0mg/kg，日龄≤7天，每8小时1次；日龄＞7天，每6小时1次	革兰阴性菌感染（包括铜绿假单胞菌、流感嗜血杆菌和脑膜炎奈瑟菌）： 日龄0～7天，每次30.0mg/kg，每12小时1次；日龄7～28天，每次30.0mg/kg，每6～8小时1次

	《实用新生儿学》	其他文献
专著文献	每次30.0mg/kg 胎龄≤29周，0～28天，每12小时1次；>28天，每8小时1次 胎龄30～36周，0～14天，每12小时1次；>14天，每8小时1次 胎龄37～44周，0～7天，每12小时1次，>7天，每8小时1次	根据体重给药方案： 新生儿敏感菌感染，每次30.0mg/kg；铜绿假单胞菌感染，每次50.0mg/kg。肌内注射或静脉给药，频次如下： 体重<1kg：日龄≤14天，每12小时1次；日龄15～28天，每8～12小时1次 体重1～2kg：日龄≤7天，每12小时1次；日龄8～28天，每8～12小时1次 体重≥2kg：日龄≤7天，每8小时1次；日龄8～28天，每6小时1次 伤寒沙门菌感染：儿童，每日150.0mg/kg 囊性纤维化患者假单胞菌感染：3月龄以上儿童，吸入给药，每次75.0mg，每日3次，疗程28天

【注意事项】

仅对革兰阴性菌有效，可引起过敏性休克、腹泻、恶心、呕吐等，本药极少与其他β-内酰胺类抗生素发生交叉过敏。

【药物代谢动力学数据】（一般为成人数据，如为新生儿数据均标出）

分布	脑脊液分布	代谢	排泄	半衰期	血浆蛋白结合率	乳汁排泄
在体内广泛分布于组织和体液中，体液中分布浓度由高到低依次是：关节液、胸腔积液、胆汁、疱液、支气管液、脑脊液。组织中分布浓度由高到低依次是：肾、肝、皮肤、胆、心、肺等	脑脊液中可达有效浓度，在婴儿中脑脊液药物浓度是血药浓度的23%左右	少量被代谢，6%～16%的药物被代谢成为无活性的开环代谢物	60%～70%的药物在给药后的最初8小时从尿中排泄，约12%从粪便排泄。原形药物和无活性代谢药物都可以从尿、粪中检测到	成人血浆半衰期为1.5～2小时。新生儿血清半衰期是3.61±0.53小时，不同体重早产儿半衰期是5.33±3.61小时（<1.5kg早产儿），4.08±2.28小时（>1.5kg早产儿）（共纳入30例早产儿）	蛋白结合率为40%～65%，平均结合率为56%	分泌进入乳汁量极少，英国国家处方集认为不会产生有害影响，但美国一些药品说明书认为用药期间应暂停母乳喂养

【参考文献】

[1] KIMBERLIN DW，BRADY MT，JACKSON MA，et al. Red Book：2015 Report of the Committee on Infectious Diseases [M]. 30th ed. Elk Grove Village，IL：American Academy of Pediatrics，2015.

[2] STUTMAN HR，MARKS MI，SWABB EA. Single-dose pharmacokinetics of aztreonam in pediatric patients [J]. Antimicrob Agents Chemother，1984，26（2）：196–199.

[3] FERIS J，MOLESINA N，RODRIGUEZ WJ，et al. Aztreonam in the treatment of gram-negative meningitis and other gram-negative infections [J]. Chemotherapy，1989，35 Suppl 1：31–38.

[4] CUZZOLIN L，FANOS V，ZAMBRERI D，et al. Pharmacokinetics and renal tolerance of aztreonam in premature infants [J]. Antimicrob Agents Chemother，1991，35（9）：1726–1728.

[5] SULLINS AK，ABDEL-RAHMAN SM. Pharmacokinetics of antibacterial agents in the CSF of children and adolescents [J]. Paediatr Drugs，2013，15（2）：93–117.

[6] TANAKA-KIDO J，ORTEGA L，SANTOS JI. Comparative efficacies of aztreonam and chloramphenicol in children with typhoid fever [J]. Pediatr Infect Dis J，1990，9（1）：44–48.

[7] TIDDENS HAWM，BOECK KD，CLANCY JP，et al. Open label study of inhaled aztreonam for Pseudomonas eradication in children with cystic fibrosis：The ALPINE study [J]. J Cyst Fibros，2015，14（1）：111–119.

亚胺培南西司他丁
(Imipenem and cilastatin)

【适应证】

碳青霉烯类抗菌药物，用于治疗敏感菌所致的感染（如腹腔内感染、下呼吸道感染、败血症、泌尿生殖系统感染、骨关节感染、皮肤软组织感染、心内膜炎等）以及多种细菌所致的混合感染。

【用法用量】

	中国	美国	英国
说明书	儿童和婴儿体重＜40kg者，可按15mg/kg，每6小时1次给药 每日总剂量不超过2g 对3个月以内的婴儿或肾功能损害的患儿（血清肌酐＞2.0mg/dl），尚无足够的临床资料作为推荐依据 文献资料显示： 非中枢神经系统感染： 日龄≤1周，每次25.0mg/kg，每12小时1次 日龄1～4周，每次25.0mg/kg，每8小时1次 日龄4周～3个月，每次25.0mg/kg，每6小时1次	非中枢神经系统感染的新生儿及婴幼儿： 日龄≤1周，每次25.0mg/kg，每12小时1次 日龄1～4周，每次25.0mg/kg，每8小时1次 日龄4周至3个月，每次25.0mg/kg，每6小时1次 最大日剂量不得超过4.0克/天 日龄≥3个月，每次15.0～25.0mg/kg，每6小时1次；最大日剂量不得超过4.0克/天	不建议小于1岁儿童使用

	中国	英国
处方集	用量（以亚胺培南计）：新生儿： 日龄<7天，每次20.0mg/kg，每12小时1次 日龄7～21天，每次20.0mg/kg，每8小时1次 日龄21～28天，每次20.0mg/kg，每6小时1次	除中枢神经系统以外的严重感染、医院获得性败血症，每次20.0mg/kg，给药频次如下： 日龄0～7天，每12小时1次；7～20天新生儿，每8小时1次；21～28天新生儿，每6小时1次

	《实用新生儿学》	其他文献
专著文献	肌注或静脉滴注，每次20.0mg/kg 胎龄≤29周，日龄0～28天，每24小时1次；日龄>28天，每12小时1次 胎龄30～36周，日龄0～14天，每12小时1次；日龄>14天，每8小时1次 胎龄37～44周，日龄0～7天，每12小时1次；日龄>7天，每8小时1次	常规剂量（以亚胺培南计）：每次25.0mg/kg，日龄≤7天，每12小时1次，日龄>7天，每8小时1次

【注意事项】

本药应仅用于治疗已证实或强烈怀疑为本药敏感菌引起的严重感染。不推荐本药用于治疗脑膜炎，疑有脑膜炎者应选用其他抗生素。当每次本品静脉滴注的剂量低于或等于500mg时，静脉滴注时间应不少于20～30分钟。本药可引起中枢神经系统不良反应，已有癫痫发作疾病者使用本药期间应继续维持抗惊厥治疗。向接受丙戊酸或双丙戊酸钠的患者共同给药亚胺培南西司他丁注射液，可降低丙戊酸浓度。肌酐清除率低于5ml/（min·1.73m^2）患儿不应使用本药，除非在48小时内进行血液透析。长期用药注意监测肝肾功能以及造血器官功能。

【药物代谢动力学数据】（一般为成人数据，如为新生儿数据均标出）

分布	脑脊液分布	代谢	排泄	半衰期	血浆蛋白结合率	乳汁排泄
给药后在体内分布广泛	炎症时脑脊液药物浓度是肺组织浓度的一半	亚胺培南在肾脏被肾脱氢肽酶代谢	药物的消除与肾功能相关 约70%的亚胺培南以原形药的形式随尿排出。西司他丁部分数据显示70%经尿排泄，但一些文献报道为98% 在一项给予670～1890g体重的早产儿的药物研究中，发现多次给药后，发生了中度的西司他丁蓄积，但安全性尚不清楚	早产儿（n=41，胎龄≤37周，体重<700g）： 出生第1周 亚胺培南：2.5小时，西司他丁：9小时	亚胺培南约20%，西司他丁40%	乳汁中有药物存在但不易被吸收，使用时需慎重

【参考文献】

［1］HORNIK CP，HERRING AH，BENJAMINDK JR，et al．Best Pharmaceuticals for Children Act-Pediatric Trials Network．Adverse events associated with meropenem versus imipenem/cilastatin therapy in a large retrospective cohort of hospitalized infants［J］．Pediatr Infect Dis J，2013，32（7）：748–753．

［2］AMERICAN ACADEMY OF PEDIATRICS（AAP）．Red Book：2018 Report of the Committee on Infectious Diseases［M］．31st ed．Itasca，IL：American Academy of Pediatrics，2018．

［3］LOB SH，KARLOWSKY JA，YOUNG K，et al．Activity of imipenem/relebactam against MDR Pseudomonas aeruginosa in Europe：SMART 2015–17［J］．J Antimicrob Chemother，2019，74（8）：2284–2288．

［4］GIANNONI E，MOREILLON P，COTTING J，et al．Prospective determination of plasma imipenem concentrations in critically ill children［J］．Antimicrob Agents Chemother，2006，50（7）：2563–2568．

［5］Böswald M，Döbig C，Kändler C，et al．Pharmacokinetic and clinical evaluation of serious infections in premature and newborn infants under therapy with imipenem/cilastatin［J］．Infection，1999，27（4-5）：299–304．

美罗培南
（Meropenem）

【适应证】

碳青霉烯类抗菌药物，用于单一或多种对美罗培南敏感的细菌引起的严重感染：肺炎（包括医院获得性肺炎）、尿路感染、腹腔内感染、皮肤软组织感染、脑膜炎、败血症。

【用法用量】

	中国	美国	英国
说明书	婴幼儿：年龄在3个月以下的婴幼儿，不推荐使用美罗培南 3个月至12岁儿童：静脉给药，根据感染类型的严重程度、致病菌敏感性和患者的具体情况，每8小时按10.0～20.0mg/kg给药，体重超过50kg的儿童，按成人剂量给药。脑膜炎的儿童患者每8小时40.0mg/kg给药。美罗培南静脉推注的时间应大于5分钟，静脉滴注时间大于15分钟	年龄小于3个月并发腹腔感染且肾功能正常的婴幼儿：静脉滴注，时间需大于30分钟 胎龄<32周，日龄<2周，每次20.0mg/kg，每12小时1次；日龄≥2周，每次20.0mg/kg，每8小时1次 胎龄≥32周，日龄<2周，每次20.0mg/kg，每8小时1次。日龄≥2周，每次30.0mg/kg，每8小时1次	3个月以下的儿童：目前美罗培南在3个月以下儿童中的安全性和疗效尚未确定，但是有限的药代动力学数据表明，每8小时20.0mg/kg，可能是合适的治疗方案

	中国	英国
处方集	新生儿常用剂量： 日龄<7天，每次20.0mg/kg，每12小时1次 日龄7～28天：每次20.0mg/kg，每8小时1次 治疗院内感染的肺炎，腹膜炎，血流感染以及中性粒细胞缺乏的感染时剂量可加倍 治疗脑膜炎： 日龄<7天，每次40.0mg/kg，每12小时1次 日龄7～28天，每次40.0mg/kg，每8小时1次。静脉注射5分钟以上或静脉滴注	需氧和厌氧革兰阳性和阴性杆菌感染、医院获得性败血症： 静脉滴注或静脉注射。<7天新生儿：每次20.0mg/kg，每12小时1次；新生儿7～28天：每次20.0mg/kg，每8小时1次 严重需氧和厌氧革兰阳性和阴性杆菌感染： 静脉滴注或静脉注射。<7天新生儿：每次40.0mg/kg，每12小时1次；新生儿7～28天：每次40.0mg/kg，每8小时1次 脑膜炎： 静脉滴注，<7天新生儿：每次40.0mg/kg，每12小时1次；7～28天新生儿：每次40.0mg/kg，每8小时1次

	《实用新生儿学》	其他文献
专著文献	肌内注射或静脉滴注，每次20.0mg/kg（脑膜炎每次40.0mg/kg），给药间隔按胎龄和产后日龄给药： 胎龄≤29周：日龄0～28天，每24小时1次，日龄>28天，每12小时1次 胎龄30～36周：日龄0～14天，每12小时1次，日龄>14天，每8小时1次 胎龄37～44周：日龄0～7天，每12小时1次，日龄>7天，每8小时1次	常用剂量20.0mg/kg，脑膜炎等重症感染40.0mg/kg，静脉给药： 体重≤2kg，日龄≤14天：每12小时20.0mg/kg；日龄15～28天：每8小时20.0mg/kg；日龄29～60天：每8小时30.0mg/kg 体重>2kg，日龄≤14天：每8小时20.0mg/kg；日龄15～60天：每8小时30.0mg/kg

【注意事项】

有癫痫史或中枢神经系统功能障碍的患者，发生惊厥、意识水平下降等中枢神经系统症状的可能性增加。化脓性脑膜炎的患者，因疾病本身的过程以及药物容易透过血脑屏障，容易发生惊厥等中枢神经系统症状。给药后3～5天应注意观察皮疹等不良反应。美罗培南与丙戊酸同用，会降低丙戊酸的血药浓度，导致癫痫发作。

【药物代谢动力学数据】（一般为成人数据，如为新生儿数据均标出）

分布	脑脊液分布	代谢	排泄	半衰期	血浆蛋白结合率	乳汁排泄
可分布到大多数组织和体液中，包括尿路、腹膜液、骨、胆汁、肺、支气管黏膜、肌肉组织、心脏瓣膜和脑脊液	在1个月至15岁脑膜炎的儿童中，给予40.0mg/kg，3小时后脑脊液中浓度为3.3（0.9～6.5）μg/ml。在一例1个月婴儿给予40.0mg/kg的药物后，脑脊液浓度为5.4mg/L，血浆药物浓度为10.3mg/L	在肝脏中将β-内酰胺键水解成开放的β-内酰胺形式（无活性）。肝脏功能不影响药代动力学	约70%药物以原形、28%以无活性代谢物的形式经尿排泄，2%的药物经粪便排出	胎龄27～34周，产后21天约为3.4小时；新生儿及＜3个月的婴儿半衰期为2.7小时（1.6～3.8）；3个月婴儿至2岁约为1.5小时；2岁以上及成人约为1小时	蛋白结合率约为2%	少量美罗培南可分布到乳汁中，乳母使用应权衡利弊

【参考文献】

［1］BRADLEY JS，SAUBERAN JB，AMBROSE PG，et al. Meropenem pharmacokinetics，pharmacodynamics，and Monte Carlo simulation in the neonate［J］. Pediatr Infect Dis J，2008，27（9）：794-799.

［2］SMITH PB，COHEN-WOLKOWIEZ M，CASTRO LM，et al. Population pharmacokinetics of meropenem in plasma and cerebrospinal fluid of infants with suspected or complicated intra-abdominal infections［J］. Pediatr Infect Dis J，2011，30（10）：844-849.

[3] SULLINS AK，ABDEL-RAHMAN SM. Pharmacokinetics of Antibacterial Agents in the CSF of Children and Adolescents [J]. Pediatric Drugs，2013，15（2）: 93–117.
[4] VAN TUYL JS，JONES AN，JOHNSON PN. Meropenem-Induced Neutropenia in a Neonate [J]. J Pediatr Pharmacol Ther，2016，21（4）: 353–357.
[5] VAN DEN ANKER JN, POKORNA P, KINZIG-SCHIPPERS M, et al. Meropenem pharmacokinetics in the newborn [J]. Antimicrob Agents Chemother，2009，53（9）: 3871–3879.
[6] DPINEDA LC，WATT KM. New antibiotic dosing in infants [J]. Clin Perinatol，2015，42（1）: 167–176.

厄他培南
（Ertapenem）

【适应证】

碳青霉烯类抗菌药物，用于治疗儿童继发性腹腔感染、复杂性皮肤及附属器感染、社区获得性肺炎、复杂性尿路感染、急性盆腔感染、细菌性败血症等严重感染性疾病。

【用法用量】

	中国	美国	英国
说明书	无新生儿用药相关信息 静脉给药或肌内注射，在3个月至12岁患者中的剂量是15.0mg/kg，每日2次（每天不超过1.0g）；3个月以下不推荐使用	无新生儿用药相关信息 3个月至12岁：每天2次以15.0mg/kg的剂量给药（静脉或肌内给药，不超过每天1.0g）	无新生儿用药相关信息 3个月至12岁：剂量为15.0mg/kg，每天2次（不超过每天1.0g），通过静脉途径给药

	中国	英国
处方集	无新生儿用药相关信息	无新生儿用药相关信息 腹部感染、社区获得性肺炎：静脉注射，3个月至12岁：每次15.0mg/kg，每12小时1次，每天最大1.0g

	《实用新生儿学》	其他文献
专著文献	无新生儿用药相关信息	常用剂量： 无新生儿剂量推荐；静脉或肌内给药，3个月至12岁：15.0mg/kg，每12小时1次，每次最高剂量为500.0mg 手术预防使用： 儿童和青少年，静脉给药，手术切口前60分钟给予15.0mg/kg，最大剂量为1.0g

【注意事项】

儿童使用厄他培南期间报道较多的是中性粒细胞下降，应用时注意监测血常规指标以及肝功能指标。不推荐用于儿科患者脑膜炎治疗。本药使用利多卡因作为稀释剂，对该成分不能耐受的应注意。厄他培南与丙戊酸合用会导致丙戊酸浓度降低，一般不推荐厄他培南与丙戊酸同时使用。

【药物代谢动力学数据】（一般为成人数据，如为新生儿数据均标出）

分布	脑脊液分布	代谢	排泄	半衰期	血浆蛋白结合率	乳汁排泄
3个月至12岁儿童中表观分布容积约为0.2L/kg	脑脊液穿透能力不强，不建议用于儿童脑膜炎	药物很少代谢，肾脏可能是提供厄他培南适度代谢的部位	主要通过肾脏清除，约80%的药物从尿中排出，其中约38%以原形排泄，37%以开环的代谢产物排泄，另有10%药物从粪便中排出	3个月至12岁：2.5小时；≥13岁：4小时	随血药浓度增加而降低，在药物血浆浓度低于100μg/ml时，血浆蛋白结合率约为95%，在血浆浓度为300.0μg/ml时，结合率约为85%	厄他培南能分泌到人的乳汁中，应慎重考虑或避免使用

【参考文献】

［1］SOLOMKIN JS，MAZUSKI JE，BRADLEY JS，et al. Diagnosis and management of complicated intra-abdominal infection in adults and children：guidelines by the Surgical Infection Society and the Infectious Diseases Society of America［J］. Clin Infect Dis，2010，50（2）：133−164.

［2］BRADLEY JS，BYINGTON CL，SHAH SS，et al. The management of community-acquired pneumonia in infants and children older than 3 months of age：clinical practice guidelines by the Pediatric Infectious Diseases Society and the Infectious Diseases Society of America［J］. Clin Infect Dis，2011，53（7）：e25−e76.

[3] STEVENS DL，BISNO AL，CHAMBERS HF，et al. Practice guidelines for the diagnosis and management of skin and soft tissue infections：2014 update by the Infectious Diseases Society of America [J]. Clin Infect Dis，2014，59（2）：e10–e52.

[4] BRATZLER DW，DELLINGER EP，OLSEN KM，et al. American Society of Health-System Pharmacists；Infectious Disease Society of America；Surgical Infection Society；Society for Healthcare Epidemiology of America. Clinical practice guidelines for antimicrobial prophylaxis in surgery [J]. Am J Health Syst Pharm，2013，70（3）：195–283.

[5] AKERS SM，KINNEY K，BUTCHER MI，et al. Clearance of Persistent Staphylococcus aureus Bacteremia in a Preterm Neonate With the Use of Combination Cefazolin and Ertapenem [J]. J Pediatr Pharmacol Ther，2020，25（6）：547–551.

[6] DEVRIM F，SERDAROĞLU E，ÇAĞLAR İ，et al. The Emerging Resistance in Nosocomial Urinary Tract Infections：From the Pediatrics Perspective [J]. Mediterr J Hematol Infect Dis，2018，10（1）：e20180551.

阿米卡星
（Amikacin）

【适应证】

氨基糖苷类抗生素，用于铜绿假单胞菌、大肠埃希菌、肺炎克雷伯菌等敏感革兰阴性杆菌与敏感的葡萄球菌所致的严重感染，如脓毒血症、烧伤感染、呼吸道感染、中枢神经系统感染、骨关节感染、腹腔感染、复杂性尿路感染、皮肤及软组织感染。

【用法用量】

	中国	美国	英国
说明书	未特别标注新生儿用法 小儿，肌内注射或静脉给药。首剂按体重每次10.0mg/kg，然后每次7.5mg/kg，每12小时1次，或每24小时15.0mg/kg	新生儿：负荷剂量每次10.0mg/kg，然后每次7.5mg/kg，每12小时1次。疗程7～10天，每日最大剂量为15.0mg/kg	新生儿：负荷剂量每次10.0mg/kg，然后每次7.5mg/kg，每12小时1次 早产儿：每次7.5mg/kg，每12小时1次。疗程7～10天，每日总量不应超过15.0～20.0mg/kg

	中国	英国
处方集	无新生儿用药相关信息 （1）严重革兰阴性菌感染，缓慢静脉注射（>3～5分钟）。1个月至18岁儿童，每次7.5mg/kg，每12小时1次；严重感染剂量可增加至每次7.5mg/kg，每8小时1次；最大剂量为500.0mg，每8小时1次，疗程最长10日（最大累计剂量为15.0g） （2）每日1次用药（静脉滴注或静脉注射），不适用于心内膜炎或脑膜炎。1个月至18岁儿童，初始剂量每次15.0mg/kg，然后依据血药浓度调整剂量	新生儿败血症（延长给药间隔方案）：每24小时15.0mg/kg，缓慢静脉注射（>5分钟）或静脉输注 新生儿败血症（每日多次给药方案）：负荷剂量每次10.0mg/kg，然后每次7.5mg/kg，每12小时1次，缓慢静脉注射（>5分钟）

	《实用新生儿学》	其他文献
专著文献	每次7.5mg/kg 胎龄≤29周，日龄0～7天，每24小时1次；日龄＞7天，每18小时1次 胎龄30～36周，日龄0～7天，每18小时1次；日龄＞7天，每12小时1次 胎龄37～44周，日龄0～7天，每12小时1次；日龄＞7天，每8小时1次	胎龄≤29周，日龄0～7天，每次14mg/kg，每48小时1次；日龄 8～28天，每次12mg/kg，每36小时1次；日龄＞29天，每次12mg/kg，每24小时1次 胎龄30～34周，日龄0～7天，每次12mg/kg，每36小时1次；日龄≥8天，每次12mg/kg，每24小时1次 胎龄≥35周，每次12mg/kg，每24小时1次

【注意事项】

氨基糖苷类抗生素有潜在的神经毒性、耳毒性和肾毒性。患儿如有肾功能不全、脱水现象或同时使用其他耳、肾毒性药物，则发生药物毒性反应的可能性增加。注意该类药物引起的耳毒性常是不可逆的。用药时应补充足够的水分，以减轻肾小管损害。

【药物代谢动力学数据】（一般为成人数据，如为新生儿数据均标出）

分布	脑脊液分布	代谢	排泄	半衰期	血浆蛋白结合率	乳汁排泄
主要分布于细胞外液，骨骼、心脏、胆囊、肺组织中可达到治疗浓度；尿液、胆汁、痰液、支气管分泌物、间质液、胸膜和关节液中浓度较高	正常时，婴儿脑脊液中浓度是血药浓度的10%～20%，炎症时约为血药浓度的50%	体内不代谢	94%～98%给药剂量于给药后24小时以原形经尿液排泄，主要通过肾小球滤过清除	新生儿： 1～3天低出生体重儿：7～9小时 ＞7天足月儿：4～5小时	0～11%（成人数据）	阿米卡星是否从乳汁排泄尚不可知，使用时需谨慎

【参考文献】

[1] SMITS A，KULO A，VAN DEN ANKER J，et al. The amikacin research program：a stepwise approach to validate dosing regimens in neonates [J]. Expert Opin Drug Metab Toxicol，2017，13（2）：157–166.

[2] RIVERA-CHAPARRO ND，COHEN-WOLKOWIEZ M，GREENBERG RG. Dosing antibiotics in neonates：review of the pharmacokinetic data [J]. Future Microbiol，2017，12：1001–1016.

[3] SMITS A，DE COCK RF，ALLEGAERT K，et al. Prospective evaluation of a model-based dosing regimen for amikacin in preterm and term neonates in clinical practice [J]. Antimicrob Agents Chemother，2015，59（10）：6344–6351.

[4] BRADLEY JS，NELSON JD，BARNETT E，et al. Nelson's Pediatric Antimicrobial Therapy [M]. 22nd ed. American Academy of Pediatrics，2016.

[5] HUGHES KM，JOHNSON PN，ANDERSON MP，et al. Comparison of amikacin pharmacokinetics in neonates following implementation of a new dosage protocol [J]. J Pediatr Pharmacol Ther，2017，22（1）：33–40.

庆大霉素
（Gentamicin）

【适应证】

氨基糖苷类抗菌药物，用于铜绿假单胞菌、大肠埃希菌、肺炎克雷伯菌等敏感革兰阴性杆菌与敏感的葡萄球菌所致的严重感染，如新生儿败血症、中枢神经系统感染、尿路感染、感染性心内膜炎、呼吸道感染、胃肠道感染（包括腹膜炎）、皮肤、骨和软组织感染（包括烧伤）、复杂性尿路感染等。

【用法用量】

	中国	美国	英国
说明书	未特别标注新生儿用法 小儿肌内注射或稀释后静脉滴注：每次2.5mg/kg，每12小时1次；或每次1.7mg/kg，每8小时1次，疗程为7～14天。期间应监测血药浓度，尤其是新生儿或婴儿	新生儿和婴幼儿：每日总量7.5mg/kg，2.5mg/kg每8小时1次，肌内注射或静脉给药 早产儿或1周内的足月儿：每日总量5.0mg/kg，每12小时1次，肌内注射或静脉给药。疗程7～10天，难治性和复杂感染可能需要延长疗程，但超过10天毒性反应的可能会增加，应用时需监测肾功、听觉、前庭功能	新生儿：每日4.0～7.0mg/kg，由于半衰期延长，每日剂量1次给药

	中国	英国
处方集	无新生儿用药相关信息	新生儿败血症：日龄0～7天，每次5.0mg/kg，每36小时1次；日龄7～28天，每次5.0mg/kg，每24小时1次 细菌性脑室炎和中枢神经系统感染（补充全身治疗）（在专家建议下给药）：鞘内注射或脑室内给药，新生儿需结合当地的习惯用法而定（儿童用法为：每日1.0mg，如需要可增加到每日5.0mg，但需要征求专家的意见）

	《实用新生儿学》	其他文献
专著文献	静脉滴注给药，每次2.5mg/kg： 胎龄≤29周，日龄0～7天，每24小时1次；日龄＞7天，每18小时1次 胎龄30～36周，日龄0～7天，每18小时1次；日龄＞7天，每12小时1次 胎龄37～44周，日龄0～7天，每12小时1次；日龄＞7天，每8小时1次	细菌性脑膜炎： 日龄＞7天，每日7.5mg/kg，每8小时1次 日龄≤7天，每日5.0mg/kg，每12小时1次；若胃肠外给药无效，每日1.0～2.0mg鞘内给药

【注意事项】

氨基糖苷类抗生素有潜在的神经毒性、耳毒性和肾毒性。患儿如有肾功能不全、脱水或同时使用其他耳肾毒性药物，则发生药物毒性反应的可能性增加。注意该类药物引起的耳毒性常是不可逆的。用药时应补充足够的水分，以减轻肾小管损害。用药期间应尽可能监测血药浓度，尤其新生儿或婴儿。

【药物代谢动力学数据】（一般为成人数据，如为新生儿数据均标出）

分布	脑脊液分布	代谢	排泄	半衰期	血浆蛋白结合率	乳汁排泄
主要分布于细胞外液，如血液、关节、胸膜液、滑膜液和腹膜液，新生儿水分占比高于成人，表观分布容积高于成人，约为0.50～0.71L/kg	正常时不易透过脑脊液，炎症时脑脊液浓度24小时内仍可超过最低抑菌浓度	体内不代谢	给药后24小时内大约70%以原形通过肾小球滤过从体内清除 新生儿的肾脏清除率0.047±0.015L/（h·kg）	新生儿：出生后＞1周： 胎龄＜28周，10.2小时 胎龄29～32周，6.5小时 胎龄33～36周，5.9小时 胎龄≥37周，5小时 出生后≤1周： 胎龄＜28周，11.2小时 胎龄29～32周，10.8小时 胎龄33～36周，8.7小时 胎龄≥37周，7.6小时	0～30%	庆大霉素可在乳汁中分泌，但喂养儿童血清中可检出浓度低，用药期间应考虑暂停母乳喂养或者停用本品。美国儿科学会和世界卫生组织均认为哺乳期可用

【参考文献】

［1］AMERICAN ACADEMY OF PEDIATRICS（AAP）. In：Kimberlin DW，Brady MT，Jackson MA，Long SA，eds. Red Book：2018 Report of the Committee on Infectious Diseases［M］. 31st ed. Itasca，IL：American Academy of Pediatrics，2018.

［2］BRADLEY JS AND NELSON JD，EDS. Nelson's Pediatric Antimicrobial Therapy［M］. 25th ed. Itasca，IL：American Academy of Pediatrics，2019.

［3］EL-CHAAR GM，SUPASWUD-FRANKS T，VENUGOPALAN L，et al. Extended-interval gentamicin administration in neonates：a simplified approach［J］. J Perinatol，2016，36（8）：660-665.

［4］DERSCH-MILLS D，AKIERMAN A，ALSHAIKH B，et al. Performance of a dosage individualization table for extended interval gentamicin in neonates beyond the first week of life［J］. J Matern Fetal Neonatal Med，2016，29（9）：1451−1456.

［5］DERSCH-MILLS D，AKIERMAN A，ALSHAIKH B，et al. Validation of a dosage individualization table for extended-interval gentamicin in neonates［J］. Ann Pharmacother，2012，46（7−8）：935−942.

［6］SULLINS AK，ABDEL-RAHMAN SM. Pharmacokinetics of antibacterial agents in the CSF of children and adolescents［J］. Paediatr Drugs，2013，15（2）：93−117.

奈替米星
（Netilmicin）

【适应证】

氨基糖苷类抗菌药物，适用于敏感细菌所引起的包括婴儿、儿童等各年龄患者在内的严重或危及生命的细菌感染性疾病的短期治疗。这些感染性疾病包括：复杂性尿路感染、败血症、皮肤软组织感染、腹腔内感染（包括腹膜炎和腹内脓肿）、下呼吸道感染。

【用法用量】

	中国	美国	英国
说明书	儿童使用本品时，应分析利弊。不推荐新生儿、早产儿使用本品，如需使用，应减少用量或延长给药间隔 对于新生儿（出生6周以内的婴儿）： 每日用药总量为4.0～6.0mg/kg，每12小时1次，每次用量为2.0～3.0mg/kg 对于婴儿（出生6周以上）至12岁的儿童： 每日用药总量为5.5～8.0mg/kg。可以每8小时1次，每次用量1.8～2.7mg/kg，也可以每12小时1次，每次用量2.7～4.0mg/kg	无新生儿用药相关信息	无新生儿用药相关信息

	中国	英国
处方集	无新生儿用药相关信息	无新生儿用药相关信息

	《实用新生儿学》	其他文献
专著文献	无新生儿用药相关信息	败血症（需联合具有协同作用的药物）： 胎龄≤29周：每次5.0mg/kg，每48小时给药1次 胎龄30～34周：每次4.5mg/kg，每36小时给药1次 胎龄≥35周：每次4.0mg/kg，每24小时给药1次

【注意事项】

为避免或减少耳、肾毒性反应的发生，治疗期间应定期进行尿常规、血尿素氮、血肌酐等检查，并应密切观察前庭功能及听力改变。有条件者应进行血药浓度监测，调整剂量使血药峰浓度在16mg/L以下，且不宜持续较长时间（如2～3小时以上），谷浓度避免超过4mg/L，疗程一般不宜超过14日。单纯性尿路感染、上呼吸道感染等治疗中本药非首选药，腹腔感染时，宜加用甲硝唑等抗厌氧菌药物。

【药物代谢动力学数据】（一般为成人数据，如为新生儿数据均标出）

分布	脑脊液分布	代谢	排泄	半衰期	血浆蛋白结合率	乳汁排泄
广泛分布于组织和体液中，主要分布于细胞外液，胃肠外给药，药物可在血清、组织和唾液、心包、腹膜液、滑膜、胸膜中检出	脑脊液中浓度较低，脑膜炎时浓度约为血浆浓度的25%	没有关于奈替米星在代谢中发生转化的证据	主要通过肾小球滤过作用排泄	成人数据：半衰期为2.0～2.5小时，并且不依赖于给药途径，在给药量增加后，半衰期也相应延长 小儿数据：体重1.5～2.0kg新生儿约为8小时，3～4kg新生儿约为4.5小时。6周以上幼儿和儿童为1.5～2.0小时 有文献报道，半衰期随着胎龄或体重的降低而增加。亦有文献报道，成人半衰期为1.5～5.4小时；新生儿不同体重，半衰期差异较大，为3.4～18.2小时	与蛋白结合率低，为0～30%	研究发现少量药物在乳汁中排泄。婴幼儿用药风险不能排除

【参考文献】

［1］Sherwin CM，Broadbent RS，Medlicott NJ，et al. Individualising netilmicin dosing in neonates［J］. Eur J Clin Pharmacol，2008，64（12）：1201–1208.

［2］PACIFICI GM. Clinical Pharmacokinetics of Penicillins，Cephalosporins and Aminoglycosides in the Neonate：A Review［J］. Pharmaceuticals（Basel），2010，3（8）：2568–2591.

［3］PACIFICI GM. Clinical pharmacokinetics of aminoglycosides in the neonate：a review［J］. European Journal of Clinical Pharmacology，2009，65（4）：419–427.

［4］BACOPOULOU F，SKOUROLIAKOU M，MARKANTONIS SL. Netilmicin in the neonate：pharmacokinetic analysis and influence of parenteral nutrition［J］. Pharmacy World & ence，2009，31（3）：365–368.

［5］Amin SE，Hossain MA，Akhtaruzzaman M，et al. Antimicrobial Sensitivity Pattern in Neonatal Sepsis in Neonatal Intensive Care Unit of Mymensingh Medical College Hospital［J］. Mymensingh Med J，2020，29（4）：784–792.

［6］YOUNG TE，MANGUM B. Antibiotics，Netilmicin. In：Neofax. A manual of drugs used in neonatal care［M］. 19th ed. Raleigh，NC，USA：Acorn Publishing，2006：52–53.

多西环素
（Doxycycline）

【适应证】

四环素类抗菌药物，用于8岁以上儿童中由立克次体、肺炎支原体、回归热螺旋体等微生物以及李斯特菌、布鲁菌、鼠疫巴斯德菌等革兰阳性和阴性菌引起的感染。

【用法用量】

	中国	美国	英国
说明书	8岁以上儿童：体重45kg或45kg以下儿童：首日，给药4.4mg/kg，1次或2次静脉滴注；以后根据感染的程度每日给药2.2～4.4mg/kg。8岁以下儿童避免使用该药体重超过45kg的儿童用量同成人	对所有体重小于45kg的儿童，在严重或危及生命的感染时（如炭疽、落基山斑疹热），建议剂量是每次2.2mg/kg，每12小时1次	不建议8岁以下儿童使用。在其他药物均治疗无效时，方可权衡利弊使用：急性感染时剂量如下：8～12岁：体重≤45kg，负荷剂量4.4mg/kg，1次使用或分为2次使用；维持剂量2.2mg/kg，1次使用或分为2次使用，当严重感染时，剂量可增加到4.4mg/kg。体重＞45kg，参考成人剂量使用

	中国	英国
处方集	无新生儿用药相关信息 8岁以上儿童，第1日2mg/kg，每12小时1次；继续以2mg/kg，每日1次（最大剂量100mg），严重感染每日2次，1日最大剂量200mg	无新生儿用药信息 炭疽治疗或暴露后预防（1个月至11岁）：每次2.5mg/kg，每日2次（最大单次剂量100mg，每日2次）

	《实用新生儿学》	其他文献
专著文献	无新生儿用药相关信息	无新生儿用药相关信息，以下为儿童用法： 炭疽病（1个月及以上儿童） 炭疽病暴露后预防：对青霉素耐药菌株或在敏感性试验之前，体重＜45kg：每日口服4.4mg/kg，每12小时1次（剂量不超过100mg）；体重＞45kg：口服100mg，每12小时1次。服用60天 皮肤性炭疽不伴全身性感染： 对于所有菌株，无论青霉素是否敏感。体重＜45kg：每日口服4.4mg/kg，每12小时1次（剂量不超过100mg）；体重＞45kg：口服100mg，每12小时1次。对于普通感染，通常治疗时间为7～10天；在暴露于生物武器的情况下，需要给予总疗程达60天的额外治疗（如对吸入孢子的预防） 全身性感染（除外脑膜炎）： 体重＜45kg：静脉注射负荷剂量为4.4mg/kg（不超过200mg），之后每次2.2mg/kg，12小时给药1次；体重＞45kg：负荷剂量为200mg，之后每次100mg，12小时给药1次。治疗时间持续14天或更长，直到满足临床稳定性标准。如采取预防措施需要60天的额外治疗

【注意事项】

婴儿期及8岁以前儿童使用该药会造成永久性牙齿变色，使用该药时发现幼儿腓骨生长率降低，停药后可恢复。在使用时应注意避光，并定期监测肝肾功能。

【药物代谢动力学数据】（一般为成人数据，如为新生儿数据均标出）

分布	脑脊液分布	代谢	排泄	半衰期	血浆蛋白结合率	乳汁排泄
有较高的脂溶性，组织穿透力较强，广泛分布于如腹水、肠组织、眼等部位。2岁以上儿童的表观分布容积是0.9～1.8L/kg，2岁以下儿童的表观分布容积是1.4～1.9L/kg	尚无有效数据	在肝和胃肠道代谢，具体代谢机制尚不清楚	通过尿和胆汁以高浓度的原形药物和代谢物的形式排出体外。2～8岁和8～18岁儿童的清除并无太明显的差异	成人半衰期为18～22小时，2岁以上儿童的半衰期为11～18小时，2岁以下儿童的半衰期为12.6～26.5小时，中位数是17.7小时	80%～93%	用药期间不建议哺乳，如需哺乳，至少在停药5天后

【参考文献】

［1］BRADLEY JS，PEACOCK G，KRUG SE，et al．Pediatric anthrax clinical management［J］．Pediatrics，2014，133（5）：1411-1436.

［2］CECCARELLI G，ROSSONI R，ROMITA F，et al．Pharmacokinetic study of doxycycline in children［J］．Chemotherapy，1971，16：1-10.

［3］THOMPSON EJ，WU H，MELLONI C，et al．Population Pharmacokinetics of Doxycycline in Children［J］．Antimicrob Agents Chemother，2019，63（12）：e01508-e01519.

替加环素
（Tigecycline）

【适应证】

四环素类抗菌药物，用于8岁以上儿童发生的其他抗生素无效的复杂性腹腔内感染、复杂性皮肤和皮肤软组织感染。

【用法用量】

	中国	美国	英国
说明书	因潜在的风险，不推荐8岁以下儿童用药	无新生儿用药相关信息 8～11岁：每次1.2mg/kg，每12小时1次，最大单次剂量50mg	不推荐用于8岁以下儿童 8～12岁以下儿童：每12小时1次，静脉给予1.2mg/kg，最大剂量50mg，持续5～14天

	中国	英国
处方集	无新生儿用药相关信息	复杂性皮肤和软组织感染、腹腔感染（其他抗生素无效时）：8～11岁儿童：每12小时静脉输注1.2mg/kg，最大单次剂量50mg，持续5～14天

	《实用新生儿学》	其他文献
专著文献	无新生儿用药相关信息	以下为混合年龄段儿童的用法，非单纯新生儿用法： 治疗呼吸机相关肺炎： 8个月至6岁儿童，负荷剂量1.5mg/kg，之后维持剂量为1.0mg/kg，每12小时给药1次 严重感染： 儿童：替加环素的负荷剂量为1.5～2.0mg/kg，之后维持剂量为1.0mg/kg，每12小时给药1次 碳青霉烯耐药的肺炎克雷伯菌引起的腹膜炎，菌血症，肺炎和败血症： 所有儿童患者均按剂量1.0mg/kg服用，每12小时给药1次 1～4个月婴儿，给予1.0mg/kg的负荷剂量，0.5mg/kg的维持剂量，应用疗程范围为4～31天，可以得到一定的疗效且未观察到不耐受状况 个别感染多重耐药鲍曼不动杆菌的早产儿脑室内给药的报道，剂量为每日3.0mg

【注意事项】

仅限于已知和怀疑不宜使用其他抗菌药物治疗的情况。8岁以上儿童的不良反应特征与成人呈一致性，最常见的不良反应是恶心、呕吐。四环素类抗生素的不良反应如光敏感、胰腺炎、胆汁淤积和黄疸、永久性牙齿变色等，替加环素都有可能发生。注射用替加环素的配方含有麦芽糖，可导致无法识别的低血糖症或不适当的胰岛素给药。婴儿期和8岁以下的儿童使用替加环素可能会导致可逆的骨生长抑制。

【药物代谢动力学数据】（一般为成人数据，如为新生儿数据均标出）

分布	脑脊液分布	代谢	排泄	半衰期	血浆蛋白结合率	乳汁排泄
该药能很好地分布进组织中。单次给药100mg 4小时后，胆囊（38倍）、肺（3.7倍）、结肠（2.3倍）可达2倍以上血液浓度，关节液（0.6倍）、骨（0.4倍）中浓度较低	目前尚无相关数据	尚不清楚。在尿和粪便中能找到代谢物。在排泄之前，药物约代谢20%，中度肝脏损伤排泄减少25%，严重损伤减少55%	59%经胆道、粪便排泄，33%经尿液排泄	27.1～42.4小时	71%～89%	目前尚无该药是否在乳汁中排泄的数据，动物实验显示乳汁中可检测到药物

【参考文献】

［1］贾雪冬，尹钊，杨彦涛，等. 30例危重症感染儿童使用替加环素的回顾性分析［J］. 中国医院药学杂志，2018，38（9）：997–1000.

［2］LIN S，ZHANG C，YE S. Preliminary experience of tigecycline treatment for infection in children with hematologic malignancies［J］. Int J Clin Pharm，2018，40（5）：1030–1036.

［3］YE S，ZHANG C，LIN S. Preliminary experience with tigecycline treatment for severe infection in children［J］. Eur J Pediatr，2018，177（10）：1489–1496.

［4］ZHU ZY，YANG JF，NI YH，et al. Retrospective analysis of tigecycline shows that it may be an option for children with severe infections［J］. Acta Paediatr，2016，105（10）：e480–e484.

［5］HURTADO IC，TRUJILLO M，RESTREPO A，et al. Experience with tigecycline compassionate use in pediatric patients infected with carbapenem resistant Klebsiella pneumoniae［J］. Rev Chilena Infectol，2012，29（3）：317–321.

［6］Pratheep R，Ray S，Mukhopadhyay K，et al. First Case Report of Intraventricular Tigecycline in a Neonate With Extensively Drug-resistant Acinetobacter baumannii Ventriculitis［J］. Pediatr Infect Dis J，2019，38（8）：e172–e174.

红霉素

（Erythromycin）

【适应证】

大环内酯类抗菌药物，治疗衣原体、肺炎支原体和解脲脲原体引起的感染，防治百日咳杆菌感染。对青霉素严重过敏而不能耐受青霉素时，可替代青霉素。作为胃肠动力药治疗喂养不耐受。

【用法用量】

	中国	美国	英国
说明书	未特别标注新生儿剂量。静脉给药，小儿按体重每日20.0～30.0mg/kg，分2～3次；口服给药，小儿按体重每日30.0～50.0mg/kg，分3～4次服用	新生儿： 沙眼衣原体引起的结膜炎：口服红霉素混悬液，每次12.5mg/kg，每6小时给药1次，疗程至少2周 沙眼衣原体引起的肺炎：口服红霉素混悬液，每次12.5mg/kg，每6小时给药1次，疗程至少3周 儿童百日咳：每日40.0～50.0mg/kg，均分为数次，连用5～14天	新生儿：每日总量10.0～15.0mg/kg，每8小时给药1次

	中国	英国
处方集	未特别标注新生儿剂量 儿童常规剂量，口服：每日20.0～40.0mg/kg，分3～4次；静脉滴注：每日20.0～30.0mg/kg，分2次。（滴注速度宜缓，静脉滴注药液浓度以1%～5%为宜）	用于青霉素过敏患者的易感感染［如呼吸道感染（包括军团菌感染）、皮肤和口腔感染、弯曲杆菌肠炎］、衣原体眼炎以及预防和治疗百日咳：12.5mg/kg（口服），10.0～12.5mg/kg（静脉），每6小时给药1次 胃肠功能不耐受：口服或静脉：3mg/kg，每6小时给药1次

	《实用新生儿学》	其他文献
专著文献	口服给药，每次10.0mg/kg，每6～8小时给药1次 静脉给药，每次5.0～10.0mg/kg，日龄≤7天，每12小时给药1次；日龄＞7天，每8小时给药1次	每次10.0mg/kg，口服或静脉，给药频次如下： 体重＜1kg，日龄≤14天，每12小时1次；日龄15～28天，每8小时1次 体重＞1kg，日龄≤7天，每12小时1次；日龄8～28天，每8小时1次 衣原体结膜炎：日剂量为50.0mg/kg，每6小时1次，连续14天，临床治愈率最高 促胃肠动力（早产儿喂养不耐受）：每次口服5.0mg/kg，每6小时1次

【注意事项】

胃肠不良反应比较多见，可能引起心律失常、肝脏转氨酶升高等不良反应。小儿用药易引起肥厚性幽门狭窄。红霉素和地高辛同时服用可导致地高辛血清水平升高。红霉素可降低咪达唑仑的清除率，从而可能增加其药理作用。使用红霉素时应该考虑减少西地那非的剂量。

【药物代谢动力学数据】（一般为成人数据，如为新生儿数据均标出）

分布	脑脊液分布	代谢	排泄	半衰期	血浆蛋白结合率	乳汁排泄
广泛分布在除脑脊液和脑组织外的体液和组织中。在肝、胆汁和脾中浓度高，在肾、肺中的浓度高于血药浓度，在胆汁中浓度可达血药浓度的10～40倍，在皮下组织、痰和支气管分泌物中浓度也较高，痰中浓度与血药浓度相仿，在胸腔积液、腹水及脓液中浓度可达有效水平	不易透过血脑屏障，炎症时，脑脊液中浓度约为血药浓度的10%	主要在肝脏内代谢，与CYP3A4酶系有关	主要随胆汁经粪便排泄，存在肠肝循环，少量随尿液排出	成人：1.4～2.0小时。儿童口服给药半衰期为1.6小时 早产儿每日给予25mg/kg剂量血药浓度达稳态时半衰期为2.1±0.2小时（出生体重≤1500g，日龄≤15天）	70%～90%	少量可排入乳汁，但是否有害尚不明确

【参考文献】

[1] ZIKIC A，SCHUNEMANN H，WI T，et al. Treatment of Neonatal Chlamydial Conjunctivitis：A Systematic Review and Meta-analysis [J]. J Pediatric Infect Dis Soc，2018，7（3）：e107–e115.

[2] CHICELLA MF，BATRES LA，HEESTERS MS，et al. Prokinetic drug therapy in Children：A Review of Current Options [J]. Ann Pharmacother，2005，39（4）：706–711.

[3] OEI J，LUI K. A Placebo-Controlled Trial of Low-Dose Erythromycin to Promote Feed Tolerance in Preterm Infants [J]. Acta Paediatr，2001，90（8）：904–908.

[4] NG YY，SU PH，CHEN JY，et al. Efficacy of Intermediate-Dose Oral Erythromycin on Very Low Birth Weight Infants with Feeding Intolerance [J]. Pediatr Neonatol，2012，53（1）：34–40.

[5] PATOLE S，RAO S，DOHERTY D. Erythromycin as a prokinetic agent in preterm neonates：a systematic review [J]. Arch Dis Child Fetal Neonatal Ed，2005，90（4）：F301–F306.

[6] WORKOWSKI KA，BOLAN GA. Sexually transmitted diseases treatment guidelines，2015 [J]. MMWR Recomm Rep，2015，64（RR-03）：1–137.

[7] KRASNIQI S，MATZNELLER P，KINZIG M，et al. Blood，tissue，and intracellular concentrations of erythromycin and its metabolite anhydroerythromycin during and after therapy [J]. Antimicrob Agents Chemother，2012，56（2）：1059–1064.

[8] KAVI J，WEBBERLEY JM，ANDREWS JM，et al. A comparison of the pharmacokinetics and tissue penetration of spiramycin and erythromycin [J]. J Antimicrob Chemother，1988，22 Suppl B：105–110.

[9] SUN H，FRASSETTO LA，HUANG Y，et al. Hepatic clearance，but not gut availability，of erythromycin is altered in patients with end-stage renal disease [J]. Clin Pharmacol Ther，2010，87（4）：465–472.

[10] FOHNER AE，SPARREBOOM A，ALTMAN RB，et al. PharmGKB summary：Macrolide antibiotic pathway，

pharmacokinetics/pharmacodynamics [J]. Pharmacogenet Genomics, 2017, 27 (4): 164–167.

[11] WAITES KB, SIMS PJ, CROUSE DT, et al. Serum concentrations of erythromycin after intravenous infusion in preterm neonates treated for Ureaplasma urealyticum infection [J]. Pediatr Infect Dis J, 1994, 13 (4): 287–293.

螺旋霉素
（Spiramycin）

【适应证】

大环内酯类抗菌药物，对革兰阳性菌、部分革兰阴性菌、立克次体等有良好的抗菌作用，可用于治疗敏感菌引起的呼吸道感染、泌尿系统感染、骨髓炎以及弓形虫、隐孢子虫病等寄生虫感染。

【用法用量】

	中国	美国	英国
说明书	未特别标注新生儿用法 小儿用量：每日按体重20.0～30.0mg/kg，分4次服用	无新生儿用药相关信息	无新生儿用药相关信息

	中国	英国
处方集	无新生儿用药相关信息	预防先天性弓形虫病： 口服，每次50.0mg/kg，每日2次

	《实用新生儿学》	其他文献
专著文献	每日20.0～30.0mg/kg，分两次口服	与乙胺嘧啶联合应用治疗先天性弓形虫病，每日100.0mg/kg，分2～4次服，4～6周为1个疗程

【注意事项】

使用后可出现恶心、呕吐、食欲减退。严重肝功能不全患者慎用本品。若用药过程中发生过敏，应马上停药。肝肾功能不全者慎用。

【药物代谢动力学数据】（一般为成人数据，如为新生儿数据均标出）

分布	脑脊液分布	代谢	排泄	半衰期	血浆蛋白结合率	乳汁排泄
体内分布广泛，在胆汁、尿液、脓液、支气管分泌物、肺组织中的浓度一般较血浓度高	不能透过血脑屏障	无相关数据	主要经粪便排泄，12小时经尿排泄量为给药量的5%～15%，其中大部分为代谢产物，胆汁中浓度可达血浓度的15～40倍	平均血消除半衰期为4～8小时。多次给药后体内有蓄积作用	有文献报道为18%	乳汁中可检测到药物，乳母禁用

【参考文献】

［1］刘俐，罗玲英. 先天性弓形虫感染［J］. 中国临床医生，2008，36（6）：15-16.
［2］张宝林，王宝琼. 新生儿TORCH感染的中西医结合治疗［J］. 世界临床药物，2005，26（6）：333-339.

阿奇霉素
（Azithromycin）

【适应证】

大环内酯类抗菌药物，用于治疗敏感的支原体、衣原体、淋病奈瑟球菌等引起的呼吸道感染、皮肤和软组织感染、中耳炎等感染。

【用法用量】

	中国	美国	英国
说明书	无新生儿用药相关信息，大多标注为小儿用量 呼吸道感染、皮肤和软组织感染（游走性红斑除外）：每日1次，剂量为10mg/kg，疗程3天以上，新生儿谨慎用药 治疗中耳炎、肺炎：第1天，按体重10mg/kg服药，第2～5天，每日按体重5mg/kg顿服 治疗小儿咽炎、扁桃体炎：每日按体重12mg/kg顿服，连用5天 静脉给药：在16岁以下儿童和青少年中应用的有效性和安全性尚未证实	无新生儿用药相关信息 ≥6个月儿童：每次10mg/kg，每日1次，疗程根据病情而定	无新生儿用药相关信息 1～18岁儿童，每次10mg/kg，连用3天，或初始每次10mg/kg，随后每次5mg/kg，连用4天（共计5天）

	中国	英国
处方集	无新生儿用药相关信息 6个月以上儿童，中耳炎、呼吸道感染、皮肤和软组织感染：每日10mg/kg，每日1次，连用3天	无新生儿用药相关信息

	《实用新生儿学》	其他文献
专著文献	口服，每日10mg/kg，每日1次，连用5天 静脉给药，每日5mg/kg，每日1次，仅用于不能口服者	新生儿如发生敏感菌感染，需要使用本品时：静脉给药，每日10mg/kg 百日咳，治疗和暴露后预防：口服、静脉给药：10mg/kg，每日1次，连续5天 衣原体结膜炎或衣原体肺炎：口服：每次20mg/kg，每日1次，连续3天 支气管肺发育不良的预防：静脉注射阿奇霉素每日10mg/kg，持续1周。然后改为5mg/kg，连续5周 呼吸道解脲脲原体：静脉注射阿奇霉素20mg/kg，每日1次，连续3天

【注意事项】

不良反应大多短暂和轻微，胃肠道反应和皮疹常见。警惕大环内酯类抗生素有导致心律失常和尖端扭转型室性心动过速的风险。在新生儿中使用阿奇霉素之后（出生后42天内的治疗），有发生婴儿肥厚性幽门狭窄的报告。

【药物代谢动力学数据】（一般为成人数据，如为新生儿数据均标出）

分布	脑脊液分布	代谢	排泄	半衰期	血浆蛋白结合率	乳汁排泄
口服组织分布广，在各组织内浓度可达同期血药浓度的10～100倍，巨噬细胞及成纤维细胞内浓度高。肺、扁桃体和前列腺是本品分布特别高的器官。成人稳态表观分布容积约为31.1L/kg	脑脊液穿透能力弱，给予首剂500mg，随后250mg，连用4天，在无炎症时，脑脊液浓度<0.01μg/ml	基本不代谢，体内和体外的研究均未观察到代谢产物	口服给药：药物主要以原形经胆汁排泄。静脉多次给药（5次给药）后，约14%原形药物经尿液排出	成人半衰期为68小时。小于2岁儿童的药代动力学特性与2～5岁儿童的药代动力学是几乎相似的。儿童的平均半衰期为31.6小时（范围：25.4～48.1小时）	当血药浓度为0.02μg/ml时，血清蛋白结合率为51%；当血药浓度为2μg/ml时，血清蛋白结合率为7%	本品可少量经乳汁排出，哺乳期使用需谨慎

【参考文献】

［1］周鹏翔，周薇，王晓玲，等.《儿科阿奇霉素静脉使用的快速建议指南》解读［J］. 临床药物治疗杂志，2019，17（7）：39−45.

［2］American Academy of Pediatrics（AAP）. In：Pickering LK，Baker CJ，Kimberlin DW，Long SS，eds. Red Book：2012 Report of the Committee on Infectious Diseases［M］. 29th ed. Elk Grove Village，IL：American Academy of Pediatrics，2012.

［3］WORKOWSKI KA，BOLAN GA. Centers for Disease Control and Prevention. Sexually transmitted diseases treatment guidelines，2015［J］. MMWR Recomm Rep，2015，64（RR-03）：1−137.

［4］HAMMERSCHLAG MR，GELLING M，ROBLIN PM，et al. Treatment of neonatal chlamydial conjunctivitis with azithromycin［J］. Pediatr Infect Dis J，1998，17（11）：1049−1050.

[5] SMITH C, EGUNSOLA O, CHOONARA I, et al. Use and safety of azithromycin in neonates: a systematic review [J]. BMJ Open, 2015, 5 (12): e008194.

[6] VISCARDI RM, TERRIN ML, MAGDER LS, et al. Randomized trial of azithromycin to eradicate Urea plasma in preterm infants [J]. Arch Dis Child Fetal Neonatal Ed, 2020, 105 (6): 615–622.

[7] MCMULLAN BJ, MOSTAGHIM M. Prescribing azithromycin [J]. Aust Prescr, 2015, 38 (3): 87–89.

[8] SINGLAS E. Clinical pharmacokinetics of azithromycin [J]. Pathol Biol, 1995, 43 (6): 505–511.

[9] NAHATA MC, KORANYI KI, LUKE DR, et al. Pharmacokinetics of azithromycin in pediatric patients with acute otitis media [J]. Antimicrob Agents Chemother, 1995, 39 (8): 1875–1877.

克林霉素
（Clindamycin）

【适应证】

林可酰胺类抗生素，用于敏感革兰阳性菌和厌氧菌引起的呼吸道、皮肤和皮肤软组织、骨和关节、泌尿系统感染，扁桃体炎、化脓性中耳炎、鼻窦炎、口腔感染、败血症等的治疗。

【用法用量】

	中国	美国	英国
说明书	无新生儿用药相关信息 静脉给药：小儿，每日15.0～25.0mg/kg，6～8小时1次；严重感染：每日25.0～40.0mg/kg，6～8小时1次，或遵医嘱 口服给药：小儿，每日10.0～20.0mg/kg，分3～4次服用	新生儿：每日15.0～20.0mg/kg，分3～4次给药。早产儿适宜更小的剂量	无新生儿用药相关信息 ＞1个月婴幼儿：肌注或静脉给药，每日15.0～25.0mg/kg，分3～4次给药；严重感染时，每日25.0～40.0mg/kg，分3～4次给药。在严重感染的情况下，无论儿童体重如何，建议每日剂量不少于300.0mg

	中国	英国
处方集	日龄＜4周者禁用 口服：日龄≥4周小儿，每日8.0～16.0mg/kg，分3～4次 肌内注射或静脉滴注：日龄≥4周小儿，每日15～25.0mg/kg，分3～4次；严重感染，每日25.0～40.0mg/kg，分3～4次	葡萄球菌（含MRSA）厌氧菌引起的骨骼、软组织感染、腹膜炎以及青霉素过敏： 口服：日龄＜14天，每次3.0～6.0mg/kg，每日3次；日龄14～28天，每次3.0～6.0mg/kg，每日4次

	《实用新生儿学》	其他文献
专著文献	静脉滴注：每次5.0～7.5mg/kg，给药间隔如下： 孕周≤29周，日龄0～28天，每12小时给药1次；＞28天，每8小时给药1次 30～36周，日龄0～14天，每12小时给药1次；＞14天，每8小时给药1次 37～44周，日龄0～7天，每8小时给药1次；＞7天，每6小时给药1次	每次5.0mg/kg，肌注、静脉或口服给药，给药间隔如下： 体重＜1kg：日龄≤14天，每12小时1次；15～28天，每8小时1次 体重1～2kg：日龄≤7天，每12小时1次；8～28天，每8小时1次 体重＞2kg：日龄≤7天，每8小时1次；8～28天，每6小时1次

【注意事项】

本药不能应用于治疗脑膜炎。使用时应监测肝肾功能、血细胞计数。应用本品治疗可能出现轻度至威胁生命的艰难梭菌相关性腹泻。快速滴注可引起血压下降、心电图变化以及神经肌肉阻断作用。部分品种含苯甲醇，早产儿慎用。

【药物代谢动力学数据】（一般为成人数据，如为新生儿数据均标出）

分布	脑脊液分布	代谢	排泄	半衰期	血浆蛋白结合率	乳汁排泄
广泛分布于体液和组织中，包括骨。胆汁中浓度高。新生儿矫正胎龄≤28周，平均表观分布容积为1.2L/kg（0.87～2.26L/kg）；胎龄28～32周早产儿，平均表观分布容积为1.3L/kg（0.74～1.88L/kg）；胎龄32～40周，平均表观分布容积为1.03L/kg（0.70～2.12L/kg）	不易进入脑脊液，炎症时也不易进入	肝脏代谢，主要经CYP3A4代谢，部分经CYP3A5	活性药物或代谢物约10%经尿排出，3.6%经粪便排出，其余的以非活性代谢物的形式排出。排泄缓慢，可能需要几天的时间	儿童：2.5小时 新生儿：胎龄≤28周，半衰期5.89小时（2.42～12.9小时）；胎龄28～32周，半衰期5.25小时（2.34～8.87小时）；胎龄32～40周，半衰期3.96小时（1.30～8.83小时）	呈浓度依赖性，循环中约90%以上药物与白蛋白结合，范围在60%～94%。大部分与血清中的α-1-酸糖蛋白结合	可分泌至乳汁中，哺乳期妇女使用需谨慎

【参考文献】

［1］Gizachew M，Tiruneh M，Moges F，et al．Newborn colonization and antibiotic susceptibility patterns of Streptococcus agalactiae at the University of Gondar Referral Hospital，Northwest Ethiopia［J］．BMC Pediatr，2018，18（1）：378.

［2］BOUAZZA N，PESTRE V，JULLIEN V，et al．Population pharmacokinetics of clindamycin orally and intravenously administered in patients with osteomyelitis［J］．Br J Clin Pharmacol，2012，74（6）：971-977.

［3］Greenberg RG，Wu H，Maharaj A，et al．A Pharmacoepidemiologic Study of the Safety and Effectiveness of Clindamycin in Infants［J］．Pediatr Infect Dis J，2020，39（3）：204-210.

［4］GONZALEZ D，DELMORE P，BLOOM BT，et al．Clindamycin pharmacokinetics and safety in preterm and term infants［J］．Antimicrob Agents Chemother，2016，60（5）：2888-2894.

万古霉素
（Vancomycin）

【适应证】

糖肽类抗菌药物，用于治疗耐甲氧西林葡萄球菌所致的严重感染，用于不能使用其他抗生素（包括青霉素、头孢菌素类药）或使用其他抗生素无效的葡萄球菌、肠球菌等敏感菌所致的感染。用于防治血液透析患者由葡萄球菌属所致的动、静脉分流感染。口服用于治疗因长期服用广谱抗生素引起的艰难梭菌所致假膜性结肠炎或葡萄球菌性肠炎。

【用法用量】

	中国	美国	英国
说明书	静脉滴注，新生儿每次给药10.0～15.0mg/kg，出生1周内的新生儿每12小时给药1次，出生1周至1个月的新生儿每8小时给药1次，每次静脉滴注在60分钟以上 口服，未特别区分新生儿，儿童，总剂量为40.0mg/kg，分3～4次，连服7～10天，每日总剂量不超过2.0g	新生儿，静脉给药，建议初始剂量为15.0mg/kg，随后1周内，每次10.0mg/kg，每12小时1次，第2～4周，每8小时1次。每次给药时间应至少为60分钟。在早产儿中，万古霉素清除率随着胎龄的降低而降低。因此，早产儿可能需要更长的给药间隔。建议这些患者密切监测血药浓度 口服给药，未特别区分新生儿，儿童总剂量为40.0mg/kg，分3～4次，连服7～10天，每日总剂量不超过2.0g	初始剂量基于体重，后续剂量应基于血药浓度及治疗效果，在后续剂量和给药间隔时应考虑肾功能的影响 艰难梭菌感染：口服，每次10.0mg/kg，每6小时1次，连用10天，最大日剂量不超过2.0g 感染性疾病：静脉给药 胎龄≤29周，每次15.0mg/kg，每24小时1次； 胎龄29～35周，每次15.0mg/kg，每12小时1次； 胎龄≥35周，每次15.0mg/kg，每8小时1次 细菌性心内膜炎围手术期预防（所有年龄组）：麻醉诱导前，15.0mg/kg，根据手术时间决定是否给予第2剂

	中国	英国
处方集	静脉滴注：新生儿： 胎龄＜29周，每次15.0mg/kg，每24小时1次 胎龄29～35周，每次15.0mg/kg，每12小时1次 胎龄＞35周，每次15.0mg/kg，每8小时1次均依据血药浓度调整剂量 口服：治疗由艰难梭菌引起的抗菌药物相关肠炎，1个月至5岁，每日20.0mg/kg，分4次服用，连服10～14日	艰难梭菌感染：新生儿，口服，每次10.0mg/kg，每6小时1次，连用10天，具体疗程需根据临床情况个体化 复杂性皮肤和软组织感染、脑膜炎等严重感染：静脉输注，新生儿矫正胎龄≤29周，每次15.0mg/kg，每24小时1次 胎龄29～35周，每次15.0mg/kg，每12小时1次 胎龄≥35周，每次15.0mg/kg，每8小时1次，需根据血药浓度、临床治疗效果等调整 细菌性心内膜炎的围手术期预防：静脉输注，新生儿，15.0mg/kg，在诱导麻醉之前给予，根据手术时间可给予第2剂 中枢神经系统感染，新生儿，脑室内给药，每24小时给予10.0mg

	《实用新生儿学》	其他文献
专著文献	一般感染：每次10.0mg/kg 脑膜炎：每次15.0mg/kg 给药频次： 胎龄≤29周，日龄0～14天，每24小时1次；日龄＞14天，每12小时1次 胎龄30～36周，日龄0～14天，每12小时1次；日龄＞14天，每8小时1次 胎龄37～44周，日龄0～7天，每12小时1次；日龄＞7天，每8小时1次 胎龄＞45周，每6小时1次	脑膜炎、脑室炎，静脉给药： 日龄≤7天且≥2kg，每日20.0～30.0mg/kg，每8～12小时给药 日龄＞7天且≥2kg，每日30.0～45.0mg/kg，每6～8小时给药 鞘内给药或脑室内给药（使用不含防腐剂的设施）：每日5.0mg

【注意事项】

用药时需监测血药浓度。快速推注或短时间内静脉滴注本药可使组胺释放出现红人综合征、低血压等不良反应，所以每次静脉滴注应在60分钟以上。

【药物代谢动力学数据】（一般为成人数据，如为新生儿数据均标出）

分布	脑脊液分布	代谢	排泄	半衰期	血浆蛋白结合率	乳汁排泄
体内广泛分布，胸腔积液、心包积液、腹水等都可达有效浓度，但胆汁中不能达有效浓度	儿童：可通过脑脊液，脑脊液浓度为0.2～17.3mg/L，非炎症时只能通过很低的浓度；脑膜炎时，脑脊液与血浆中药物浓度比为7.1%～68% 新生儿：20.0mg/kg，每18～24小时1次，脑脊液浓度为4.7±1.6μg/ml，血浆浓度为10.6±2.6μg/ml，脑脊液/血浆浓度比为0.45±0.17	基本不代谢，以原形从肾排出	主要是肾脏，成人24小时尿排泄率为80%～90%，随粪便排泄的比例<5%。儿童的清除率较成人高2～3倍	儿童2～3小时 婴幼儿3～4小时 新生儿6.7小时 早产儿5.9～9.8小时	血浆蛋白结合率约55%	在母乳中可检测到，是否继续哺乳需谨慎

【参考文献】

［1］万古霉素临床应用剂量专家组．万古霉素临床应用剂量中国专家共识［J］．中华传染病杂志，2012，30（11）：641-646.

［2］RADU L，BENGRY T，AKIERMAN A，et al．Evolution of empiric vancomycin dosing in a neonatal population［J］．J Perinatol，2018，38（12）：1702-1707.

[3] RYBAK MJ，LE J，LODISE TP，et al. Therapeutic monitoring of vancomycin for serious methicillin-resistant Staphylococcus aureus infections：A revised consensus guideline and review by the American Society of Health-System Pharmacists，the Infectious Diseases Society of America，the Pediatric Infectious Diseases Society，and the Society of Infectious Diseases Pharmacists [J]. Am J Health Syst Pharm，2020，77（11）：835–864.

[4] DE HOOG M，MOUTON JW，VAN DEN ANKER JN. Vancomycin：pharmacokinetics and administration regimens in neonates [J]. Clin Pharmacokinet，2004，43（7）：417–440.

[5] MULUBWA M，GRIESEL HA，MUGABO P，et al. Assessment of Vancomycin Pharmacokinetics and Dose Regimen Optimisation in Preterm Neonates [J]. Drugs R D，2020，20（2）：105–113.

[6] SOSNIN N，CURTIS N，CRANSWICK N，et al. Vancomycin is commonly under-dosed in critically ill children and neonates [J]. Br J Clin Pharmacol，2019，85（11）：2591–2598.

[7] PACIFICI GM，ALLEGAERT K. Clinical pharmacokinetics of vancomycin in the neonate：a review [J]. Clinics（Sao Paulo），2012，67（7）：831–837.

替考拉宁
（Teicoplanin）

【适应证】

糖肽类抗菌药物，用于治疗多种严重的革兰阳性菌感染，包括不能用青霉素类及头孢菌素类抗生素治疗或用上述抗生素治疗失败的严重葡萄球菌感染，或对其他抗生素耐药的葡萄球菌感染。已证明本药对下列感染有效：皮肤和软组织感染、尿路感染、呼吸道感染、骨和关节感染、败血症、心内膜炎及持续不卧床腹膜透析相关性腹膜炎。口服用于艰难梭菌感染相关的腹泻和结肠炎的替代治疗。

【用法用量】

	中国	美国	英国
说明书	新生儿和2个月以下婴儿：第1天剂量为16.0mg/kg，只用1剂，随后每日8.0mg/kg，每日1次，静脉滴注时间不少于30分钟	无新生儿用药相关信息	≤2个月婴儿和新生儿，第1天给予16.0mg/kg的负荷剂量，静脉输注，输注时间超过30分钟；维持剂量8.0mg/kg，静脉输注，每日1次，输注时间超过30分钟

	中国	英国
处方集	肌内、静脉注射或静脉滴注，静脉滴注时间超过30分钟 新生儿静脉滴注首剂16.0mg/kg，24小时后8.0mg/kg，每日1次 1个月至18岁，中度感染：前3剂每次10.0mg/kg（最大剂量400mg），每12小时1次，然后每次6.0mg/kg（最大剂量200mg），每日1次；重度感染和中性粒细胞减少者：前3剂负荷剂量每次10.0mg/kg（最大剂量400mg），每12小时1次，随后剂量为每次10.0mg/kg（最大剂量400mg），每日1次。负荷剂量的3剂后，随后的用药可肌内注射	革兰阳性细菌引起的严重感染：静脉输注，起始剂量16.0mg/kg，24小时后，每日给予8.0mg/kg

专著文献	《实用新生儿学》	其他文献
	无新生儿用药相关信息	早产儿：负荷量：15mg/kg，维持剂量，每日8.0mg/kg

【注意事项】

本药的抗菌谱窄，仅适用于耐药革兰阳性菌感染。本药与其他有肾毒性或耳毒性的药物合用或先后使用时应谨慎。用药期间应监测尿常规、肾功能，并检查听力。

【药物代谢动力学数据】（一般为成人数据，如为新生儿数据均标出）

分布	脑脊液分布	代谢	排泄	半衰期	血浆蛋白结合率	乳汁排泄
主要分布于肺、心脏、骨组织中，组织浓度/血药浓度比＞1；水疱液、滑液、腹水中比例为0.5～1.0。在胸腔积液和皮下脂肪组织中比例为0.2～0.5	很难通过脑膜	体内不被代谢	静脉给药时，80%原形药物经肾排泄，2.7%原形药物随粪便排泄。口服给药时，45%原形药物随粪便排泄，在血和尿中检测不到	新生儿为40小时，8岁儿童为58小时。成人半衰期国内标注为70～100小时，英国说明书标注为100～170小时	为87.6%～95%	有限的数据表明替考拉宁极少分泌入乳汁，应当充分权衡母体治疗和哺乳的价值。目前有1例婴儿安全应用的案例，但是否可以使用还需要更多数据支持

【参考文献】

［1］KONTOU A，SARAFIDIS K，BEGOU O，et al．Population Pharmacokinetics of Teicoplanin in Preterm and Term

Neonates：Is It Time for a New Dosing Regimen?［J］. Antimicrob Agents Chemother，2020，64（4）：e01971-19.

［2］FRAISSINET F，LESOURD M，NAUDOUX N，et al. Pharmacokinetics of teicoplanin in a breastfeeding mother［J］. Breastfeed Med，2017，12：244-246.

［3］KAPLAN YC，KESKIN-ARSLAN E，ACAR S，et al. Teicoplanin use during breastfeeding［J］. Breastfeed Med，2017，12：124.

［4］YAMADA T，KUBOTA T，NAKAMURA M，et al. Evaluation of teicoplanin concentrations and safety analysis in neonates［J］. Int J Antimicrob Agents，2014，44（5）：458-462.

［5］RAMOS-MARTÍN V，NEELY MN，PADMORE K，et al. Tools for the Individualized Therapy of Teicoplanin for Neonates and Children［J］. Antimicrob Agents Chemother，2017，61（10）：e00707-17.

利奈唑胺
（Linezolid）

【适应证】

噁唑烷酮类抗菌药物，用于医院内获得性肺炎、社区获得性肺炎、复杂和非复杂性皮肤与皮肤软组织感染。耐万古霉素屎肠球菌引起的感染，包括伴发的菌血症。不适用于治疗革兰阴性菌感染。

【用法用量】

	中国	美国	英国
说明书	新生儿至11岁儿童患者： （1）医院获得性肺炎、社区获得性肺炎，包括伴发的菌血症、复杂性皮肤和皮肤软组织感染：每次10.0mg/kg，每8小时1次，静脉或口服给药。建议疗程10～14天 （2）万古霉素耐药的屎肠球菌感染，包括伴发的菌血症：每次10.0mg/kg，每8小时1次，静脉或口服给药。建议疗程14～28天 （3）非复杂性皮肤和皮肤软组织感染：＜5岁，10.0mg/kg，每8小时1次，口服。建议疗程10～14天 未满7天的早产儿（＜34孕周）： 初始剂量为10.0mg/kg，每12小时给药1次，静脉或口服给药，当临床效果不佳时，应考虑按剂量10.0mg/kg，每8小时给药1次。所有出生7天或以上的新生儿：10.0mg/kg，每8小时给药1次	与中国说明书相同	18岁以下儿童有效性和安全性尚未建立。文献的数据为：0～7日龄新生儿，每次10.0mg/kg，每8小时1次

	中国	英国
处方集	口服或静脉滴注 （1）革兰阳性菌引起的复杂性皮肤或皮肤软组织感染、医院获得性肺炎，疗程10～14天 出生后7天内新生儿，每次10.0mg/kg，每12小时1次，治疗反应欠佳，可改为每8小时1次 出生后日龄＞7天新生儿，每次10.0mg/kg，每8小时1次 （2）万古霉素耐药的屎肠球菌感染及伴发的菌血症：疗程14～28天，剂量同上	肺炎、革兰阳性菌引起的复杂皮肤和软组织感染（其他抗菌药物无效时）： 口服或静脉给药： 日龄0～7天：每次10.0mg/kg，每12小时1次，必要时每次10.0mg/kg，每8小时1次 日龄7～28天，每次10.0mg/kg，每8小时1次

	《实用新生儿学》	其他文献
专著文献	静脉或口服给药，每次10.0mg/kg，每8小时1次，但小于1周的早产儿每12小时1次	每次10.0mg/kg，口服或静脉给药，给药频次如下： 体重＜1kg：日龄≤14天，每12小时1次；日龄15～28天，每8小时1次 体重1～2kg：日龄≤7天，每12小时1次；日龄8～28天，每8小时1次 体重＞2kg，每8小时1次 胎龄＜34周：日龄＜7天，每12小时1次；日龄≥7天，每8小时1次 胎龄≥34周：日龄0～28天，每8小时1次 结核性脑膜炎： 重症及难治性结核性脑膜炎：12岁以下儿童建议每次10.0mg/kg，每8小时1次，静脉滴注或口服，不宜超过每天600.0mg。总疗程不超过2个月

【注意事项】

利奈唑胺最常见的不良反应是恶心、头痛、腹泻和呕吐。当利奈唑胺长期使用时（疗程通常超过2周），可能会导致血小板减少。应用时需注意监测全血细胞计数。

【药物代谢动力学数据】（一般为成人数据，如为新生儿数据均标出）

分布	脑脊液分布	代谢	排泄	半衰期	血浆蛋白结合率	乳汁排泄
广泛分布于血液灌注良好的组织。骨/血清浓度比值平均为40%（16%～53%），唾液和汗液中利奈唑胺相对于血浆的比例分别为120%和55%，肺组织中上皮衬液/血清浓度比值约≥100%，肺组织/血清浓度比值为49%（17%～132%）	脑脊液/血液浓度比值为60%～70%	利奈唑胺的代谢途径仍没有完全明确	非肾途径清除约占总清除的65%。稳态时尿中有30%原形药物和50%两种代谢物的形式随尿液排出	<1周龄的早产儿：5.6小时 <1周龄的足月儿：3小时 ≥1周至≤28天的足月新生儿：1.5小时 >28天至<3个月的婴儿：1.8小时 3个月至11岁婴儿和儿童：2.9小时 青少年：4.1小时；成人：4.9小时	约为31%且为非浓度依赖性	动物实验中观察到乳汁中药物分泌，建议哺乳期妇女避免使用

【参考文献】

［1］中华医学会结核病学分会抗结核药物超说明书用法专家共识编写组. 抗结核药物超说明书用法专家共识［J］, 中华结核和呼吸杂志，2018，41（1）：14-19.

［2］BOSELLI E，BREILH D，RIMMELÉ T，et al. Pharmacokinetics and intrapulmonary concentrations of linezolid administered to critically ill patients with ventilator-associated pneumonia［J］. Crit Care Med，2005，33（7）：1529-1533.

[3] BOSELLI E, BREILH D, CAILLAULT-SERGENT A, et al. Alveolar diffusion and pharmacokinetics of linezolid administered in continuous infusion to critically ill patients with ventilator-associated pneumonia [J]. J Antimicrob Chemother, 2012, 67 (5): 1207–1210.

[4] KEMPKER RR, HEINRICHS MT, NIKOLAISHVILI K, et al. A comparison of linezolid lung tissue concentrations among patients with drug-resistant tuberculosis [J]. Eur Respir J, 2018, 51 (2): 1702166.

[5] SHIBATA Y, YAMAGISHI Y, MIKAMO H, et al. Comparative study on safety of linezolid and vancomycin in the treatment of infants and neonates for Gram-positive bacterial infections [J]. J Infect Chemother, 2018, 24 (9): 695–701.

[6] TSONA A, METALLIDIS S, FOROGLOU N, et al. Linezolid penetration into cerebrospinal fluid and brain tissue [J]. J Chemother, 2010, 22 (1): 17–19.

[7] YOGEV R, DAMLE B, LEVEY G, et al. Pharmacokinetics and distribution of linezolid in cerebrospinal fluid in children and adolescents [J]. Pediatr Infect Dis J, 2010, 29: 827–830.

磷霉素
（Fosfomycin）

【适应证】

磷霉素作用机制与其他抗菌药物均不同，对革兰阳性菌、阴性菌均有杀菌作用。用于敏感菌所致的泌尿系统、呼吸系统、皮肤及软组织感染，与其他抗菌药物联合用于治疗敏感菌所致的严重感染（如败血症、腹膜炎、骨髓炎等）。

【用法用量】

	中国	美国	英国
说明书	无新生儿用药相关信息 儿童：每日100.0～300.0mg/kg，分2～3次滴注	美国无新生儿用药相关信息。加拿大说明书明确用于成人、儿童包括新生儿的骨髓炎、复杂性尿路感染、医院获得性下呼吸道感染、细菌性脑膜炎等 敏感菌感染，静脉给药： 矫正胎龄＜40周：每日100.0mg/kg，分2次给予 矫正胎龄40～44周：每日200.0mg/kg，分3次给予 1～12个月婴儿：每日200.0～300.0mg/kg，分3次给予	早产儿（矫正胎龄＜40周）： 每日100.0mg/kg，每12小时1次 新生儿（矫正胎龄40～44周）： 每日200.0mg/kg，每8小时1次 1～12个月婴儿（体重≤10kg）： 每日200.0～300.0mg/kg，每8小时1次 严重感染时选择剂量范围内的较高剂量

	中国	英国
处方集	无新生儿用药相关信息 未特别提出新生儿用法用量 儿童用法如下： 口服：每日50.0～100.0mg/kg，分3～4次 静脉滴注：轻中度感染每日100.0～200.0mg/kg；重度感染每日100.0～200.0mg/kg，分2～3次滴注	骨髓炎、医院获得性感染、复杂性尿路感染、细菌性脑膜炎一线治疗药物不适宜或效果不佳时： 矫正胎龄0～40周：每日100.0mg/kg，分2次使用 矫正胎龄40～44周：每日200.0mg/kg，分3次使用

	《实用新生儿学》	其他文献
专著文献	无新生儿用药相关信息	（1）新生儿：每日50.0～75.0mg/kg，每8小时1次 （2）新生儿败血症： 61名新生儿接受治疗（0～28天，体重＞1500g，胎龄＞34周）： 在标准氨苄西林和庆大霉素治疗的基础上，增加磷霉素进行治疗：首先给予静脉给药，每次100.0mg/kg，每12小时1次，连续给药48小时；然后再给予相同剂量的口服治疗 （3）急性血源性骨髓炎：0～15岁：每日200.0mg/kg

【注意事项】

本药易耐药，一般需与其他药物联合应用。不良反应一般为轻度，有皮疹、血小板减少等。使用时注意应缓慢滴注，快速滴注可发生静脉炎。应用较大剂量时需注意监测肝功能。

【药物代谢动力学数据】（一般为成人数据，如为新生儿数据均标出）

分布	脑脊液分布	代谢	排泄	半衰期	血浆蛋白结合率	乳汁排泄
磷霉素在成熟新生儿、儿童、成人中的药代动力学大体一致，仅磷霉素的消除半衰期与新生儿、婴幼儿的肾成熟度有关。能很好地进入组织，组织中肾浓度最高，其次是心、肺、肝等，也可分布于胸腔、腹腔、支气管分泌物、眼房水中	可通过血脑屏障，脑膜炎症时，脑脊液中药物浓度为血药浓度的20%～50%	体内不代谢	静脉给药后24小时内约90%经尿液排出	足月儿的半衰期为2.4±0.5小时（n=5，体重3.4±0.3kg），早产儿的半衰期为2.8±0.5小时（n=5，体重1.9±0.4kg）	基本不与血浆蛋白结合，结合率小于5%	乳汁中药物浓度约为血药浓度的8%，在用药期间应当考虑是否暂停母乳喂养

【参考文献】

[1] 中华人民共和国卫生部医政司卫生部合理用药专家委员会.《国家抗微生物治疗指南》[M]. 北京：人民卫生出版社，2013：163.

[2] KANE Z，GASTINE S，OBIERO C，et al. IV and oral fosfomycin pharmacokinetics in neonates with suspected clinical sepsis [J]. J Antimicrob Chemother，2021，76（7）：1855–1864.

[3] CORTIN，SENNHAUSER FH，STAUFFER UG，et al. Fosfomycin for the initial treatment of acute haematogenous osteomyelitis [J]. Arch Dis Child，2003，88：512–516.

[4] POPOVIC M，STEINORT D，PILLAI S，et al. Fosfomycin：an old，new friend? [J]. Eur J Clin Microbiol Infect Dis，2010，29（2）：127–142.

[5] WENZLER E，ELLIS-GROSSE EJ，RODVOLD KA. Pharmacokinetics，Safety，and Tolerability of Single-Dose Intravenous（ZTI-01）and Oral Fosfomycin in Healthy Volunteers [J]. Antimicrob Agents Chemother，2017，61（9）：e00775–17.

[6] KUHNEN E，PFEIFER G，FRENKEL C，et al. Penetration of fosfomycin into cerebrospinal fluid across non-inflamed and inflamed meninges [J]. Infection，1987，15：422–424.

[7] SAUERMANN R，KARCH R，LANGENBERGER H，et al. Antibiotic abscess pentration：Fosfomycin levels measured in pus and simulated concentration-time profiles [J]. Antimicrob Agents Chemother，2005，49：4448–4454.

[8] TRAUNMÜLLER F，POPOVIC M，KONZ KH，et al. A reappraisal of current dosing strategies for intravenous fosfomycin in children and neonates [J]. Clin Pharmacokinet，2011，50（8）：493–503.

复方磺胺甲噁唑
（Co−trimoxazole）

【适应证】

为磺胺甲噁唑（SMZ）和磺胺增效剂甲氧苄啶（TMP）的复方制剂，用于治疗大肠埃希菌、克雷伯菌属、肠杆菌属、沙门菌属、肺炎链球菌、化脓性链球菌、非产酶金黄色葡萄球菌等敏感菌株引起的尿路感染、慢性支气管炎、儿童急性中耳炎、肠道感染等，还用于预防和治疗卡氏肺孢子菌肺炎。

【用法用量】

	中国	美国	英国
说明书	2个月以下婴儿禁用 （1）治疗细菌感染： 2个月以上，体重40kg以下的婴幼儿按体重口服1次SMZ 20.0～30.0mg/kg及TMP 4.0～6.0mg/kg，每12小时1次；体重≥40kg的小儿剂量同成人常用量 （2）治疗寄生虫感染如卡氏肺孢子菌肺炎：小儿，按体重1次口服SMZ 18.75～25.0mg/kg及TMP 3.75～5.0mg/kg，每6小时1次	2个月以下婴幼儿禁用 2个月以上儿童： （1）卡氏肺孢子菌肺炎： 以TMP为准，每日15.0～20.0mg/kg（均分为3～4次使用），疗程14天 （2）尿路感染或急性中耳炎： 以TMP为准，每日8.0～10.0mg/kg（均分为2～4次使用），疗程14天 （3）志贺菌感染： 以TMP为准，每日8.0～10.0mg/kg（均分为2～4次使用），疗程5天	无新生儿用药相关信息 （1）急性感染： 6周至5个月：每次100.0mg SMZ/17.25mg TMP，每12小时1次，严重感染，剂量可增加50%，用至临床症状消失后2天，大多数情况下疗程至少需要5天 （2）卡氏肺孢子菌肺炎： 治疗：6周以上：每日SMZ 100.0mg/kg，TMP 20.0mg/kg，分2次或多次给药，稳定后尽快转为口服，总疗程2周 预防：危险期参照急性感染推荐剂量给予

	中国	英国
处方集	新生儿及2个月以下婴儿禁用	6周以下婴儿避免使用 治疗敏感菌感染： 口服：6周至5个月，每次120.0mg（以总量合计计算），每日2次；或每次24.0mg/kg，每日2次 静脉给药：6周至17岁：18.0mg/kg，每12小时1次，严重感染时可增加至27.0mg/kg，每12小时1次（每次最大剂量1.44g） （规格：480mg CoSMZ含100mg SMZ和80mg TMP）

	《实用新生儿学》	其他文献
专著文献	无新生儿用药相关信息	（1）百日咳（大环内酯类抗生素的替代）： ≥2个月婴儿及儿童：TMP每日8.0mg/kg，SMZ每日40.0mg/kg，分2次给药，疗程为14天 （2）细菌性脑膜炎： ≥28天的婴儿和儿童：静脉给药，以TMP计算，每日10.0～20.0mg/kg，每6～12小时给药1次 （3）耐碳青霉烯类肺炎克雷伯菌败血症（极低体重早产儿1例）： 每次20.0mg/kg，每日2次，连用10天，可降低死亡率和改善预后

【注意事项】

用药过程中可能出现皮疹、中性粒细胞减少、溶血性贫血、高胆红素血症、肝肾损害等，偶可发生无菌性脑膜炎。用药期间应定期监测肝肾功能。长疗程、大剂量使用时，宜同服碳酸氢钠并多饮水，以防出现结晶尿、血尿和管型尿。不可任意增大剂量、增加用药次数或延长疗程，以防蓄积中毒。长期用药时可同时服用叶酸、维生素B类。

【药物代谢动力学数据】（一般为成人数据，如为新生儿数据均标出）

分布	脑脊液分布	代谢	排泄	半衰期	血浆蛋白结合率	乳汁排泄
SMZ和TMP广泛分布于痰液、中耳液等全身组织和体液中。新生儿表观分布容积为2.7L/kg，婴儿为1.5L/kg	药物在脑脊液中可达有效治疗浓度	二者均经肝脏代谢。TMP的代谢与CYP2C9、CYP2C4有关，10%～20%的TMP经肝脏代谢，余下的以原形经尿排泄	SMZ和TMP均主要经肾脏排泄，约84.5%的SMZ（30%以原形药物，其他以代谢物形式）和66.8%的TMP随尿液排出。TMP可以经粪便排泄，并足以影响肠道菌群	SMZ：9～12小时，肾衰时延长；TMP：8～10小时 新生儿：SMZ约为16.5小时，TMP约为19小时	SMZ约为60%～70%，TMP约为44%	乳汁中浓度可达母体血药浓度的50%～100%，母亲应尽量避免授乳。如果母亲使用时已授乳，则应监测喂养婴儿是否有溶血和黄疸

【参考文献】

［1］LI L，DENG J，MA X，et al．High Prevalence of Macrolide-Resistant Bordetella pertussis and ptxP1 Genotype，Mainland China，2014—2016［J］．Emerg Infect Dis，2019，25（12）：2205-2214．

［2］TIWARI T，MURPHY TV，MORAN J．National Immunization Program，CDC．Recommended antimicrobial agents for the treatment and postexposure prophylaxis of pertussis：2005 CDC Guidelines［J］．MMWR Recomm Rep，2005，54（RR-14）：1-16．

［3］TUNKEL AR，HARTMAN BJ，KAPLAN SL，et al．Practice guidelines for the management of bacterial meningitis［J］．Clin Infect Dis，2004，39（9）：1267-1284．

［4］GUERRANT T，STEINER T，THIELMAN N，et al．Practice guidelines for the management of infectious diarrhea［J］．

Clin Infect Dis，2001，32：331–350.

[5] TOKATLY LATZER I，PARET G，RUBINSTEIN M，et al. Management of Stenotrophomonas maltophilia Infections in Critically Ill Children [J]. Pediatr Infect Dis J，2018，37（10）：981–986.

[6] ARTHUR C，TANG X，ROMERO JR，et al. Stenotrophomonas maltophilia infection among young children in a cardiac intensive care unit：a single institution experience [J]. Pediatr Cardiol，2015，36（3）：509–515.

[7] WENG B，ZHANG X，HONG W，et al. A Case of Sepsis Due to Carbapenem-Resistant Klebsiella pneumoniae in an Extremely Low-Birth Weight Infant Treated with Trimethoprim-Sulfamethoxazole [J]. Infect Drug Resist，2021，14：2321–2325.

[8] HOPPU K. Changes in trimethoprim pharmacokinetics after the newborn period [J]. Arch Dis Child，1989，64（3）：343–345.

[9] SPRINGER C，EYAL F，MICHEL J. Pharmacology of Trimethoprim-Sulfamethoxazole in Newborn Infants [J]. J Pediatr，1982，100（4）：647–650.

[10] GOLDMAN JL，LEEDER JS，VAN HAANDEL L，et al. In Vitro Hepatic Oxidative Biotransformation of Trimethoprim [J]. Drug Metab Dispos，2015，43（9）：1372–1380.

[11] World Health Organization，UNICEF. Breastfeeding and Maternal Medication. Recommendations for Drugs in the Eleventh WHO Model List of Essential Drugs. World Health Organization-UNICEF，Geneva，2002.

[12] SACHS HC，Committee On Drugs. The transfer of drugs and therapeutics into human breast milk：An update on selected topics [J]. Pediatrics，2013，132：e796.

左氧氟沙星
（Levofloxacin）

【适应证】

喹诺酮类抗菌药物，用于甲氧西林敏感的葡萄球菌、肺炎链球菌、铜绿假单胞菌、大肠埃希菌、肺炎克雷伯菌等引起的感染性疾病。

【用法用量】

	中国	美国	英国
说明书	无新生儿用药相关信息 吸入性炭疽（暴露后）：≥6个月，＜50kg，每次8.0mg/kg（单次最大量为250.0mg），每12小时给药1次，疗程60天	无新生儿用药相关信息 年龄≥6个月，体重＜50kg小儿的剂量： 吸入性炭疽（暴露后）：8.0mg/kg（单次最大量为250.0mg），每日2次，疗程60天 鼠疫：8.0mg/kg（单次最大量为250.0mg），每日2次，疗程10～14天	儿童和青少年禁用该药

	中国	英国
处方集	仅收录该药的眼用制剂，且眼用制剂不推荐1岁以下婴幼儿使用	仅收录眼用制剂，且眼用制剂无1岁以下儿童用法

	《实用新生儿学》	其他文献
专著文献	无新生儿用药相关信息	多药耐药的院内获得感染：新生儿，10.0mg/kg，静脉给药，每12小时给药1次（n=6，5例治愈，短期内不良反应发生率较低）

【注意事项】

18岁以下患儿禁用。在新生儿中使用可能引起关节、骨或软骨病变，长期使用可能引起肌腱炎、肌腱断裂、周围神经病变及中枢神经系统症状。用药期间应避免过度暴露于日光或紫外线，使用时应给予充足的水分，防止尿中药物浓度过高。

【药物代谢动力学数据】（一般为成人数据，如为新生儿数据均标出）

分布	脑脊液分布	代谢	排泄	半衰期	血浆蛋白结合率	乳汁排泄
体内广泛分布，可透过多种组织和体液，如皮肤、水疱液、支气管黏膜、巨噬细胞、肺泡上皮衬液等	文献显示该药在炎症时脑脊液浓度与血液药物浓度的比例是47%±13%	仅少量在体内代谢	约85%以原形药物经尿液排出	6～8小时	24%～38%	对哺乳期妇女用药观点尚不统一。英国国家处方集认为左氧氟沙星乳汁中分泌很少，哺乳时可以使用，哺乳与服用药物间隔4～6小时会减少婴儿的吸收。还有观点认为乳汁中的钙会减少少量左氧氟沙星的吸收。说明书认为本品可分泌至乳汁中，考虑可能为喂养婴儿带来风险，不建议哺乳期妇女使用

【参考文献】

［1］BRADLEY JS，BYINGTON CL，SHAH SS，et al. The management of community-acquired pneumonia in infants and children older than 3 months of age：clinical practice guidelines by the Pediatric Infectious Diseases Society and the Infectious Diseases Society of America［J］. Clin Infect Dis，2011，53（7）：e25–e76.

［2］NEWBY BD，TIMBERLAKE KE，LEPP LM，et al. Levofloxacin Use in the Neonate：A Case Series［J］. J Pediatr Pharmacol Ther，2017，22（4）：304–313.

[3] Noel GJ, Blumer JL, Pichichero ME, et al. A randomized comparative study of levofloxacin versus amoxicillin/clavulanate for treatment of infants and young children with recurrent or persistent acute otitis media[J]. Pediatr Infect Dis J, 2008, 27(6): 483–489.

[4] Garcia-Prats AJ, Purchase SE, Osman M, et al. Pharmacokinetics, Safety, and Dosing of Novel Pediatric Levofloxacin Dispersible Tablets in Children with Multidrug-Resistant Tuberculosis Exposure [J]. Antimicrob Agents Chemother, 2019, 63 (4): e01865–18.

[5] Holmes AP, Hartis CE, Rollins LJ. High Direct Bilirubin Associated With Levofloxacin Use in a Neonate [J]. J Pediatr Pharmacol Ther, 2020, 25 (1): 64–67.

环丙沙星
（Ciprofloxacin）

【适应证】

喹诺酮类抗菌药物，用于敏感的肠杆菌科细菌、铜绿假单胞菌、甲氧西林敏感的金黄色葡萄球菌等引起的感染性疾病。

【用法用量】

	中国	美国	英国
说明书	无新生儿用药相关信息	未明确标出新生儿用法 吸入性炭疽（暴露后）：静脉给药，新生儿至17岁患儿：每次10.0mg/kg，每次不超过400mg，每12小时1次，连续60天 鼠疫：静脉给药，新生儿至17岁患儿：每次10.0mg/kg，每次不超过400.0mg，每8～12小时1次，连续14天	无新生儿用药相关信息。儿童用药如下： 囊性纤维化患者铜绿假单胞菌引起的支气管肺部感染：每日3次，每次10.0mg/kg，每剂最多400.0mg，总治疗时间10～14天 复杂性尿路感染和急性肾盂肾炎：每日3次，每次6.0～10.0mg/kg，每剂最多400.0mg，总治疗时间10～21天 吸入性炭疽：每日2次，每次10.0～15.0mg/kg，每剂最多400.0mg，总治疗时间60天 其他严重感染：每日3次，每次10.0mg/kg，每剂最多400.0mg，根据感染类型确定总治疗时间

	中国	英国
处方集	仅收录该药的眼用制剂，且眼用制剂不推荐1岁以下婴幼儿使用	严重的呼吸道感染、胃肠道感染：新生儿，口服，每次15.0mg/kg，每日2次；静脉输注，10.0mg/kg，每12小时1次，输注时间至少60分钟 复杂性尿路感染：新生儿：口服，每次10.0mg/kg，每日2次；静脉输注，6.0mg/kg，每12小时1次，输注时间至少60分钟 预防脑膜炎球菌性脑膜炎继发性病例：新生儿，口服，30.0mg/kg（单剂最大剂量125.0mg），给予1剂

	《实用新生儿学》	其他文献
专著文献	无新生儿用药相关信息	与其他药物联合治疗严重的全身感染（如多重耐药的革兰阴性菌引起的感染）： 新生儿剂量范围为每日4.0～40.0mg/kg，有文献报道低出生体重儿（<1500g）平均剂量为每日15.0mg/kg。 AAP推荐剂量如下： 早产儿（32～37周）：每次10.0mg/kg，每12小时1次 足月儿（>37周）：每次15.0mg/kg，每12小时1次；初期静脉给药，病情稳定后可改为口服

【注意事项】

本药可引起结晶尿，使用时应避免碱化尿液，并补充充足水分；用药时避免过多暴露于紫外线或日光下。儿童患者在应用本品时，关节和周围组织发生不良反应的风险增加；有周围神经病变病史的患者应避免使用本品；肾功能损害的患者，需要对用药剂量进行调整。

【药物代谢动力学数据】（一般为成人数据，如为新生儿数据均标出）

分布	脑脊液分布	代谢	排泄	半衰期	血浆蛋白结合率	乳汁排泄
静脉给药后，广泛分布于全身。组织浓度通常都超过血清浓度	可扩散到脑脊液中，但脑脊液中药物浓度低于血药浓度的10%	肝脏代谢；环丙沙星是CYP450 1A2异构酶的中等抑制剂	大部分以原形经肾脏排出，少量经粪便排出	成人半衰期为5～6小时，儿童半衰期为4～5小时	20%～40%与蛋白结合	说明书建议用药时停止授乳。有文献报道，如需使用，在用药后3～4小时内避免授乳

【参考文献】

［1］Zhao W，Hill H，Le Guellec C，et al. Population pharmacokinetics of ciprofloxacin in neonates and young infants less than three months of age [J]. Antimicrob Agents Chemother, 2014, 58 (11): 6572–6580.

[2] BRADLEY JS, PEACOCK G, KRUG SE, et al. AAP Committee on Infectious Diseases and Disaster Preparedness Advisory Council. Pediatric anthrax clinical management [J]. Pediatrics, 2014, 133 (5): e1411–e1436.

[3] Laine N, Kaukonen AM, Hoppu K, et al. Off-label use of antimicrobials in neonates in a tertiary children's hospital [J]. Eur J Clin Pharmacol, 2017, 73 (5): 609–614.

[4] Pandolfini C, Marco S, Paolo M, et al. The use of ciprofloxacin and fluconazole in Italian neonatal intensive care units: a nationwide survey [J]. BMC Pediatr, 2013, 13: 5.

[5] Pandolfini C, Kaguelidou F, Sequi M, et al. Wide intra-and inter-country variability in drug use and dosage in very-low-birth-weight newborns with severe infections [J]. Eur J Clin Pharmacol, 2013, 69 (4): 1031–1036.

[6] FLEISS PM. The effect of maternal medications on breast-feeding infants [J]. J Hum Lact, 1992, 8 (1): 7.

[7] GIAMARELLOU H, KOLOKYTHAS E, PETRIKKOS G, et al. Pharmacokinetics of three newer quinolones in pregnant and lactating women [J]. Am J Med, 1989, 87 (Suppl 5A): S49–S51.

[8] GARDNER DK, GABBE SG, HARTER C. Simultaneous concentrations of ciprofloxacin in breast milk and in serum in mother and breast-fed infant [J]. Clin Pharm, 1992, 11: 352–354.

[9] Kaplan YC, Koren G. Use of ciprofloxacin during breastfeeding [J]. Can Fam Physician, 2015, 61 (4): 343–344.

甲硝唑
（Metronidazole）

【适应证】

硝基咪唑类抗菌药物，用于治疗和预防厌氧菌，尤其是拟杆菌和厌氧链球菌引起的腹腔感染、骨和关节感染、心内膜炎、败血症、脑膜炎、脑脓肿以及皮肤和软组织感染。还可以治疗艰难梭菌、滴虫、贾第鞭毛虫病、小袋虫病、皮肤利什曼病和麦地那龙线虫等引起的感染。

【用法用量】

	中国	美国	英国
说明书	无新生儿用药相关信息 小儿： 静脉用药，首次按体重15.0mg/kg，维持量按体重7.5mg/kg，每6～8小时静脉滴注1次	无新生儿用药相关信息 阿米巴病： 儿童：每日35.0～50.0mg/kg，均分为3次，口服10日	（1）术前预防： <40周新生儿：10.0mg/kg术前给予1剂 （2）厌氧菌感染： ≤8周日龄的新生儿、婴幼儿：每日给予1次15.0mg/kg，或每日给予2次，每次7.5mg/kg。注意，胎龄小于40周的新生儿在出生第1周可能会有药物的蓄积，监测血药浓度会更安全

	中国	英国
处方集	未特别标注新生儿用法 （1）厌氧菌感染： 口服或静脉给药： 首剂15.0mg/kg，24小时后维持量每次7.5mg/kg；新生儿，每12小时给药1次；婴儿或儿童，每8小时给药1次 （2）抗生素相关性肠炎： 口服用药：<5岁：每次5.0mg/kg，每日4次，疗程7～10天	（1）厌氧菌感染，静脉给药： 矫正胎龄≤26周：负荷剂量15.0mg/kg，24小时后给予7.5mg/kg，随后按每日7.5mg/kg剂量给予，总天数为7天。艰难梭菌感染疗程为10～14天 矫正胎龄26～34周：负荷剂量15.0mg/kg，12小时后给予7.5mg/kg，随后按7.5mg/kg、每12小时1次给予，总天数为7天。艰难梭菌感染疗程为10～14天 矫正胎龄≥34周：负荷剂量15.0mg/kg，8小时后给7.5mg/kg，随后按7.5mg/kg、每8小时1次给予，总天数为7天。艰难梭菌感染疗程为10～14天 （2）手术预防，静脉给药： 出生至矫正胎龄40周：10.0mg/kg，术前30分钟给药 矫正胎龄40周以上：20.0～30.0mg/kg，术前30分钟给药

	《实用新生儿学》	其他文献
专著文献	静脉滴注，首剂15.0mg/kg，维持7.5mg/kg， 孕周≤29周：0～28天，每48小时给药1次；>28天，每24小时给药1次 孕周30～36周：0～14天，每24小时给药1次；>14天，每12小时给药1次 孕周37～44周：0～7天，每24小时给药1次；>7天，每12小时给药1次	（1）2岁以下新生儿和婴幼儿，艰难梭菌感染： 初始轻中度感染或首次复发（首选）：口服，每次7.5mg/kg，每日3次（最大量1.5g）或每日4次（最大量2.0g），疗程为10天 （2）手术预防： <1.2kg：手术切皮前60分钟给予单剂7.5mg/kg；≥1.2kg：术前60分钟给予单剂15.0mg/kg 如果手术时间超过甲硝唑的两个半衰期或失血量较大则再给1剂。术后如继续给药不得超过24小时

【注意事项】

本品的代谢产物可使尿液呈深红色，对诊断有一定的干扰。用药期间应注意监测肝肾功能。胎龄小于40周的新生儿在出生后1周内应用本药可能发生蓄积，临床应用需谨慎或监测血药浓度。

【药物代谢动力学数据】（一般为成人数据，如为新生儿数据均标出）

分布	脑脊液分布	代谢	排泄	半衰期	血浆蛋白结合率	乳汁排泄
广泛分布于各组织和体液（包括胆汁、唾液、脑脊液）。在各种组织包括中枢神经系统可达到血药浓度的60%～100%，但胎盘组织除外。在平均胎龄27周的32例婴儿中表观分布容积是0.71L/kg 新生儿的表观分布容积是0.54～0.81L/kg	脑脊液中浓度与血浆浓度相似	肝代谢，新生儿排泄该药的能力弱	主要经肾排泄，原形和代谢物60%～80%经尿液排出，6%～15%经粪便排出 新生儿肾脏清除率： 胎龄＜26周：0.024L/（h·kg） 胎龄26～29周：0.026L/（h·kg） 胎龄30～32周：0.029L/（h·kg）	几乎所有胎龄新生儿在出生后1周的半衰期均较长	＜20%	乳汁中浓度与血清中浓度相似，建议哺乳期母亲停药后12～24小时再喂养

【参考文献】

［1］KUIPER GA，VAN PREHN J，ANG W，et al. Clostridium difficile infections in young infants：Case presentations and literature review［J］. IDCases，2017，10：7-11.

［2］SCHUTZE GE，WILLOUGHBY RE. Committee on Infectious Diseases；American Academy of Pediatrics. Clostridium difficile infection in infants and children［J］. Pediatrics，2013，131（1）：196-200.

[3] COHEN-WOLKOWIEZ M, OUELLET D, SMITH PB, et al. Population pharmacokinetics of metronidazole evaluated using scavenged samples from preterm infants [J]. Antimicrob Agents Chemother, 2012, 56 (4): 1828–1837.

[4] BRATZLER DW, DELLINGER EP, OLSEN KM, et al. Clinical practice guidelines for antimicrobial prophylaxis in surgery [J]. Am J Health Syst Pharm, 2013, 70 (3): 195–283.

[5] HERNANDEZ CERUELOS A, ROMERO-QUEZADA LC, RUVALCABA LEDEZMA JC, et al. Therapeutic uses of metronidazole and its side effects: an update [J]. Eur Rev Med Pharmacol Sci, 2019, 23 (1): 397–401.

[6] LAMP KC, FREEMAN CD, KLUTMAN NE, et al. Pharmacokinetics and pharmacodynamics of the nitroimidazole antimicrobials [J]. Clin Pharmacokinet, 1999, 36 (5): 353–373.

[7] PAAP CM, NAHATA MC. Clinical pharmacokinetics of antibacterial drugs in neonates [J]. Clin Pharmacokinet, 1990, 19 (4): 280–318.

[8] JAGER-ROMAN E, DOYLE PE, BAIRD-LAMBERT J, et al. Pharmacokinetics and tissue distribution of metronidazole in the new born infant [J]. J Pediatr, 1982, 100 (4): 651–654.

[9] UPADHYAYA P, BHATNAGAR V, BASU N. Pharmacokinetics of intravenous metronidazole in neonates [J]. J Pediatr Surg, 1988, 23 (3): 263–265.

利福平
（Rifampicin）

【适应证】

利福霉素类抗菌药物，用于结核菌、难治性军团菌、耐甲氧西林金黄色葡萄球菌等引起的感染；亦适用于无症状脑膜炎奈瑟球菌带菌者，但不适用于脑膜炎奈瑟球菌感染的治疗。治疗多重耐药菌感染时需与其他药物联用。

【用法用量】

	中国	美国	英国
说明书	未特别区分新生儿用法： 抗结核治疗：≥1个月：静脉给药或口服，每日10.0～20.0mg/kg，每日1次，每日不超过600.0mg 脑膜炎奈瑟球菌带菌者：口服，≥1个月：10.0mg/kg，每12小时给药1次，连服4次 <1个月：5.0mg/kg，每12小时给药1次	未特别区分新生儿用法： 该药的静脉给药剂量与口服剂量相同 抗结核治疗：儿童：每日10.0～20.0mg/kg，每日1次，每日不超过600.0mg，口服或静脉给药 脑膜炎奈瑟球菌带菌者： ≥1个月的儿童：10.0mg/kg（不得超过600.0毫克/次），每12小时给药1次，连用2天 <1个月新生儿：5.0mg/kg，每12小时给药1次，连用2天	未特别区分新生儿用法： 抗结核治疗：儿童：口服或静脉给药，每日10.0～20.0mg/kg，每日不超过600.0mg 预防脑膜炎球菌脑膜炎： <1个月：每次5.0mg/kg，每日2次 ≥1个月的婴幼儿：每次10.0mg/kg，每日2次 麻风病：10岁以下儿童：每次10.0mg/kg，每月1次，疗程6个月（少菌型）至12个月（多菌型） 预防流感嗜血杆菌感染：新生儿：每次10.0mg/kg，每日1次，连用4天

	中国	英国
处方集	脑膜炎奈瑟球菌感染密切接触者的预防用药：口服，新生儿每次5.0mg/kg，每12小时给药1次，连用2天 布鲁菌病、军团菌病、严重的葡萄球菌感染，需联合其他抗菌药物：口服或静脉给药，<1岁，每次5.0～10.0mg/kg，每日2次	布鲁菌病、军团菌病、严重的葡萄球菌感染，需联合其他抗菌药物：口服或静脉滴注，新生儿：每次5.0～10.0mg/kg，每日2次 新生儿先天性结核病：口服，每次15.0mg/kg，每日1次，疗程6个月（起始和维持阶段） 预防脑膜炎球菌脑膜炎的继发感染：每次5.0mg/kg，每12小时给药1次，连用2天

	《实用新生儿学》	其他文献
专著文献	用于结核分枝杆菌感染：口服，日龄≤7天，每日10.0mg/kg；>7天，每日15.0mg/kg 奈瑟球菌脑膜炎预防：≤1个月，每日10.0mg/kg，每12小时给药1次，连用2天；>1个月，每日20.0mg/kg，每12小时给药1次，连用2天	金黄色葡萄球菌血症的辅助治疗：静脉注射每日剂量10.0mg/kg，每日2次。应作为一线抗生素的辅助治疗药物

【注意事项】

可引起黄疸、肝功能异常、粒细胞减少、药疹伴嗜酸性粒细胞增多和系统症状等不良反应。本品为肝药酶诱导剂，与其他药物联用时需注意。使用本品后可使牙齿、尿液、汗液、痰液等变色。

【药物代谢动力学数据】（一般为成人数据，如为新生儿数据均标出）

分布	脑脊液分布	代谢	排泄	半衰期	血浆蛋白结合率	乳汁排泄
广泛分布于全身，大部分组织和体液中都能达到有效浓度水平，包括脑脊液	具高亲脂性，无论脑膜是否有炎症，均可通过脑脊液。脑脊液透过率为10%～63%	主要在肝脏代谢	60%～65%经胆汁从肠道排泄，存在肠肝循环，胆汁中的药物具有抗菌活性，约30%经尿液排出	成人半衰期为3～5小时，多次给药后可缩短至2～3小时。儿童半衰期为2.25～2.31小时	约为80%	动物实验中发现利福平有潜在致畸作用，哺乳期母亲使用时应充分权衡利弊

【参考文献】

［1］LE DOARE K，BARBER N，DOERHOLT K，et al．Rifampicin pharmacokinetics in extreme prematurity to treat congenital tuberculosis［J］．BMJ Case Rep，2013，2013：bcr2012008207.

［2］RODRIGUEZ-GUERINEAU L，SALVIA-ROIGÉS MD，LEÓN-LOZANO M，et al．Combination of vancomycin and rifampicin for the treatment of persistent coagulase-negative staphylococcal bacteremia in preterm neonates［J］．Eur J Pediatr，2013，172（5）：693-697.

［3］SMITH PB，COTTEN CM，HUDAK ML，et al．Best Pharmaceuticals for Children Act—Pediatric Trials Network Steering Committee．Rifampin Pharmacokinetics and Safety in Preterm and Term Infants［J］．Antimicrob Agents Chemother，2019，63（6）：e00284-19.

［4］POUPLIN T，BANG ND，TOI PV，et al．Naïve-pooled pharmacokinetic analysis of pyrazinamide，isoniazid and rifampicin in plasma and cerebrospinal fluid of Vietnamese children with tuberculous meningitis［J］．BMC Infect Dis，2016，16：144.

[5] RUSSELL CD, LAWSON MCLEAN A, SAUNDERS C, et al. Adjunctive rifampicin may improve outcomes in Staphylococcus aureus bacteraemia: a systematic review [J]. J Med Microbiol, 2014, 63 (Pt 6): 841–848.

[6] MAHANJAN M, ROHATIGI D, TALWAR V, et al. Serum and cerebrospinal fluid concentrations of rifampicin at two dose levels in children with tuberculous meningitis [J]. J Commun Dis, 1997, 29 (3): 269–274.

[7] CURCI G, DELLA CAVA F, VITALE L. On the distribution between the blood and cerebrospinal fluid of rifamycin AMP [J]. Minerva Med, 1969, 60 (48): 2399–2402.

[8] NAHATA MC, FAN-HARVARD P, BARTKOWSKI HM, et al. Pharmacokinetics, cerebrospinal fluid concentration and safety of intravenous rifampin in pediatric patients undergoing shunt placements [J]. Eur J Clin Pharmacol, 1990, 38: 515–517.

利福霉素
（Rifamycin）

【适应证】

利福霉素类抗菌药物，用于结核杆菌感染、重症耐甲氧西林的金黄色葡萄球菌、表皮葡萄球菌以及难治性军团菌的联合治疗。

【用法用量】

	中国	美国	英国
说明书	无新生儿用药相关信息 小儿：每日10.0～30.0mg/kg，分2次或遵医嘱	无新生儿用药相关信息	无新生儿用药相关信息

	中国	英国
处方集	无新生儿用药相关信息 儿童静脉滴注或肌内注射：每日10.0～30.0mg/kg，分2次给药	无新生儿用药相关信息

	《实用新生儿学》	其他文献
专著文献	无新生儿用药相关信息	新生儿黄杆菌脑膜炎： 给予利福霉素静脉注射治疗，每日40.0mg/kg，分2次给药。此外，每日鞘内或脑室内滴注2.0～5.0mg的药物是全身治疗的必要补充

【注意事项】

可引起黄疸、肝功能异常及胃肠道不良反应。使用本品后可使尿液变为红色。

【药物代谢动力学数据】（一般为成人数据，如为新生儿数据均标出）

分布	脑脊液分布	代谢	排泄	半衰期	血浆蛋白结合率	乳汁排泄
肝脏和胆汁为最高，在肾、肺、心、脾也可达治疗浓度	无相关数据	体外未观测到利福霉素经CYP450的代谢	主要经胆汁随粪便排泄（86%～90%），尿液中排泄的可忽略不计	为3～4小时	体外的血浆蛋白结合率是80%，主要与血浆白蛋白结合，并与浓度增加呈反比	目前尚无这方面的数据信息

【参考文献】

［1］ARISTOFF PA，GARCIA GA，KIRCHHOFF PD，et al．Rifamycins-obstacles and opportunities［J］．Tuberculosis（Edinb），2010，90（2）：94–118．

［2］DI STEFANO AF，RUSCA A，LOPRETE L，et al．Systemic absorption of rifamycin SV MMX administered as modified-release tablets in healthy volunteers［J］．Antimicrob Agents Chemother，2011，55（5）：2122–2128．

［3］LEE EL，ROBINSON MJ，THONG ML，et al．Rifamycin in neonatal flavobacteria meningitis［J］．Arch Dis Child，1976，51（3）：209–213．

［4］Ceyhan M，Celik M．Elizabethkingia meningosepticum（Chryseobacterium meningosepticum）Infections in Children［J］．Int J Pediatr，2011，2011：215–237．

异烟肼
（Isoniazid）

【适应证】

人工合成抗结核药物，与其他抗结核药联合用于各种类型结核病及部分非结核分枝杆菌病的治疗。

【用法用量】

	中国	美国	英国
说明书	未特别标出新生儿用法用量 用于治疗儿童结核病与其他抗结核药联用，每日10.0～15.0mg/kg，最大日剂量为300.0mg，每日1次。严重结核病（如结核性脑膜炎）患儿每日可增至30.0mg/kg，最大日剂量为500.0mg，口服或静脉给药 预防儿童结核病：口服，每日10.0mg/kg，最大日剂量为300.0mg，顿服	未特别标出新生儿用法用量 用于治疗结核病： 儿童：每日10.0～15.0mg/kg，单次最大剂量300.0mg；或20.0～40.0mg/kg，最大日剂量900.0mg，2～3次/周 预防结核病： 婴儿和儿童：10.0mg/kg（最大日剂量300.0mg），单次服用	新生儿：建议静脉注射或肌内注射，3.0～5.0mg/kg，最大日剂量10.0mg/kg 3个月及以上的儿童：通常每日剂量为10.0～15.0mg/kg，单次或分次服用

	中国	英国
处方集	未特别标出新生儿用法用量 以下均为儿童用法 口服：预防：每日10.0mg/kg，最大日剂量300.0mg；治疗：每日10.0～15.0mg/kg，最大日剂量300.0mg，顿服 肌注或静脉滴注：每日10.0～15.0mg/kg，最大日剂量300.0mg 局部用药：雾化吸入：0.1～0.2g，每日2次；局部注射（胸腔、腹腔、椎管内），一次25.0～200.0mg	与其他药物联合使用治疗先天性肺结核 新生儿：口服、肌内注射或静脉注射，初始及维持治疗阶段，每日10.0mg/kg，连用6个月 在密切接触者或结核菌素阳性者中预防结核病 新生儿：初始可选择口服、肌内注射或静脉注射，每日10.0mg/kg，连用6个月

	《实用新生儿学》	其他文献
专著文献	口服或静脉给药： 预防量：每日10.0～15.0mg/kg，晨顿服 治疗量：每日15.0～20.0mg/kg，晨顿服或每日2～3次	每日口服10.0～15.0mg/kg，最大日剂量300.0mg，每日1次，连用6～9个月

【注意事项】

肝功能不正常者、精神病患者和癫痫患者禁用。新生儿肝脏乙酰化能力较差，用药时应密切观察肝功损害、周围神经炎等不良反应。

【药物代谢动力学数据】（一般为成人数据，如为新生儿数据均标出）

分布	脑脊液分布	代谢	排泄	半衰期	血浆蛋白结合率	乳汁排泄
分布于全身组织和体液中，包括脑脊液、胸腔积液、腹水、皮肤、肌肉、乳汁和干酪样组织	易通过血脑屏障，快慢代谢型在快代谢和慢代谢儿童中的脑脊液浓度没有明显差异	主要在肝脏经乙酰化代谢形成无活性代谢产物，部分具有肝毒性	75%～96%的剂量以原形或代谢产物的形式从尿液排出，大部分为无活性代谢产物，相当量的药物可经血液透析与腹膜透析清除	快乙酰化者，半衰期为0.5～1.6小时；慢乙酰化者为2～5小时。儿童（2～48个月）半衰期为3.17小时	0～10%	异烟肼在乳汁中浓度可达12mg/L，与血药浓度相近，使用需谨慎

【参考文献】

［1］US Department of Health and Human Services（HHS）Panel on Opportunistic Infections in HIV-Exposed and HIV-Infected Children. Guidelines for prevention and treatment of opportunistic infections in HIV-exposed and HIV-infected children. Updated December 9，2019. Accessed March 3，2020.

［2］STERLING TR，NJIE G，ZENNER D，et al. Guidelines for the treatment of latent tuberculosis infection：recommendations from the National Tuberculosis Controllers Association and CDC，2020［J］. MMWR Recomm Rep，2020，69（1）：1-11.

［3］American Academy of Pediatrics（AAP）. In：Kimberlin DW，Brady MT，Jackson MA，Long SA，eds. Red Book：2018 Report of the Committee on Infectious Diseases［M］. 31st ed. Itasca，IL：American Academy of Pediatrics，2018.

［4］World Health Organization（WHO）. Latent tuberculosis infection：updated and consolidated guidelines for programmatic management. Geneva，Switzerland：World Health Organization，2018.

［5］POUPLIN T，BANGND，TOIPV，et al. Naïve-pooled pharmacokinetic analysis of pyrazinamide，isoniazid and rifampicin in plasma and cerebrospinal fluid of Vietnamese children with tuberculous meningitis［J］. BMC Infect Dis，2016，16：144.

[6] GARESSUS EDG, MIELKE H, GUNDERT-REMY U. Exposure of Infants to Isoniazid via Breast Milk After Maternal Drug Intake of Recommended Doses Is Clinically Insignificant Irrespective of Metaboliser Status. A Physiologically-Based Pharmacokinetic (PBPK) Modelling Approach to Estimate Drug Exposure of Infants via Breast-Feeding [J]. Front Pharmacol, 2019, 10: 5.

两性霉素B
（Amphotericin B）

【适应证】

多烯类抗真菌药物，对念珠菌、新型隐球菌、组织胞浆菌、球孢子菌属等敏感。用于治疗进行性和潜在威胁生命的真菌感染：如败血症、心内膜炎、脑膜炎（隐球菌及其他真菌所致）、腹腔感染（包括与透析相关者）、肺部感染、尿路感染和眼内炎。不推荐用于非侵袭性真菌感染。

【用法用量】

	中国	美国	英国
说明书	无新生儿用药相关信息 儿童常规用量：以体重计算同成人，限用最小剂量 （1）静脉给药：开始时按体重每日0.02～0.10mg/kg，每24小时1次，之后根据耐受情况每日或隔日增加给药剂量，增加至每次0.6～0.7mg/kg（为常用治疗量）时可暂停增加剂量。最大日剂量为1.0mg/kg，每日或隔1～2日给药1次 （2）鞘内注射：首次剂量为0.05～0.10mg，以后逐渐增加至每次0.5mg，最大量为每次1.0mg，每周2～3次，总量约为15.0mg。鞘内给药时宜与小剂量地塞米松或琥珀酸氢化可的松同时给予，并需与脑脊液反复稀释药液，边稀释边缓慢注入以减少不良反应	无新生儿用药相关信息	无新生儿用药相关信息

	中国	英国
处方集	（1）静脉滴注： 新生儿：每日1.0mg/kg，每日1次（初始剂量为每日0.1mg/kg），7天后可减至每日1.0mg/kg，隔日1次 1个月至18岁：开始时按每日0.1mg/kg，以后逐渐增至每日0.25mg/kg（周期应超过2～4天），如果可耐受则继续加量至每日1.0mg/kg。严重感染，可增加剂量至1.5mg/（kg·d）或1.5mg/kg，隔日1次，需要长期治疗时，剂量应不低于每日0.25mg/kg，并逐渐增加 （2）鞘内给药（未对年龄予以特殊说明）： 首次0.05～0.10mg，以后渐增至每次0.5mg，最大量不超过每次1.0mg，每周给药2～3次，总量15.0mg左右。鞘内给药时宜与小剂量地塞米松或琥珀酸氢化可的松同时给予，并需与脑脊液反复稀释药液，边稀释边缓慢注入以减少不良反应。鞘内注射的配制方法：先以灭菌注射用水10.0ml配制本品50.0mg（或5.0ml配制25.0mg），然后取5.0mg/ml浓度的药液1.0ml，加5%葡萄糖注射液19.0ml稀释，使最终浓度成250.0μg/ml。注射时取所需药液量以脑脊液5.0～30.0ml反复稀释，并缓慢注入。鞘内注射液的药物浓度不可高于250.0μg/ml，稀释用葡萄糖注射液的pH应在4.2以上 （3）局部用药（未对年龄予以特殊说明）： 超声雾化吸入时本品浓度为0.01%～0.02%，每日雾化2～3次，每次雾化用量5.0～10.0ml （4）持续膀胱冲洗（未对年龄予以特殊说明）： 每日以5.0mg两性霉素B加入1000ml灭菌注射用水中，按40.0ml/h速度进行冲洗，连用5～10天	静脉给药： 每日1.0mg/kg，每日1次，必要时增至每日1.5mg/kg，连用7天，如需继续使用可减量为每日1.0～1.5mg/kg，隔日给药1次

	《实用新生儿学》	其他文献
专著文献	（1）侵袭性念珠菌病：每日1.0mg/kg （2）隐球菌病：首选两性霉素B和5-氟胞嘧啶联合治疗。两性霉素B首次试验剂量为0.1mg/kg，静脉滴注，半小时内滴完；若无不良反应，逐渐增加剂量至0.75～1.0mg/（kg·d），疗程1个月左右，使总剂量达30.0mg/kg	（1）侵袭性念珠菌病（包括中枢神经系统感染）：静脉注射，每次1.0mg/kg，每日1次。对于中枢神经系统感染，若使用后临床症状无改善，可联合5-氟胞嘧啶（每次25.0mg/kg，每日4次） （2）中枢神经系统和播散性隐球菌疾病：诱导治疗：静脉注射，每次1.0mg/kg，每日1次，持续2周；需联合5-氟胞嘧啶进行治疗（每日100.0mg/kg，分4次口服） （3）治疗芽生菌病：新生儿：每次1.0mg/kg，每日1次

【注意事项】

本药毒性大，不良反应多见，可导致肝肾功能损害。用药中应密切监护血常规、尿常规、肝肾功能、血钾、心电图等。如尿素氮或血肌酐明显升高，应减量或暂停治疗，直到肾功能恢复。用药时应避光滴注，避免外漏。与其他肾毒性药物合用可增强其肾毒性。

【药物代谢动力学数据】（一般为成人数据，如为新生儿数据均标出）

分布	脑脊液分布	代谢	排泄	半衰期	血浆蛋白结合率	乳汁排泄
主要分布于肾、肝、脾、肾上腺、肺	成人脑脊液浓度约为血浆浓度的2.5%，早产儿及新生儿（n=13；胎龄24～40周；体重580～3320g）脑脊液浓度为血清浓度的40%～90%	具体代谢途径尚不清楚	排泄缓慢，给药后7天约40%经肾脏排泄，其中2%～5%为原形，停药后7周尿液中仍可检测到	早产儿及新生儿（n=13；胎龄24～40周；体重580～3320g）：14.8小时（范围：5～82小时）；婴儿及儿童（n=10；年龄17天至15岁）：17.7±17.6小时（范围17.46～693小时）；婴儿及儿童（n=13，年龄3周至18岁）：9.93±1.5小时（范围5.54～20.9小时）	91%～95%	哺乳期妇女应充分权衡利弊。另有文献表明本品蛋白结合率高和分子量大，经乳汁排泄的可能性小；口服几乎不吸收，对经母乳喂养婴儿带来全身风险的概率小

【参考文献】

［1］PAPPAS PG，KAUFFMAN CA，ANDES DR，et al. Clinical practice guideline for the management of candidiasis：2016 update by the Infectious Diseases Society of America［J］. Clin Infect Dis，2016，62（4）：e1–e50.

［2］KIM J，NAKWA FL，ARAUJO MOTTA F，et al. A randomized，double-blind trial investigating the efficacy of caspofungin versus amphotericin B deoxycholate in the treatment of invasive candidiasis in neonates and infants younger than 3 months of age［J］. J Antimicrob Chemother，2020，75（1）：215–220.

［3］PERFECT JR，DISMUKES WE，DROMER F，et al. Clinical Practice Guidelines for the Management of Cryptococcal Disease：2010 Update by the Infectious Diseases Society of America［J］. Clin Infect Dis，2010，50（3）：291–322.

［4］CHAGAN SW，DISMUKES WE，PROIA LA，et al. Clinical practice guidelines for the management of blastomycosis：2008 update by the Infectious Diseases Society of America［J］. Clin Infect Dis，2008，46（12）：1801–1812.

[5] COLLETTE N, VAN D AP, LOPEZ AP, et al. Tissue concentrations and bioactivity of amphotericin B in cancer patients treated with amphotericin B-deoxycholate [J]. Antimicrob Agents Chemother, 1989, 33 (3): 362–368.

[6] FELTON T, TROKE PF, HOPE WW. Tissue penetration of antifungal agents [J]. Clin Microbiol Rev, 2014, 27 (1): 68–88.

[7] JANKNEGT R, DE MARIE S, BAKKER-WOUDENBERG IA, et al. Liposomal and lipid formulations of amphotericin B. Clinical pharmacokinetics [J]. Clin Pharmacokinet, 1992, 23 (4): 279–291.

[8] MACTAL-HAAF C, HOFFMAN M, KUCHTA A. Use of anti-infective agents during lactation, Part 3: Antivirals, antifungals, and urinary antiseptics [J]. J Hum Lact, 2001, 17 (2): 160–166.

[9] BALEY JE, MEYERS C, KLIEGMAN RM, et al. Pharmacokinetics, outcome of treatment, and toxic effects of amphotericin B and 5-fluorocytosine in neonates [J]. J Pediatr, 1990, 116 (5): 791–797.

[10] SILVER C, ROSTAS S. Comprehensive drug utilization review in neonates: liposomal amphotericin B [J]. J Pharm Pharmacol, 2018, 70 (3): 328–334.

[11] STARKE JR, MASON EO JR, KRAMER WG, et al. Pharmacokinetics of amphotericin B in infants and children [J]. J Infect Dis, 1987, 155 (4): 766–774.

[12] KOREN G, LAU A, KLEIN J, et al. Pharmacokinetics and adverse effects of amphotericin B in infants and children [J]. J Pediatr, 1988, 113 (3): 559–563.

两性霉素B脂质体
（Liposomal amphotericin）

【适应证】

多烯类抗真菌药物，用于敏感真菌所致的深部真菌感染，且病情呈进行性发展如败血症、心内膜炎、脑膜炎（隐球菌及其他真菌所致）、腹腔感染（包括与透析相关者）、肺部感染、尿路感染。

【用法用量】

	中国	美国	英国
说明书	无新生儿用药相关信息	无新生儿用药相关信息 儿童： 每日3.0～4.0mg/kg，每日1次	无新生儿用药相关信息 1个月至18岁儿童： （1）真菌感染：起始给予每日1.0mg/kg，每日1次，之后逐渐增至每日3.0mg/kg。最佳疗程尚未确定，参照Ambisome的使用经验，常用方案为：累积总量1000.0～3000.0mg，疗程3～4周 （2）毛霉菌病：起始剂量每日5.0mg/kg，每日1次。疗程取决于患者病理生理状态，常用疗程6～8周，对于深部感染、长期化疗或中性粒细胞减少患者可能需要更长的疗程 （3）内脏利什曼病：累积总量为21.0～30.0mg/kg，疗程为10～21天 （4）发热伴中性粒细胞减少患者经验性治疗：每日3.0mg/kg，每日1次，疗程持续至体温恢复正常后3天，在任何情况下，疗程不宜超过42天

	中国	英国
处方集	无新生儿用药相关信息 儿童（未特别标注年龄）： 起始给予每日0.1mg/kg，每日1次，之后每日1.0mg/kg，逐日递增至每日3.0mg/kg；严重感染，可增加剂量至每日5.0mg/kg。肝功能损害者无需减量	无法耐受两性霉素B普通制剂不良反应（尤其是肾毒性）的严重全身性或深部真菌感染、对广谱抗生素治疗无效的发热伴中性粒细胞减少患者： 每日1.0mg/kg，每日1次，必要时增至每日3.0mg/kg，最大剂量每日5.0mg/kg

	《实用新生儿学》	其他文献
专著文献	侵袭性念珠菌病： 每日3.0～5.0mg/kg。可用于两性霉素B治疗无效或不耐受，且泌尿系统无累及者	（1）侵袭性念珠菌病： 替代治疗（泌尿系统无累及）：常用剂量为每次3.0～5.0mg/kg，每日1次，据报道最高用量为每日7.0mg/kg，疗程持续至血培养转阴和临床症状好转后至少2周。对于中枢神经系统感染，用量为每日5.0mg/kg，若使用后临床症状无改善，可联合5-氟胞嘧啶（每次25.0mg/kg，每日4次） （2）预防中性粒细胞减少和发热至少4天的血液肿瘤患儿发生侵袭性真菌感染： 每次1.0～3.0mg/kg，每日1次 （3）侵袭性曲霉菌病： ≥1个月儿童：每次3.0～5.0mg/kg，每日1次，疗程为6～12周 （4）中枢神经系统和播散性隐球菌疾病： 诱导治疗（作为两性霉素B不耐受的替代治疗）：静脉注射，每日5.0mg/kg，需联合氟胞嘧啶（每日100.0mg/kg，分4次口服）进行治疗

【注意事项】

用药过程中可引起急性肾损伤、低钾血症及输液反应，与其他肾毒性药物合用可增强其肾毒性，用药过程中应定期监测肾功能和电解质水平。本药与两性霉素B脱氧胆酸盐制剂剂量不可直接互换。

【药物代谢动力学数据】（一般为成人数据，如为新生儿数据均标出）

分布	脑脊液分布	代谢	排泄	半衰期	血浆蛋白结合率	乳汁排泄
主要分布在肝、脾，其次为肺、肾，心肌和脑部浓度低	儿童（n＝14；年龄0.4～19.5岁）：脑脊液浓度约为血浆浓度的0.13%（0.02%～0.92%）	体内不代谢	7天内以不到10%原形药物从粪便和尿液排出	成人半衰期：首次给药后为7～10小时；给药49天后为100～153小时。免疫低下儿童半衰期（n＝40，年龄1～17岁）：不同日剂量2.5mg/kg、5mg/kg、7.5mg/kg和10mg/kg首次给药后半衰期分别为8.8±2.1小时、12.6±8.4小时、13.5±8.6小时、8.7±3.8小时；多次给药后分别为14.3±7.5小时（3～29天）、17.9±4.8小时（2～27天）、21.3±8.8小时（1～33天）、27.4±23.5小时（1～42天）	尚无数据	目前缺乏本品在乳汁中排泄的数据，考虑到其潜在的不良反应，哺乳期妇女应充分权衡利弊

【参考文献】

［1］QUEIROZ TF，BEREZIN E，LEVERGER G，et al．Micafungin versus liposomal amphotericin B for pediatric patients with invasive candidiasis：substudy of a randomized double-blind trial［J］．Pediatr Infect Dis J，2008，27（9）：820–826．

［2］JUSTER RA，FLIDEL-RIMON O，AMITAY M，et al．High-dose liposomal amphotericin B in the therapy of systemic candidiasis in neonates［J］．Eur J Clin Microbiol Infect Dis，2003，22（10）：603–607．

［3］PAPPAS PG，KAUFFMAN CA，ANDES DR，et al．Clinical practice guideline for the management of candidiasis：

2016 update by the Infectious Diseases Society of America [J]. Clin Infect Dis，2016，62（4）：e1–e50.

[4] HOPE WW，CASTAGNOLA E，GROLL AH，et al. ESCMID* guideline for the diagnosis and management of Candida diseases 2012：Prevention and management of invasive infections in neonates and children caused by *Candida* spp [J]. Clin Microbiol Infect，2012，18：38–52.

[5] GROLL AH，CASTAGNOLA E，CESARO S，et al. Fourth European Conference on Infections in Leukaemia（ECIL-4）：Guidelines for diagnosis，prevention，and treatment of invasive fungal diseases in paediatric patients with cancer or allogeneic haemopoietic stem-cell transplantation [J]. Lancet Oncol，2014，15：e327–e340.

[6] LEHRNBECHER T，ROBINSON P，FISHER B，et al. Guideline for the Management of Fever and Neutropenia in Children With Cancer and Hematopoietic Stem-Cell Transplantation Recipients：2017 Update [J]. J Clin Oncol，2017，35：2082–2094.

[7] PATTERSON TF，THOMPSON GR，DENNING DW，et al. Practice guidelines for the diagnosis and management of aspergillosis：2016 update by the Infectious Diseases Society of America [J]. Clin Infect Dis，2016，63（4）：e1–e60.

[8] PERFECT JR，DISMUKES WE，DROMER F，et al. Clinical Practice Guidelines for the Management of Cryptococcal Disease：2010 Update by the Infectious Diseases Society of America [J]. Clin Infect Dis，2010，50（3）：291–322.

[9] VOGELSINGER H，WEILER S，DJANANI A，et al. Amphotericin B tissue distribution in autopsy material after treatment with liposomal amphotericin B and amphotericin B colloidal dispersion [J]. J Antimicrob Chemother，2006，57（6）：1153–1160.

[10] JANKNEGT R，DE MARIE S，BAKKER-WOUDENBERG IA，et al. Liposomal and lipid formulations of amphotericin B. Clinical pharmacokinetics [J]. Clin Pharmacokinet，1992，23（4）：279–291.

[11] STRENGER V，MEINITZER A，DONNERER J，et al. Amphotericin B transfer to CSF following intravenous administration of liposomal amphotericin B [J]. J Antimicrob Chemother，2014，69（9）：2522–2526.

[12] GROLL AH, RIJNDERS BJA, WALSH TJ, et al. Clinical Pharmacokinetics, Pharmacodynamics, Safety and Efficacy of Liposomal Amphotericin B [J]. Clin Infect Dis, 2019, 68 (Suppl 4): S260–S274.
[13] SEIBEL NL, SHAD AT, BEKERSKY I, et al. Safety, Tolerability, and Pharmacokinetics of Liposomal Amphotericin B in Immunocompromised Pediatric Patients [J]. Antimicrob Agents Chemother, 2017, 61 (2): e01477–16.

氟胞嘧啶
（Flucytosine）

【适应证】

抗真菌药物，用于念珠菌属及隐球菌属所致的感染，一般联合氟康唑或两性霉素用药。

【用法用量】

	中国	美国	英国
说明书	无新生儿用药相关信息	药物在儿童中的有效性和安全性尚未经过系统的研究 一项新生儿的研究：治疗系统性念珠菌病，每日给予25.0～200.0mg/kg（与两性霉素B联用），未见明显的不良反应	无新生儿用药相关信息

	中国	英国
处方集	（1）新生儿：50.0mg/kg，每12小时1次 （2）婴儿或儿童：50.0mg/kg，每6小时1次。对于敏感真菌，25.0～37.5mg/kg，每6小时1次，治疗一般不超过7日，对于隐球菌脑膜炎，疗程至少4个月	用于隐球菌性脑膜炎、全身性真菌感染，与两性霉素B联合用药 口服或静脉滴注：每次50.0mg/kg，每12小时1次

	《实用新生儿学》	其他文献
专著文献	口服，每次12.5～37.5mg/kg，每6小时1次	口服，每日75.0～100.0mg/kg

【注意事项】

用药期间定期监测血常规。血液病患者、肝功能减退者慎用。肾功能受损者应定期监测血药浓度，血药浓度以40.0～60.0μg/ml为宜，最高不宜超过80.0μg/ml，否则易出现血液及肝脏的不良反应。

【药物代谢动力学数据】（一般为成人数据，如为新生儿数据均标出）

分布	脑脊液分布	代谢	排泄	半衰期	血浆蛋白结合率	乳汁排泄
广泛分布于全身主要脏器 静脉给药后，药物在主要脏器中浓度大于或等于同期血药浓度。药物亦可进入感染的腹腔、关节腔及房水中。静脉给药后表观分布容积约为0.78±0.13L/kg	易通过血脑屏障，炎性脑脊液中药物浓度可达同期血药浓度的50%～100%	基本不代谢	经肾小球滤过排泄，约90%以上的药物以原形自尿液排出	2.5～6小时（口服给药后） 3～6小时（静脉给药后） 3名接受每日25.0mg/kg剂量药物的婴儿，药物中位半衰期为7.4小时	2.9%～4.0%（静脉给药后）	用药期间乳母应避免授乳

【参考文献】

［1］FERNANDEZ M，MOYLETT EH，NOYOLA DE，et al．Candidal meningitis in neonates：a 10-year review［J］. Clin Infect Dis，2000，31（2）：458-463.

［2］BELLMANN R，SMUSZKIEWICZ P．Pharmacokinetics of antifungal drugs：practical implications for optimized treatment of patients［J］. Infection，2017，45（6）：737-779.

氟康唑
（Fluconazole）

【适应证】

三唑类抗真菌药物，用于治疗或预防下列真菌感染性疾病：系统性念珠菌病、隐球菌病、黏膜念珠菌病（包括口咽、食管念珠菌病，念珠菌尿及慢性皮肤黏膜念珠菌病）以及免疫功能正常者的地方性深部真菌病（如球孢子菌病、孢子丝菌病等）。

【用法用量】

	中国	美国	英国
说明书	未特别区分标注新生儿用法 儿童疗程以临床和真菌学疗效而定。每日用药剂量不应超过成人最大用药量，应每日单剂量给药 黏膜念珠菌病：每日推荐剂量为3.0mg/kg，第一天可使用饱和剂量6.0mg/kg 系统性念珠菌病和隐球菌脑膜炎：根据疾病的严重程度，每日推荐剂量为6.0～12.0mg/kg 预防免疫损伤者一化疗或放疗后中性粒细胞减少患儿的真菌感染，根据中性粒细胞减少出现时间的长短和期限，剂量应为每日3.0～12.0mg/kg 年龄<2周的患儿，按年龄较大患儿用药剂量，每72小时给药1次；年龄为3～4周的患儿，相同剂量每48小时给药1次	新生儿用量可参照大年龄儿童，每次3.0～12.0mg/kg，前两周给药间隔为每72小时1次，之后为每日1次给药	新生儿（0～27天）： 0～14天：6.0～12.0mg/kg，每72小时给药1次 15～27天：6.0～12.0mg/kg，每48小时给药1次 儿童（28天至11岁）： （1）黏膜念珠菌病：初始给予6.0mg/kg，之后给予3.0mg/kg，每日1次 （2）侵袭性念珠菌病、隐球菌性脑膜炎：6.0～12.0mg/kg，每日1次 （3）预防复发风险高的儿童、隐球菌脑膜炎患者复发的维持治疗：6.0mg/kg，每日1次 （4）预防免疫功能低下患儿念珠菌感染：3.0～12.0mg/kg，每日1次

	中国	英国
处方集	未特别区分标注新生儿用法 儿童每日最大剂量不应超过成人每日最高剂量。可口服和静脉给药，从静脉给药改为口服给药时，不需要改变每日剂量 （1）黏膜念珠菌： <2周：每次3.0mg/kg，每72小时给药1次 3～4周：每次3.0mg/kg，每48小时给药1次 >4周：每日3.0mg/kg，首日可给予6.0mg/kg负荷剂量，疗程7～14天 其他黏膜感染如食管炎、念珠菌尿以及非侵袭性念珠菌感染疗程14～30天 （2）系统性念珠菌病和隐球菌感染： <2周：每次6.0mg/kg，每72小时给药1次 3～4周：每次6.0mg/kg，每48小时给药1次	静脉或口服给药： （1）黏膜念珠菌病（生殖器感染除外）： 0～14天：首日3.0～6.0mg/kg，随后3.0mg/kg，每72小时给药1次 14～28天：首日3.0～6.0mg/kg，随后3.0mg/kg，每48小时给药1次 （2）侵袭性念珠菌感染（包括念珠菌血症和播散性念珠菌感染）和隐球菌感染（包括脑膜炎）： 0～14天：6.0～12.0mg/kg，每72小时给药1次 14～28天：6.0～12.0mg/kg，每48小时给药1次 剂量根据临床反应调整（隐球菌感染至少持续8周） （3）免疫缺陷患者预防真菌感染： 0～14天：3.0～12.0mg/kg，每72小时给药1次 14～28天：3.0～12.0mg/kg，每48小时给药1次 根据中性粒细胞减少的程度和持续时间调整剂量

	《实用新生儿学》	其他文献
专著文献	静脉或口服给药 治疗量：每次6.0～12.0mg/kg，预防量每次3.0mg/kg，＜1000g的早产儿中心静脉置管期间，每次3.0mg/kg，每周2次 给药频次如下： 胎龄≤29周，日龄0～14天，每72小时给药1次；日龄＞14天，每48小时给药1次 胎龄30～36周，日龄0～14天，每48小时给药1次；日龄＞14天，每24小时给药1次 胎龄37～44周，日龄0～7天，每48小时给药1次；日龄＞7天，每24小时给药1次	（1）预防侵袭性念珠菌感染（体重≤1000g或1500g）：静脉或口服给药，每次3.0～6.0mg/kg，每周2次，疗程通常为4～6周 （2）新生儿念珠菌病：静脉或口服给药，首先给予25.0mg/kg的负荷剂量，然后每日12.0mg/kg，念珠菌血症的疗程应持续至临床症状缓解和末次血培养转阴2周 （3）原发性免疫缺陷患者念珠菌病的预防（具有侵袭性真菌病高风险或表现为慢性真菌感染）：口服给药，每次6.0～12.0mg/kg，每日1次 （4）中枢神经系统和播散性隐球菌疾病： 巩固治疗：口服给药，每日10.0～12.0mg/kg，持续8周 维持治疗：口服给药，每日6.0mg/kg （5）隐球菌性肺炎：口服给药，每日6.0～12.0mg/kg，持续6～12个月 （6）球孢子菌病：静脉或口服给药，每日6.0～12.0mg/kg，疗程持续至可以排除感染 （7）鹅口疮： 静脉或口服给药，首日6.0mg/kg，随后3.0～6.0mg/kg，持续2周 给药间隔：胎龄26～29周，日龄≤14天，每72小时1次；日龄＞14天，每日1次。胎龄＞29周，每日1次

【注意事项】

用药时需监测肝肾功能，已有潜在心律失常病情的患儿慎用。氟康唑是CYP2C9的强效抑制剂和CYP3A4的中效抑制剂，如同时使用经CYP2C9和CYP3A4代谢且治疗窗窄的药物应密切监测。

【药物代谢动力学数据】（一般为成人数据，如为新生儿数据均标出）

吸收	分布	脑脊液分布	代谢	排泄	半衰期	血浆蛋白结合率	乳汁排泄
口服吸收良好，生物利用度为90%，食物不影响其吸收	体内分布广泛，氟康唑在皮肤和尿液中的浓度是血中浓度的10倍，唾液、痰液、水疱液、阴道液中的浓度与血中浓度相似	能很好地渗透到脑脊液中，为血液浓度的80%	肝中少量代谢。氟康唑是CYP2C9、CYP3A4、CYP2C19的抑制剂	主要是通过尿液以原形排出	早产儿（胎龄26～29周），生后36小时，半衰期为73.6小时；生后6天，半衰期为53.2小时，生后12天，半衰期为46.6小时	11%～12%	乳汁浓度与血浆药物浓度相似。如果单次使用150.0mg药物，可继续哺乳，如果多次或大剂量用药，建议乳母停止授乳

【参考文献】

[1] PAPPAS PG，KAUFFMAN CA，ANDES DR，et al. Clinical practice guideline for the management of candidiasis: 2016 update by the Infectious Diseases Society of America [J]. Clin Infect Dis，2016，62（4）: e1–e50.

[2] HOPE WW，CASTAGNOLA E，GROLL AH，et al. ESCMID* guideline for the diagnosis and management of Candida diseases 2012: prevention and management of invasive infections in neonates and children caused by Candida spp [J]. Clin Microbiol Infect，2012，18（7）: 38–52.

［3］ROBATI AM，NOURI-VASKEH M，ABDOLI OS. Fluconazole prophylaxis against invasive candidiasis in very low and extremely low birth weight preterm neonates：a systematic review and meta-analysis［J］. Clin Exp Pediatr，2021，64（4）：172–179.

［4］LEONART LP，TONIN FS，FERREIRA VL，et al. Fluconazole Doses Used for Prophylaxis of Invasive Fungal Infection in Neonatal Intensive Care Units：A Network Meta-Analysis［J］. J Pediatr，2017，185：129–135.

［5］HORNIK CD，BONDI DS，GREENE NM，et al. Review of Fluconazole Treatment and Prophylaxis for Invasive Candidiasis in Neonates［J］. J Pediatr Pharmacol Ther，2021，26（2）：115–122.

［6］AGUILAR C，MALPHETTES M，DONADIEU J，et al. Prevention of infections during primary immunodeficiency［J］. Clin Infect Dis，2014，59：1462–1470.

［7］ANTACHOPOULOS C. Invasive fungal infections in congenital immunodeficiencies［J］. Clin Microbiol Infect，2010，16：1335–1342.

［8］ULLMANN AJ，AGUADO JM，ARIKAN-AKDAGLI S，et al. Diagnosis and management of Aspergillus diseases：Executive summary of the 2017 ESCMID-ECMM-ERS guideline［J］. Clin Microbiol Infect，2018，24：e1–e38.

［9］PERFECT JR，DISMUKES WE，DROMER F，et al. Clinical Practice Guidelines for the Management of Cryptococcal Disease：2010 Update by the Infectious Diseases Society of America［J］. Clin Infect Dis，2010，50（3）：291–322.

［10］PERFECT JR，BICANIC T. Cryptococcosis diagnosis and treatment：What do we know now［J］. Fungal Genet Biol，2015，78：49–54.

［11］GALGIANI JN，AMPEL NM，BLAIR JE，et al. 2016 Infectious Diseases Society of America（IDSA）Clinical Practice Guideline for the treatment of coccidioidomycosis［J］. Clin Infect Dis，2016，63（6）：e112–e146.

［12］EICHENWALD EC，ed. Cloherty and Stark's Manual of Neonatal Care. 8th ed.［M］. Philadelphia，PA：Lippincott Williams & Wilkins，2017.

[13] WATT KM, BENJAMIN DK JR, CHEIFETZ IM, et al. Pharmacokinetics and safety of fluconazole in young infants supported with extracorporeal membrane oxygenation [J]. Pediatr Infect Dis J, 2012, 31 (10): 1042–1047.

[14] HSIEH E, HORNIK C, CLARK R, et al. Medication use in the neonatal intensive care unit [J]. Am J Perinatol, 2014, 31 (9): 811–821.

[15] MANOSUTHI W, CHETCHOTISAKD P, NOLEN TL, et al. Monitoring and impact of fluconazole serum and cerebrospinal fluid concentration in HIV-associated cryptococcal meningitis-infected patients [J]. HIV Med, 2010, 11 (4): 276–281.

[16] DEBRUYNE D, RYCKELYNCK JP. Clinical pharmacokinetics of fluconazole [J]. Clin Pharmacokinet, 1993, 24 (1): 10–27.

[17] STEVENS DA. The new generation of antifungal drugs [J]. Eur J Clin Microbiol Infect Dis, 1988, 7: 732–735.

伏立康唑
（Voriconazole）

【适应证】

三唑类抗真菌药物，用于治疗侵袭性曲霉病、念珠菌血症及其他深部组织念珠菌感染、食管念珠菌病、尖端赛多孢子菌及镰刀菌引起的严重感染。

【用法用量】

	中国	美国	英国
说明书	无新生儿用药相关信息 2～12岁儿童： 静脉给药：每次7.0mg/kg，每日2次 口服给药：每次200.0mg，每日2次，口服和静脉给药均不推荐给予负荷剂量	无新生儿用药相关信息 儿童（2～12岁）和低体重的青少年（12～14岁且＜50kg）： （1）侵袭性曲霉菌、非中性粒细胞减少念珠菌血症和其他深部组织念珠菌感染、尖端赛多孢子菌及镰刀菌所致严重感染： 负荷剂量：静脉给药，前2次负荷剂量9.0mg/kg，每12小时给药1次 维持剂量：静脉给药：每次8.0mg/kg，每12小时给药1次；口服给药：每次9.0mg/kg，每12小时给药1次（12小时最大剂量不超过350.0mg） （2）食管念珠菌病：负荷剂量尚不清楚，维持剂量： 静脉给药：每次4.0mg/kg，每12小时给药1次 口服给药：每次9.0mg/kg，每12小时给药1次（12小时最大剂量不超过350.0mg）	无新生儿用药相关信息 儿童（2～12岁）和低体重的青少年（12～14岁且＜50kg）： 静脉给药：前2次给予负荷剂量9.0mg/kg，每12小时给药1次，之后给予维持剂量每次8.0mg/kg，每12小时给药1次 口服给药：每次9.0mg/kg，每日2次，单次最大剂量不超过350.0mg。建议起始给予静脉方案，在临床症状明显改善后可考虑改为口服序贯治疗

	中国	英国
处方集	无新生儿用药相关信息 2～12岁： 静脉给药：每次7.0mg/kg，每12小时给药1次 口服给药：每次200.0mg，每12小时给药1次 静脉和口服给药均不需给予负荷剂量。若儿童患者静脉给药不能耐受7.0mg/kg，可以考虑减量到4.0mg/kg，每12小时给药1次	无新生儿用药相关信息 2～11岁和12～14岁（体重＜50kg）： 静脉给药：前2次负荷剂量9.0mg/kg，每12小时给药1次，之后给予维持剂量每次8.0mg/kg，每12小时给药1次 口服给药：9.0mg/kg，每12小时给药1次，单次最大给药剂量不超过350.0mg

	《实用新生儿学》	其他文献
专著文献	无新生儿用药相关信息	新生儿严重真菌感染： 静脉给药：每日12.0～20.0mg/kg，每8～12小时给药1次，最高日剂量为24.0mg/kg（基于23位新生儿，大部分为早产儿）；另有研究表明给药剂量为每日4.0～8.0mg/kg，每12小时给药1次。口服给药用量同静脉给药

【注意事项】

用药过程中可能引起肝损伤、视觉障碍、光毒性及QT间期延长。注射剂含有赋形剂磺丁倍他环糊精钠，在肌酐清除率＜50ml/min患儿中易发生蓄积，建议选用口服制剂，除非利大于弊。部分国产注射用伏立康唑辅料含有乙醇，避免合用易引起双硫仑反应的抗菌药物。

【药物代谢动力学数据】（一般为成人数据，如为新生儿数据均标出）

吸收	分布	脑脊液分布	代谢	排泄	半衰期	血浆蛋白结合率	乳汁排泄
口服后吸收迅速而完全，2～15岁儿童口服吸收生物利用度为45%～73%，低于成人96%。与食物同服会使其吸收减少，宜餐前1小时或餐后至少1小时服用	体内组织分布广，包括脑、肝、肾、肺、肺泡上皮衬液、心脏、皮肤及胸膜	约为血药浓度的50%	在肝脏经P450酶代谢，主要经CYP2C19代谢，部分经CYP2C9和CYP3A4代谢。代谢物为N-氧化物，活性微弱	仅有少于2%的原形药物自尿液排出	2～11岁儿童半衰期约为11小时，个体差异较大	蛋白结合率约为58%	尚不清楚本品是否经乳汁分泌，建议乳母使用时停止授乳

【参考文献】

［1］CELIK IH，DEMIREL G，OGUZ SS，et al. Compassionate use of voriconazole in newborn infants diagnosed with severe invasive fungal sepsis［J］. Eur Rev Med Pharmacol Sci，2013，17（6）：729–734.

［2］DOBY EH，BENJAMIN DK JR，BLASCHKE AJ，et al. Therapeutic monitoring of voriconazole in children less than three years of age：a case report and summary of voriconazole concentrations for ten children［J］. Pediatr Infect Dis J，2012，31（6）：632–635.

［3］TURAN O，ERGENEKON E，HIRFANOĞLU IM，et al. Combination antifungal therapy with voriconazole for persistent candidemia in very low birth weight neonates［J］. Turk J Pediatr，2011，53（1）：19–26.

［4］FRANKENBUSCH K，EIFINGER F，KRIBS A，et al. Severe primary cutaneous aspergillosis refractory to amphotericin B and the successful treatment with systemic voriconazole in two premature infants with extremely low birth weight［J］. J Perinatol，2006，26（8）：511–514.

［5］KOHLI V，TANEJA V，SACHDEV P，et al. Voriconazole in newborns［J］. Indian Pediatr，2008，45（3）：

236–238.

[6] KARLSSON MO, LUTSAR I, MILLIGAN PA. Population pharmacokinetic analysis of voriconazole plasma concentration data from pediatric studies [J]. Antimicrob Agents Chemother, 2009, 53 (3): 935–944.

[7] MICHAEL C, BIERBACH U, FRENZEL K, et al. Voriconazole pharmacokinetics and safety in immunocompromised children compared to adult patients [J]. Antimicrob Agents Chemother, 2010, 54 (8): 3225–3232.

卡泊芬净
（Caspofungin）

【适应证】

棘白菌素类抗真菌药物，用于经验性治疗中性粒细胞减少、伴发热患者的可疑真菌感染；治疗念珠菌血症及其他部位念珠菌（腹腔、腹膜及胸膜腔）感染；治疗食管念珠菌病；治疗对其他治疗无效或者无法耐受（两性霉素B、两性霉素B脂质体、伊曲康唑）患儿的侵袭性曲霉菌病。

【用法用量】

	中国	美国	英国
说明书	无新生儿用药相关信息 儿童（3个月至17岁）： 首日给予70.0mg/m^2，之后给予50.0mg/m^2，每日1次，负荷剂量和每日维持剂量均不应超过70.0mg/m^2。若50.0mg/m^{2}日剂量临床效果不佳，且患儿可耐受，可将每日用量增至70.0mg/m^2	无新生儿用药相关信息 3个月至17岁儿童： 首日给予70.0mg/m^2，之后给予50.0mg/m^2，每日1次，负荷剂量和维持剂量均不应超过70.0mg/m^2。若50.0mg/m^{2}日剂量临床效果不佳，且患儿可耐受，可将每日用量增至70.0mg/m^2	12月以下儿童的安全性和有效性尚未确定。如需使用，可参考以下剂量： 新生儿和小于3个月婴儿： 每日25.0mg/m^2，每日1次 3～11个月婴儿： 每日50.0mg/m^2，每日1次

	中国	英国
处方集	缓慢静脉输注 1～3个月：每次25.0mg/m^2，每日1次 3个月至1岁：每次50.0mg/m^2，每日1次 3个月至17岁：首日给予70.0mg/m^2，之后给予50.0mg/m^2，每日1次，负荷剂量和维持剂量均不应超过70.0mg/m^2。若50.0mg/m^{2}日剂量临床效果不佳，且患儿可耐受，可将每日用量增至70.0mg/m^2	静脉滴注 新生儿：每次25.0mg/m^2，每日1次 1～2个月：每次25.0mg/m^2，每日1次 3～11个月：每次50.0mg/m^2，每日1次

	《实用新生儿学》	其他文献
专著文献	静脉输注，25.0mg/m^2，每日1次，每次输注至少1小时	（1）侵袭性念珠菌病： 按体重给药：每次2.0mg/kg，每日1次 念珠菌血症的疗程应持续至临床症状好转和末次血培养转阴2周 （2）造血干细胞移植的抗真菌预防： 每次50.0mg/m^2，每日1次

【注意事项】

药物使用过程中可能引起肝损害、低血压、皮疹及腹泻。因本品在含有右旋糖的溶液中不稳定，故配置时不得使用含有右旋糖的溶液稀释。本品只可静脉输注给药。

【药物代谢动力学数据】（一般为成人数据，如为新生儿数据均标出）

分布	脑脊液分布	代谢	排泄	半衰期	血浆蛋白结合率	乳汁排泄
给药后肺、肾、肝浓度最高，其次为脾和心脏	数据有限，仅有1例儿童和成人数据，均提示脑脊液浓度低于检测限	通过水解和N-乙酰化作用缓慢代谢。也可通过自发化学降解为一个开环肽复合物L-7479。体外研究显示本品不抑制P450酶	约74%原药及其代谢物排出：41%通过尿液，34%通过粪便；仅有少量以原形药物（不超过1.4%）从尿液排出	成人：9～11小时，婴儿/儿童：约为8.8小时	92.4%～96.5%	尚不清楚是否经乳汁分泌，应暂停哺乳

【参考文献】

［1］JEON GW，SIN JB．Successful caspofungin treatment of persistent candidemia in extreme prematurity at 23 and 24 weeks' gestation［J］．J Formos Med Assoc，2014，113（3）：191–194.

［2］KIM J，NAKWA FL，ARAUJO MOTTA F，et al．A randomized，double-blind trial investigating the efficacy of caspofungin versus amphotericin B deoxycholate in the treatment of invasive candidiasis in neonates and infants younger than 3 months of age［J］．J Antimicrob Chemother，2020，75（1）：215–220.

［3］PAPPAS PG，KAUFFMAN CA，ANDES DR，et al．Clinical practice guideline for the management of candidiasis：2016 update by the Infectious Diseases Society of America［J］．Clin Infect Dis，2016，62（4）：e1–e50.

［4］FELTON T，TROKE PF，HOPE WW．Tissue penetration of antifungal agents［J］．Clin Microbiol Rev，2014，27（1）：68–88.

［5］ROBERTS JK，STOCKMANN C，CONSTANCE JE，et al．Pharmacokinetics and pharmacodynamics of antibacterials，antifungals，and antivirals used most frequently in neonates and infants［J］．Clin Pharmacokinet，2014，53（7）：581–610.

[6] HSUE G，NAPIER JT，PRINCE RA，et al. Treatment of meningeal coccidioidomycosis with caspofungin [J]. J Antimicrob Chemother，2004，54 (1)：292–294.

[7] NEELY M，JAFRI HS，SEIBEL N，et al. Pharmacokinetics and safety of caspofungin in older infants and toddlers [J]. Antimicrob Agents Chemother，2009，53 (4)：1450–1456.

[8] MATTIUZZI GN，ALVARADO G，GILES FJ，et al. Open-label，randomized comparison of itraconazole versus caspofungin for prophylaxis in patients with hematologic malignancies [J]. Antimicrob Agents Chemother，2006，50：143–147.

[9] DORING M，HARTMANN U，ERBACHER A，et al. Caspofungin as antifungal prophylaxis in pediatric patients undergoing allogeneic hematopoietic stem cell transplantation：A retrospective analysis [J]. BMC Infect Dis，2012，12：151.

[10] MAXIMOVA N，SCHILLANI G，SIMEONE R，et al. Comparison of Efficacy and Safety of Caspofungin Versus Micafungin in Pediatric Allogeneic Stem Cell Transplant Recipients：A Retrospective Analysis [J]. Adv Ther，2017，34：1184–1199.

米卡芬净
（Micafungin）

【适应证】

棘白菌素类抗真菌药物，用于由曲霉菌和念珠菌引起的下列感染：菌血症、呼吸道真菌病、胃肠道真菌病等。

【用法用量】

	中国	美国	英国
说明书	无新生儿用药相关信息	用于治疗念珠菌血症，急性播散性念珠菌病、念珠菌腹膜炎和脓肿 <4个月（不伴有脑膜炎和眼部感染）：每日4.0mg/kg，每日1次	（1）侵袭性念珠菌感染： <4个月（包括新生儿）：每日4.0～10.0mg/kg，每日1次；疗程至少14天。使用剂量4.0mg/kg，接近成人接受100.0mg/d治疗时的药物暴露水平；如果怀疑中枢神经系统感染，应使用更高的剂量（如10.0mg/kg） （2）预防念珠菌感染： <4个月（包括新生儿）：每日2.0mg/kg，每日1次；疗程应在中性粒细胞恢复后至少给药1周

	中国	英国
处方集	无新生儿用药相关信息	（1）侵袭性念珠菌病： 每日2.0mg/kg，每日1次，至少使用14天；必要时剂量可增至每日4.0mg/kg （2）接受骨髓移植术或中性粒细胞减少大于10天患儿的念珠菌感染的预防： 每日1.0mg/kg，每日1次，疗程持续至中性粒细胞计数恢复正常后至少7天

	《实用新生儿学》	其他文献
专著文献	静脉给药，每天7.0～10.0mg/kg，每日1次，至少输注1小时。胎龄＜27周，日龄＜14天以及存在脑膜炎的患儿可用最大剂量	（1）治疗系统真菌感染： 每次10.0～15.0mg/kg，每日1次。疗程应根据患儿情况而定，菌血症疗程持续至血培养转阴后至少2周 （2）侵袭性念珠菌病： 新生儿及婴儿：每次8.0mg/kg，每日1次，至少治疗14天

【注意事项】

肝功能不全者慎用本药。在用药时应注意定期监测肝功能。儿童应用时，为降低输液反应，本品输注时间应大于1小时，配制终浓度宜为0.5～4.0mg/ml，若终浓度大于1.5mg/ml，应通过中心静脉给药。

【药物代谢动力学数据】（一般为成人数据，如为新生儿数据均标出）

分布	脑脊液分布	代谢	排泄	半衰期	血浆蛋白结合率	乳汁排泄
不易到达脑和眼，表观分布容积为0.39±0.11L/kg	脑脊液中很少量分布	在肝脏代谢为儿茶酚产物（M1）、甲氧基产物（M2）和开环产物（M5），M5主要通过CYP3A4催化	82.5%通过尿液和粪便排泄，粪便为主要排泄途径（71%）	新生儿：11～13.6小时	＞99%	尚不清楚是否经乳汁分泌，动物实验显示乳汁中可以检测到药物，哺乳期母亲使用时应充分权衡利弊

【参考文献】

［1］BENJAMIN DK JR，KAUFMAN DA，HOPE WW，et al. A phase 3 study of micafungin versus amphotericin B deoxycholate in infants with invasive candidiasis［J］. Pediatr Infect Dis J，2018，37（10）：992-998.

[2] BRADLEY JS, NELSON JD. Nelson's Pediatric Antimicrobial Therapy [M]. 25th ed. Itasca, IL: American Academy of Pediatrics, 2019.

[3] KOVANDA LL, WALSH TJ, BENJAMIN DK JR, et al. Exposure-response analysis of micafungin in neonatal candidiasis: pooled analysis of two clinical trials [J]. Pediatr Infect Dis J, 2018, 37 (6): 580–585.

[4] American Academy of Pediatrics (AAP). Red Book: 2018 Report of the Committee on Infectious Diseases [M]. 31st ed. Itasca, IL: American Academy of Pediatrics, 2018.

[5] SMITH PB, WALSH TJ, HOPE W, et al. Pharmacokinetics of an elevated dosage of micafungin in premature neonates [J]. Pediatr Infect Dis J, 2009, 28 (5): 412–415.

[6] PAPPAS PG, KAUFFMAN CA, ANDES DR, et al. Clinical practice guideline for the management of candidiasis: 2016 update by the Infectious Diseases Society of America [J]. Clin Infect Dis, 2016, 62 (4): e1–e50.

[7] AURITI C, GOFFREDO BM, RONCHETTI MP, et al. High-Dose Micafungin in Neonates and Young Infants with Invasive Candidiasis: Results of a Phase 2 Study [J]. Antimicrob Agents Chemother, 2021, 65 (4): e02494–20.

[8] WASMANN RE, MUILWIJK EW, BURGER DM, et al. Clinical Pharmacokinetics and Pharmacodynamics of Micafungin [J]. Clin Pharmacokinet, 2018, 57 (3): 267–286.

[9] LEROUX S, JACQZ-AIGRAIN E, ELIE V, et al. Pharmacokinetics and safety of fluconazole and micafungin in neonates with systemic candidiasis: a randomized, open-label clinical trial [J]. Br J Clin Pharmacol, 2018, 84 (9): 1989–1999.

[10] ALBANO E, AZIE N, ROY M, et al. Pharmacokinetic and safety profiles of repeated-dose prophylactic micafungin in children and adolescents undergoing hematopoietic stem cell transplantation [J]. J Pediatr Hematol Oncol, 2015, 37 (1): e45–e50.

[11] GREENBERG RG, BENJAMIN DK JR. Neonatal candidiasis: diagnosis, prevention, and treatment [J]. J Infect, 2014, 69 (1): S19–S22.

制霉菌素
（Nystatin）

【适应证】

多烯类抗真菌药物，口服用于预防和治疗口腔、食管和消化道念珠菌病。

【用法用量】

	中国	美国	英国
说明书	未特别区分标注新生儿用法 治疗消化道念珠菌病： 口服，小儿（未对年龄予以特殊说明）每日按体重5.0万～10.0万U/kg，分3～4次服用	未特别区分标注新生儿用法 口腔念珠菌病： 婴儿，口服，20.0万U/次，每日4次，给药后5～10分钟避免进食；疗程持续至口腔症状好转及培养阴性后48小时 注：有限临床数据显示，早产儿和低体重婴儿10.0万U/次，每日4次，治疗有效	未特别区分标注新生儿用法 （1）口腔念珠菌病： 1个月至2岁：10.0万U/次，每日4次 （2）肠道念珠菌病： 1个月至2岁：10.0万U/次，每日4次；新生儿预防用药10.0万U/次，每日1次

	中国	英国
处方集	（1）治疗口腔念珠菌病、肠道和食管念珠菌病： 口服，小儿每日5.0万～10.0万U/kg，分3～4次服用 （2）用于口腔科念珠菌感染： 取适量糊剂涂布，2～3小时1次，涂布后可咽下。口含片，1次1～2片，每日3次（未对年龄予以特殊说明）	新生儿口腔念珠菌病： 餐后口服，10.0万U/次，每日4次，疗程一般为7天，持续至病灶清除后48小时

	《实用新生儿学》	其他文献
专著文献	口服：10.0万U/ml，早产儿0.5ml，每6小时1次；足月儿1ml，每6小时1次 鹅口疮： 常用制霉菌素混悬液口腔内涂擦，或先用1%～4%碳酸氢钠液擦洗口腔，再涂上药物。严重者可配合口服制霉菌素每日20.0万～40.0万U，分2～3次口服	预防侵袭性念珠菌病： 出生体重＜1500g新生儿：口服，10.0万U/次，每日3次，持续6周，适用于侵袭性念珠菌发病率超过10%的新生儿重症监护室

【注意事项】

本品对系统性真菌感染无治疗作用，本品混悬剂在室温下不稳定，宜临用前配制并短期内使用完。

【药物代谢动力学数据】（一般为成人数据，如为新生儿数据均标出）

排泄	乳汁排泄
本药口服和局部用药几乎不吸收，口服后大部分随粪便排出	尚不清楚本品是否经乳汁分泌，虽然本品不经胃肠道吸收，哺乳期妇女使用时应谨慎

【参考文献】

［1］MERSAL A，ALZAHRANI I，AZZOUZ M，et al. Oral Nystatin Versus Intravenous Fluconazole as Neonatal Antifungal Prophylaxis: Non-inferiority Trial［J］. J Clin Neonatol，2013，2（2）：88–92.

［2］RUNDJAN L，WAHYUNINGSIH R，OESWADI CA，et al. Oral nystatin prophylaxis to prevent systemic fungal infection in very low birth weight preterm infants：a randomized controlled trial［J］. BMC Pediatr，2020，20（1）：170.

［3］AUSTIN N，DARLOW BA，MCGUIRE W. Prophylactic oral/topical non-absorbed antifungal agents to prevent invasive fungal infection in very low birth weight infants［J］. Cochrane Database Syst Rev，2009，4：CD003478.

［4］AYDEMIR C，OGUZ SS，DIZDAR EA，et al. Randomised controlled trial of prophylactic fluconazole versus nystatin for the prevention of fungal colonisation and invasive fungal infection in very low birth weight infants［J］. Arch Dis Child Fetal Neonatal Ed，2010，96：F164–F168.

阿昔洛韦
（Acyclovir）

【适应证】

抗疱疹病毒药，是抗单纯疱疹病毒的有效药物，也可用于巨细胞病毒、水痘-带状疱疹病毒感染的治疗。

【用法用量】

	中国	美国	英国
说明书	未特别区分标注新生儿用法 （1）重症生殖器疱疹初治： 婴儿及12岁以下小儿：按体表面积每次250.0mg/m^2，每日3次，每8小时滴注1次，共5日 （2）免疫缺陷者皮肤黏膜单纯疱疹： 婴儿及12岁以下小儿：按体表面积每次250.0mg/m^2，每日3次，每8小时滴注1次，共7日 （3）单纯疱疹性脑炎： 按体重每次10.0mg/kg，每日3次，每8小时滴注1次，共10日 （4）免疫缺陷者合并水痘： 按体重每次10.0mg/kg或按体表面积每次500.0mg/m^2，每日3次，每8小时滴注1次，共10日 以上用法未特别将新生儿标出，但新生儿不应使用含苯甲醇的稀释液配置滴注液	（1）新生儿单纯疱疹病毒感染： 矫正胎龄＜34周：每次20.0mg/kg，每12小时1次，以恒定速度输注1小时以上，持续21天 矫正胎龄≥34周：每次20.0mg/kg，每8小时1次，以恒定速度注入1小时以上，持续21天 （2）免疫功能低下患者的水痘-带状疱疹病毒感染： 12岁以下：每次20.0mg/kg，每8小时1次，以恒定速度注入1小时以上，持续7天	未特别区分标注新生儿用法

	中国	英国
处方集	（1）单纯疱疹病毒感染的治疗： 新生儿至3个月婴儿：静脉滴注，每次20.0mg/kg，每8小时1次，疗程14天，如累及中枢神经系统，疗程21天 （2）水痘-带状疱疹病毒感染的治疗： 新生儿～3个月婴儿：静脉滴注，每次10.0～20.0mg/kg，每8小时1次，疗程至少7天	（1）单纯疱疹病毒的治疗： 新生儿：静脉输注，每次20.0mg/kg，每8小时1次，连用14天。如中枢神经系统感染，至少使用21天，在停药前应确认脑脊液检查阴性 （2）水痘-带状疱疹病毒的治疗： 新生儿：静脉给药，每次10.0～20.0mg/kg，每8小时1次，至少使用7天。中枢神经系统感染时，应治疗10～14天，如为免疫功能不全，疗程应延长 （3）水痘的生后预防： 新生儿：静脉给药，每次10.0mg/kg，每8小时1次，直到血清学结果确认没有病毒

	《实用新生儿学》	其他文献
专著文献	（1）单纯疱疹病毒感染： 静脉给药，每次20.0mg/kg，每8小时1次，皮肤、眼、口腔感染疗程为14天，中枢神经系统或全身感染疗程为21天；如不能进行脑脊液检查，则推荐使用较长的疗程 （2）水痘-带状疱疹病毒感染： 静脉注射，每次10.0mg/kg，每8～12小时1次，疗程为7天	（1）单纯疱疹病毒感染： 1）早产儿： 矫正胎龄＜30周：静脉给药，每次20.0mg/kg，每12小时1次 矫正胎龄30～35周：静脉给药，每次20.0mg/kg，每8小时1次 矫正胎龄36～41周：静脉给药，每次20.0mg/kg，每6小时1次 2）新生儿： 对于中枢神经系统或全身感染的患儿，完成常规静脉治疗后应继续口服阿昔洛韦，每次300.0mg/m^2，每日3次，疗程为6个月 对于进行连续性肾脏替代治疗和/或体外膜氧合治疗的新生儿，剂量为每次30.0mg/kg，每8小时1次 （2）水痘-带状疱疹病毒感染： 新生儿至1个月婴儿：对于中重度病例，首先静脉给药（每日30.0mg/kg，分3次给药），待观察到临床症状明显改善时改用口服治疗（每日80.0mg/kg，分4次给药），对于轻度病例，可直接给予口服治疗，治疗至少7天

【注意事项】

药物对单纯疱疹病毒的潜伏感染和复发无明显效果，不能根除病毒。药物可导致肾功能损害，使用时应注意观察患儿的液量是否充足，同时应监测肾功能、尿常规，必要时按照肌酐清除率调整给药频次。

【药物代谢动力学数据】（一般为成人数据，如为新生儿数据均标出）

分布	脑脊液分布	代谢	排泄	半衰期	血浆蛋白结合率	乳汁排泄
可广泛分布于各组织和体液中，包括脑、肾、肺、肝以及脑脊液、疱疹液中，在肾、肝、小肠中浓度高。出生至3个月婴幼儿的表观分布容积为1.08±0.35L/kg	脑脊液中浓度约为血中浓度的一半	在肝内代谢，主要代谢物占给药量的9%～14%	45%～79%的药物以原形经尿排泄，经粪便排泄低于2%，呼出气中含微量药物	成人的血浆半衰期为2.5小时。在一项研究中，矫正胎龄30周以下的早产儿半衰期为10.2小时，30～36周的早产儿半衰期为6.55小时，36～41周的新生儿半衰期为3小时	9%～33%	每日5次口服200.0mg阿昔洛韦后，药物在乳汁中的浓度为血药浓度的0.6～4.1倍，该情况可导致乳儿暴露于阿昔洛韦每日0.3mg/kg的剂量。故哺乳期妇女应在权衡利弊后使用阿昔洛韦

【参考文献】

[1] SAMPSON MR，BLOOM BT，LENFESTEY RW，et al. Population pharmacokinetics of intravenous acyclovir in preterm and term infants [J]. Pediatr Infect Dis J，2014，33（1）：42-49.

[2] KIMBERLIN DW，BALEY J，COMMITTEE ON INFECTIOUS DISEASES，et al. Guidance on management of asymptomatic neonates born to women with active genital herpes lesions [J]. Pediatrics，2013，131（2）：e635-e646.

[3] HARRIS JB，HOLMES AP. Neonatal Herpes Simplex Viral Infections and Acyclovir：An Update [J]. J Pediatr Pharmacol Ther，2017，22（2）：88-93.

[4] KIMBERLIN DW，WHITLEY RJ，WAN W，et al. Oral acyclovir suppression and neurodevelopment after neonatal herpes [J]. N EngJMed，2011，365（14）：1284-1292.

[5] CIES JJ, MOORE WS, MILLER K, ET AL. Therapeutie drug monitoring of continuous-infusion acyclovir for disseminated herpes simplex virus infection in a neonate receiving concurrent extracorporeal life support and continuous renal replacement therapy [J]. Pharmacotherapy, 2015, 35 (2): 229–233.

[6] BLUMENTAL S, LEPAGE P. Management of varicella in neonates and infants [J]. BMJ Paediatr Open, 2019, 3 (1): e000433.

[7] AIDS info and Panel on Opportunistic Infections in HIV-Exposed and HIV-Infected Children: Guidelines for the prevention and treatment of opportunistic infections among HIV-exposed and HIV-infected children [J]. AIDSinfo, US Department of Health and Human Services. Rockville, MD. 2019.

[8] LASKIN OL. Clinical pharmacokinetics of acyclovir [J]. Clin Pharmacokinet, 1983, 8: 187–201.

[9] WAGSTAFF AJ, FAULDS D, & GOA KL. Aciclovir: a reappraisal of its antiviral activity, pharmacokinetic properties, and therapeutic efficacy [J]. Drugs, 1994, 47 (1): 153–205.

更昔洛韦
（Ganciclovir）

【适应证】

抗疱疹病毒药，用于预防和治疗巨细胞病毒感染，也适用于单纯疱疹病毒感染。

【用法用量】

说明书	中国	美国	英国
	无新生儿用药相关信息	无新生儿用药相关信息	无新生儿用药相关信息

处方集	中国	英国
	无新生儿用药相关信息 儿童静脉用药治疗方案尚不统一，由于儿童药动力学与成人相似，一般可参照成人方案给予二期疗法（未特别标注新生儿用法）： （1）诱导治疗：静脉滴注（1小时以上），每次5.0mg/kg，每12小时1次，共14～21日 （2）维持治疗：静脉滴注（1小时以上），每次5.0mg/kg，每日1次，连续7日，总疗程3～4周	先天性中枢神经系统巨细胞病毒感染： 新生儿：静脉输注，每次6.0mg/kg，每12小时1次，持续6周

	《实用新生儿学》	其他文献
专著文献	巨细胞病毒感染（症状性中枢神经系统）：每次6.0mg/kg，每12小时1次，静脉缓慢滴注1小时，治疗6周	巨细胞病毒视网膜炎：婴儿：静脉给药，每日10.0mg/kg，治疗4周；然后口服更昔洛韦，每日16.0mg/kg，持续4周

【注意事项】

本品可引起血液系统不良反应，如贫血、粒细胞和血小板减少及全血细胞减少，肝毒性和肾毒性，用药期间应密切监测血常规及肝肾功能，治疗期间应给予充足水分，以免增加肾毒性。

【药物代谢动力学数据】（一般为成人数据，如为新生儿数据均标出）

分布	脑脊液分布	代谢	排泄	半衰期	血浆蛋白结合率	乳汁排泄
可通过脑脊液、胎盘。新生儿（日龄2～49天）：接受4.0mg/kg组（n＝14），表观分布容积为0.669±0.070L/kg；接受6.0mg/kg组（n＝13），表观分布容积为0.749±0.059L/kg	脑脊液浓度约为血浆浓度的24%～70%；1例新生儿数据表明，本品可通过新生儿脑脊液，约为血浆浓度的10%	体内几乎不代谢	给予8.0mg/（kg·d）和12.0mg/（kg·d）新生儿24小时内以原形经尿液排泄的比例为（117.1±33.9）%和（95.4±27）%	新生儿：约为2.4小时	1%～2%	尚不清楚本品是否可经乳汁排泄。动物实验表明本品可经乳汁排泄。乳母使用时建议停止授乳

【参考文献】

［1］SUGANYA A，GEETHA A，NARENDRANATH REDDY G．Presumed neonatal cytomegalovirus retinitis treated with intravenous ganciclovir［J］．Indian J Ophthalmol，2020，68（9）：1957-1958.

[2] TRANG JM, KIDD L, GRUBER W, et al. Linear single-dose pharmacokinetics of ganciclovir in newborns with congenital cytomegalovirus infections. NIAID Collaborative Antiviral Study Group [J]. Clin Pharmacol Ther, 1993, 53 (1): 15–21.

[3] NATALE F, BIZZARRI B, CARDI V, et al. Ganciclovir penetrates into the cerebrospinal fluid of an infant with congenital cytomegalovirus infection [J]. Ital J Pediatr, 2015, 41: 26.

[4] VEZINA HE, BRUNDAGE RC, BALFOUR HH JR. Population pharmacokinetics of valganciclovir prophylaxis in paediatric and adult solid organ transplant recipients [J]. Br J Clin Pharmacol, 2014, 78 (2): 343–352.

[5] ALCORN J, MCNAMARA PJ. Acyclovir, ganciclovir, and zidovudine transfer into rat milk [J]. Antimicrob Agents Chemother, 2002, 46 (6): 1831–1836.

奥司他韦
（Oseltamivir）

【适应证】

抗流感病毒药，选择性流感病毒神经氨酸酶抑制剂，用于治疗1岁及以上儿童的甲型流感和乙型流感。

【用法用量】

	中国	美国	英国
说明书	无新生儿用药相关信息	日龄2周至1岁的婴幼儿： 每次3.0mg/kg，每日2次，连用5天	流感（0～12个月的婴幼儿）： 治疗：每次3.0mg/kg，每日2次，疗程为5天；对于免疫缺陷的患儿，疗程为10天 预防：口服，每次3.0mg/kg，每日1次，在暴露后使用，疗程为10天 无论是治疗还是预防，该剂量均不建议用于早产儿

	中国	英国
处方集	无新生儿用药相关信息	流感（新生儿）： 治疗：口服，每次3.0mg/kg，每日2次，连用5天 预防：口服，每次3.0mg/kg，每日1次，在暴露后使用，连用10天

	《实用新生儿学》	其他文献
专著文献	无新生儿用药相关信息	（1）流感的预防 3～12个月足月儿：每次3.0mg/kg，每日1次，在暴露后连用7天。为控制护理机构或医院的暴发，至少给药2周，在最后一个已知病例后再给药1周 （2）流感（早产儿） 矫正胎龄<38周：口服，每次1.0mg/kg，每日2次 矫正胎龄38～40周：口服，每次1.5mg/kg，每日2次 矫正胎龄>40周：每次3.0mg/kg，每日2次

【注意事项】

135名2周至1岁新生儿和婴幼儿的数据显示，呕吐、腹泻、尿布疹是常见的不良反应。日本有较多儿科患者发生自我伤害和谵妄的报道，但具体关联性尚不清楚。

【药物代谢动力学数据】（一般为成人数据，如为新生儿数据均标出）

吸收	分布	脑脊液分布	代谢	排泄	半衰期	血浆蛋白结合率	乳汁排泄
口服给药后，药物在胃肠道吸收时间约为1.3小时，肥胖患者为4小时；至少75%的口服剂量以活性代谢物的形式进入体循环。药物的吸收不受进食影响	口服磷酸奥司他韦后药物的活性代谢物在肺、支气管、肺泡灌洗液、鼻黏膜、中耳和气管中可达到抗病毒的有效浓度水平	无相关数据	由位于肝脏和肠壁的酯酶几乎完全转化为活性代谢产物，原形药物和活性代谢物均不是细胞色素P450同工酶的底物或抑制药	活性代谢产物随尿液排出	奥司他韦：1～3小时，活性代谢物：6～10小时。奥司他韦的活性代谢物在2个月以下婴幼儿的半衰期为6.64小时（范围4.65～28.71小时）	活性代谢物：约为3%	药物进入乳汁的量很少，乳儿摄入药物的量低于治疗剂量，如需使用时，应权衡后再做决定

【参考文献】

［1］Centers for Disease Control and Prevention（CDC）：Influenza antiviral medications：summary for clinicians.［EB/OL］. Atlanta，GA. 2015［2021-9-29］，https：//www.cdc.gov/flu/pdf/professionals/antivirals/antiviral-summary-clinicians.pdf.

［2］American Academy of Pediatrics Committee on Infectious Diseases. Recommendations for prevention and control of influenza in children，2019—2020［J］. Pediatrics，2019，144（4）：e20192478.

［3］UYEKI TM，BERNSTEIN HH，BRADLEY JS，et al. Clinical practice guidelines by the Infectious Diseases Society of America：2018 update on diagnosis，treatment，chemoprophylaxis，and institutional outbreak management of seasonal influenza［J］. Clin Infect Dis，2019，68（6）：895-902.

［4］KIMBERLIN DW，ACOSTA EP，PRICHARD MN，et al. Oseltamivir pharmacokinetics，dosing，and resistance among children aged ＜2 years with influenza［J］. J Infect Dis，2013，207（5）：709-720.

[5] THORNE-HUMPHREY LM，GORALSKI KB，SLAYTER KL，et al．Oseltamivir pharmacokinetics in morbid obesity (OPTIMO trial) [J]．J Antimicrob Chemother，2011，66（9）: 2083−2091．

帕拉米韦
（Peramivir）

【适应证】

抗流感病毒药，选择性流感病毒神经氨酸酶抑制剂，用于治疗2岁及以上儿童症状不超过2天的急性单纯性流感。

【用法用量】

说明书	中国	美国	英国
	无新生儿用药相关信息 儿童：每次10.0mg/kg（单次最大用量＜600.0mg），每日1次，滴注时间30分钟以上，疗程不宜超过5天	无新生儿用药相关信息 6个月至12岁：每次12.0mg/kg（最大用量＜600.0mg），每日1次，滴注时间为15～30分钟	无新生儿用药相关信息

处方集	中国	英国
	无新生儿用药相关信息	无新生儿用药相关信息

专著文献	《实用新生儿学》	其他文献
	无新生儿用药相关信息	流感： 日龄≤30天：静脉给药，每日6.0mg/kg（最大日剂量600.0mg），疗程5～10天 日龄31～90天：静脉给药，每日8.0mg/kg（最大日剂量600.0mg），疗程5～10天 日龄91～180天：静脉给药，每日10.0mg/kg（最大日剂量600.0mg），疗程5～10天

【注意事项】

本品用药过程中可能出现呕吐、发热、鼓膜红斑及蛋白尿；上市后有严重过敏反应和精神系统异常的报道，如多形性红斑、Stevens-Johnson综合征、幻觉、谵妄和行为异常。本药仅对甲型和乙型流感有效，不适用于其他病毒及细菌感染。

【药物代谢动力学数据】（一般为成人数据，如为新生儿数据均标出）

分布	脑脊液分布	代谢	排泄	半衰期	血浆蛋白结合率	乳汁排泄
体内分布缺乏相关研究。有文献报道，给药后咽部和支气管上皮细胞衬液与血浆药物浓度的比值分别为2.4%和19.0%	无相关数据	体内几乎不代谢	给药后约90%经肾脏排泄	成人消除半衰期：20小时	<30%	尚不清楚本品是否经乳汁排泄，动物实验显示乳汁中可以检测到药物，哺乳期母亲使用时应充分权衡利弊

【参考文献】

［1］Food and Drug Administration. Emergency use authorization of peramivir IV［EB/OL］. Fact sheet for health care providers.（November 19，2009）［2021-09-29］. https：//www.federalregister.gov/documents/2009/11/02/E9-26291/authorization-of-emergency-use-of-the-antiviral-product-peramivir-accompanied-by-emergency-use

［2］ZARAKET H，SAITO R. Japanese surveillance systems and treatment for influenza［J］. Current Treat Options Infect Dis，2016，8：311−328.

［3］HATA A，AKASHI-UEDA R，TAKAMATSU K，et al. Safety and efficacy of peramivir for influenza treatment［J］. Drug Des Devel Ther，2014，8：2017−2038.

［4］CHAIRAT K，TARNING J，WHITE NJ，et al. Pharmacokinetic properties of anti-influenza neuraminidase inhibitors［J］. J Clin Pharmacol，2013，53（2）：119−139.

[5] FUNATSU Y，TASAKA S，ASAMI T，et al. Pharmacokinetics of intravenous peramivir in the airway epithelial lining fluid of healthy volunteers [J]. Antivir Ther，2016，21（7）：621-625.

[6] CIES JJ，MOORE WS，ENACHE A，et al. Peramivir for Influenza A and B Viral Infections：A Pharmacokinetic Case Series [J]. Pharmacotherapy，2019，39（11）：1060-1065.

拉米夫定
（Lamivudine）

【适应证】

化学合成核苷类似物，抗肝炎病毒药，用于治疗伴谷丙转氨酶升高和病毒活动复制的、肝功能代偿的慢性乙肝，与其他抗逆转录病毒药联合用于治疗人类免疫缺陷病毒（HIV）感染。

【用法用量】

	中国	美国	英国
说明书	无新生儿用药相关信息	无新生儿用药相关信息 （1）HIV-1感染： 3个月以上婴幼儿：每次5.0mg/kg，每日2次或10.0mg/kg，每日1次（最大日剂量300.0mg）；需与其他抗逆转录病毒药物联用 （2）乙肝： 2～17岁：每次3.0mg/kg，每日1次，最大日剂量100.0mg	无新生儿用药相关信息 HIV-1感染： 年龄3个月至1岁：每次5.0mg/kg，每日2次；若每日2次方案服用不便，可调整为每次10.0mg/kg，每日1次（每日1次用药方案数据有限） <3个月：数据有限，无治疗方案推荐

	中国	英国
处方集	HIV感染治疗： 新生儿：口服，每次2.0mg/kg，每日2次	无新生儿用药相关信息 与其他其他抗逆转录病毒药物联用治疗HIV感染： 口服溶液或片剂（口服）：1～2月婴幼儿：每次4.0mg/kg，每日2次

专著文献	《实用新生儿学》	其他文献
	抗逆转录病毒：口服，2.0mg/kg，每12小时1次	HIV-1治疗： 新生儿（胎龄≥32周）：口服；每次2.0mg/kg，每日2次

【注意事项】

本品用药过程中可能出现乳酸性酸中毒和严重的肝肿大伴脂肪变性，儿童患者应用本药可能发生胰腺炎。建议用药期间定期监测肝肾功能。

【药物代谢动力学数据】（一般为成人数据，如为新生儿数据均标出）

分布	脑脊液分布	代谢	排泄	半衰期	血浆蛋白结合率	乳汁排泄
广泛分布于体内各组织	3个月至17岁：脑脊液浓度与血清浓度比值中位数为0.11（范围0.10～0.17）	仅5%～10%经肝脏代谢，唯一已知代谢物为转硫代谢物	主要以原形经肾小球滤过和分泌（有机阳离子转运系统），肾脏清除率约为70%	成人的平均消除半衰期为5～7小时 新生儿（日龄1～7天）：6.2～7.9小时 3个月至17岁：中位数1.7小时（范围0.9～4.2小时）	药物的血浆蛋白结合率<36%	口服给药后，在母乳中的浓度与血浆中相似，乳母使用时应停止授乳

【参考文献】

［1］Mirochnick M，Nielsen-Saines K，Pilotto JH，et al. Nelfinavir and Lamivudine pharmacokinetics during the first two weeks of life［J］. Pediatr Infect Dis J，2011，30（9）：769-772.

[2] JOHNSON MA，MOORE KH，YUEN GJ，et al. Clinical pharmacokinetics of lamivudine [J]. Clin Pharmacokinet，1999，36（1）：41–66.

[3] Pacifici GM. Pharmacokinetics of antivirals in neonate [J]. Early Hum Dev，2005，81（9）：773–780.

[4] MOODLEY D，PILLAY K，NAIDOO K，et al. Pharmacokinetics of zidovudine and lamivudine in neonates following coadministration of oral doses every 12 hours [J]. Clin Pharmacol，2001，41（7）：732–741.

[5] Mirochnick M，Stek A，Acevedo M，et al. Safety and pharmacokinetics of nelfinavir coadministered with zidovudine and lamivudine in infants during the first 6 weeks of life [J]. J Acquir Immune Defic Syndr，2005，39（2）：189–194.

[6] HHS Panel on Antiretroviral Therapy and Medical Management of HIV-Infected Children. Guidelines for the use of antiretroviral agents in pediatric HIV infection. http://aidsinfo.nih.gov/contentfiles/lvguidelines/pediatricguidelines.pdf. Updated December 14，2018. Accessed May 10，2019.

奈韦拉平
（Nevirapine）

【适应证】

人类免疫缺陷病毒（HIV-1）的非核苷类逆转录酶抑制剂，用于治疗HIV-1感染，单用易产生耐药，应与其他至少2种以上的抗逆转录病毒药物联合应用。

【用法用量】

	中国	美国	英国
说明书	新生儿：出生后72小时内，按2.0mg/kg单剂量口服；若产妇在分娩前2小时内服用本品，新生儿出生后应立即按2.0mg/kg单剂量口服，第一次服药后24～72小时按2.0mg/kg再服用1次	日龄15天以上的新生儿和儿童：150.0mg/m^2，每日1次，连用14天，然后每次150.0mg/m^2，每日2次，每日总量不超过400.0mg	儿童： 每次150.0mg/m^2，每日1次，连用14天，然后每次150.0mg/m^2，每日2次，每日总量不超过400.0mg

	中国	英国
处方集	新生儿、婴幼儿： 口服，每次5.0mg/kg，每日2次；每日用量不应超过400.0mg 注：本品有导入期，即在开始治疗的最初14天，需先从治疗量的一半开始（每日1次），如果无严重的不良反应才可以增加到足量（每日2次）	未特别给出新生儿用法

	《实用新生儿学》	其他文献
专著文献	（1）抗逆转录病毒治疗： 口服，每次5.0mg/kg，每日1次，至出生后2周；随后改为静注给药，每次120.0mg/m^2，每12小时1次，连用4周；此后改为每次200.0mg/m^2，每12小时1次 （2）HIV母婴垂直传染阻断： 新生儿：出生后72小时内一次性服用2.0mg/kg，最大量不超过6.0mg；若服用1小时内呕吐，则重复服用1次	（1）预防围生期HIV传播，高危患者（两药联合方案）： 体重1.5～2.0kg：8.0毫克/次，给药3次；体重＞2kg：12.0毫克/次，给药3次。出生后48小时内给予第1剂，第1剂后48小时给予第2剂，第2剂给药后96小时给予第3剂 注：需在出生后6～12小时内给予齐多夫定联合治疗，足月新生儿应每日2次口服齐多夫定4.0mg/kg或每12小时静脉注射3.0mg/kg（输注时间超过30分钟，持续至6周龄）；早产儿应每12小时口服齐多夫定2.0mg/kg或静脉注射1.5mg/kg，在15日龄（胎龄≥30周）或4周龄（胎龄＜30周）提高到每12小时3.0mg/kg） （2）围生期HIV传播，假定性治疗，高危患者（三药联合方案）： 胎龄34～37周：日龄＜1周，每次4.0mg/kg，每日2次；日龄1～6周，每次6.0mg/kg，每日2次 胎龄≥37周：每次6.0mg/kg，每日2次 注：假定性治疗应在出生后立即启动（6～12小时内），根据日龄给予不同剂量。三药联合方案为：奈韦拉平＋齐多夫定＋拉米夫定，治疗疗程尚未确定，部分专家认为持续6周，另有专家认为治疗持续至核酸转为阴性 （3）治疗HIV感染，需联合其他抗逆转录病毒药物： 胎龄34～37周：日龄＜1周，每次4.0mg/kg，每日2次；日龄1～4周，每次6.0mg/kg，每日2次；日龄＞4周，每次200.0mg/m^2，每日2次 胎龄≥37周：日龄≤4周，每次6.0mg/kg，每日2次；日龄＞4周，每次200.0mg/m^2，每日2次 （4）预防围生期HIV传播： 胎龄25～32周，体重0.66～1.6kg：每日2.0mg/kg，于出生当天给药治疗，至少持续11天，其奈韦拉平浓度高于建议的用于HIV预防的目标浓度

【注意事项】

本品用药后18周内易发生潜在的严重和威胁生命的皮肤系统不良反应（如Stevens-Johnson综合征和中毒性表皮坏死溶解症）或严重的肝炎/肝衰竭，用药期间应密切监测肝功能和皮肤变化。

【药物代谢动力学数据】（一般为成人数据，如为新生儿数据均标出）

吸收	分布	脑脊液分布	代谢	排泄	半衰期	血浆蛋白结合率	乳汁排泄
口服生物利用度约为90%，食物不影响其吸收	体内分布广泛，可通过脑脊液、胎盘及乳汁	脑脊液浓度约为血浆浓度的45%（±5%）	在肝脏中通过CYP3A4和CYP2B6代谢，同时也是这两种酶的诱导剂，6岁以下儿童的代谢速度大于7～14岁儿童	81%通过尿液排出，10%通过粪便排出	成人：单次给药半衰期为45小时，多次给药半衰期为25～30小时 新生儿（日龄2～3天）：37.3±8.9小时	约为60%	可经乳汁分泌，乳母用药时停止授乳

【参考文献】

[1] University of Medicine and Dentistry of New Jersey. François-Xavier Bagnoud Center. Working Group on Antiretroviral Therapy and Medical Management of HIV-Infected Children. Guidelines for the Use of Antiretroviral Agents in Pediatric HIV Infection [J]. Washington D，2003，47（RR-5）：39−82.

[2] RUEL TD，CAPPARELLI EV，TIERNEY C，et al. Pharmacokinetics and safety of early nevirapine-based antiretroviral therapy for neonates at high risk for perinatal HIV infection：a phase 1/2 proof of concept study [J]. Lancet HIV，2021，8（3）：e149−e157.

[3] BARDSLEY-ELLIOT A，PERRY CM. Nevirapine：a review of its use in the prevention and treatment of paediatric

HIV infection [J]. Paediatr Drugs，2000，2（5）：373–407.

[4] MIROCHNICK M，FENTON T，GAGNIER P，et al. Pharmacokinetics of nevirapine in human immunodeficiency virus type 1-infected pregnant women and their neonates. Pediatric AIDS Clinical Trials Group Protocol 250 Team [J]. J Infect Dis，1998，178（2）：368–374.

[5] Panel on Treatment of HIV-Infected Pregnant Women and Prevention of Perinatal Transmission：Recommendations for use of antiretroviral drugs in pregnant HIV-1-infected women for maternal health and interventions to reduce perinatal HIV transmission in the United States. AIDSinfo，U. S. Department of Health and Human Services. ROCKVILLE，MD. 2012.

[6] Panel on Antiretroviral Therapy and Medical Management of HIV-Infected Children：Guidelines for the use of antiretroviral agents in pediatric HIV infection. AIDSinfo，U. S. Department of Health and Human Services（HHS）. ROCKVILLE，MD. 2015.

[7] HOETELMANS RMW. Pharmacology of antiretroviral drugs [J]. Antiviral Ther，1999，4（3）：29–41.

[8] HIRT D，KUBOTA KJ，JARREAU PH，et al. Nevirapine Pharmacokinetics in Neonates Between 25 and 32 Weeks Gestational Age for the Prevention of Mother-to-Child Transmission of HIV [J]. Pediatr Infect Dis J，2021，40（4）：344–346.

齐夫多定
（Zidovudine）

【适应证】

胸腺嘧啶核苷的合成类似物，与其他抗逆转录病毒药物联合治疗人类免疫缺陷病毒（HIV）感染；预防因围生期传播导致的胎儿感染HIV。

【用法用量】

	中国	美国	英国
说明书	新生儿：每次2.0mg/kg，口服，每6小时1次，出生后12小时内开始用药，连续服用6周；不能口服的婴儿可静脉给予本品1.5mg/kg，每6小时1次，滴注时间应大于30分钟	预防因围生期传播导致的胎儿感染HIV：新生儿：每次2.0mg/kg，口服，每6小时1次，出生后12小时内开始用药，连续服用6周；不能口服的婴儿可静脉给予本品每次1.5mg/kg，每6小时1次，滴注时间应大于30分钟	新生儿：每次2.0mg/kg，口服，每6小时1次，出生后12小时内开始用药，连续服用6周；不能口服的婴儿可静脉给予本品每次1.5mg/kg，每6小时1次，滴注时间应大于30分钟

	中国	英国
处方集	新生儿、婴幼儿：口服，每次2.0mg/kg，每日4次	无新生儿用药相关信息 与其他抗逆转录病毒药物联合治疗HIV感染（适用于不能口服患者），静脉输注：3个月至11岁：每次60.0～80.0mg/m^2，每6小时1次，疗程通常不超过2周，剂量相当于口服给药每次9.0～12.0mg/kg，每12小时1次

	《实用新生儿学》	其他文献
专著文献	口服，早产儿1.5mg/kg，每12小时1次，足月儿2.0mg/kg，每8小时1次，用至生后2周，之后每次2.0mg/kg，每8小时1次（或240.0mg/m²，静脉给药，每12小时1次）	非围生期HIV暴露后预防：与其他抗逆转录病毒药物联合应用，在暴露后72小时内开始治疗并持续28天 口服： 胎龄＜30周：日龄≤28天，每次2.0mg/kg，每12小时1次；日龄≥29天，每次4.0mg/kg，每12小时1次 胎龄30～35周：日龄≤14天，每次2.0mg/kg，每12小时1次；日龄≥15天，每次4.0mg/kg，每12小时1次 胎龄≥35周：每次4.0mg/kg，每12小时1次

【注意事项】

本品使用过程中易发生血液系统不良反应如贫血和中性粒细胞减少，贫血多发生于治疗后2～4周，中性粒细胞减少多发生于治疗后6～8周；用药期间，若出现乳酸酸中毒及肝毒性，宜中断治疗。

【药物代谢动力学数据】（一般为成人数据，如为新生儿数据均标出）

分布	脑脊液分布	代谢	排泄	半衰期	血浆蛋白结合率	乳汁排泄
体内分布广泛，可透过脑脊液、胎盘及乳汁，儿童表观分布容积约为45±28L/m^2	成人脑脊液/血浆浓度比值约为0.45±0.05，儿童脑脊液/血浆浓度比值为0.52～0.85	药物在肝脏通过葡萄糖醛酸化作用转化为非活性代谢物	14%～20%以原形药物，60%～75%以代谢物形式从尿液排出	早产儿：8.98±2.36小时 新生儿：日龄1～7天：4.0～4.2小时；日龄≤14天：3.1±1.2小时；日龄＞14天：1.9±0.7小时	34%～38%	哺乳期母亲给予200.0mg本品后，检测到乳汁中浓度和血清中浓度相同，建议使用本品时应停止授乳

【参考文献】

［1］CANALS F，MASIÁ M，GUTIÉRREZ F．Developments in early diagnosis and therapy of HIV infection in newborns［J］．Expert Opin Pharmacother，2018，19（1）：13–25.

［2］MIROCHNICK M，CAPPARELLI E，DANKNER W，et al．Zidovudine pharmacokinetics in premature infants exposed to human immunodeficiency virus［J］．Antimicrob Agents Chemother，1998，42（4）：808–812.

［3］WEI L，MANSOOR N，KHAN R A，et al．WB-PBPK Approach in Predicting Zidovudine Pharmacokinetics in Preterm Neonates［J］．Biopharmaceutics & Drug Disposition，2019，40（9）：341–349.

［4］MOODLEY D，PILLAY K，NAIDOO K，et al．Pharmacokinetics of zidovudine and lamivudine in neonates following coadministration of oral doses every 12 hours［J］．Clin Pharmacol，2001，41（7）：732–741.

［5］CAPPARELLI EV，MIROCHNICK M，DANKNER WM，et al．Pediatric AIDS Clinical Trials Group 331 Investigators．Pharmacokinetics and tolerance of zidovudine in preterm infants［J］．J Pediatr，2003，142（1）：47–52.

[6] BALIS FM, PIZZO PA, EDDY J, et al. Pharmacokinetics of zidovudine administered intravenously and orally in children with human immunodeficiency virus infection [J]. J Pediatr, 1989, 114 (5): 880–884.

[7] BOUCHER FD, MDDLIN JF, WELLER S, et al. Phase I evaluation of zidovudine administered to infants exposed at birth to the human immunodeficiency virus [J]. J Pediatr, 1993, 122 (1): 137–144.

[8] ACOSTA EP, PAGE LM, FLETCHER CV. Clinical pharmacokinetics of zidovudine. An update [J]. Clin Pharmacokinet, 1996, 30 (4): 251–262.

乙胺嘧啶
（Pyrimethamine）

【适应证】

抗疟药，用于疟疾的预防，新生儿中常用于治疗弓形虫病。

【用法用量】

	中国	美国	英国
说明书	无新生儿用药相关信息 小儿常用量，口服， 预防用药，每次按体重0.9mg/kg，每周服1次，最高剂量以成人量为限 耐氯喹虫株所致的恶性疟，每次按体重0.3mg/kg，每日3次，疗程3日 弓形虫病，每日按体重1.0mg/kg，分2次服，服用1～3日后改为每日0.5mg/kg，分2次服，疗程4～6周	无新生儿用药相关信息 治疗弓形虫病，儿童：每日1.0mg/kg，分2次给予；2～4日后，剂量可减至一半，并持续约1个月。常用磺胺嘧啶与乙胺嘧啶联合使用	无新生儿用药相关信息

	中国	英国
处方集	无新生儿用药相关信息 小儿常用量，口服 预防用药，每次按体重0.9mg/kg，每周服1次，最高剂量以成人量为限 耐氯喹虫株所致的恶性疟，每次按体重0.3mg/kg，每日3次，疗程3日 弓形虫病，每日按体重1.0mg/kg，分2次服，服用1～3日后改为每日0.5mg/kg，分2次服，疗程4～6周	治疗先天性弓形虫病（与磺胺嘧啶和叶酸联合使用） 口服： 每次1.0mg/kg，每日2次，连用2日；之后每次1.0mg/kg，每日1次，连用6个月；之后每次1.0mg/kg，每周3次，连用6个月

	《实用新生儿学》	其他文献
专著文献	口服，1.0mg/kg，每12小时1次，2～4日后减半。疗程4～6周，用3～4个疗程，每个疗程间隔1个月	先天性弓形虫病（需与磺胺嘧啶、叶酸和类固醇类药物联用）：口服，负荷剂量，每次2.0mg/kg，每日1次，使用2天；之后每次1.0mg/kg，每日1次，连用2～6个月；之后1.0mg/kg，每周3次（如周一、周三、周五用药），总疗程持续1年

【注意事项】

大剂量治疗弓形虫病时可引起中枢神经系统毒性反应并可干扰叶酸代谢；G6PD缺乏者，服用本品可能引起溶血性贫血；巨细胞性贫血患者，服用本品可影响叶酸代谢。大剂量治疗时每周应检测白细胞及血小板2次。长期服用可因叶酸缺乏导致吞咽困难、恶心、呕吐、腹泻、巨细胞贫血、白细胞减少等。

【药物代谢动力学数据】（一般为成人数据，如为新生儿数据均标出）

分布	脑脊液分布	代谢	排泄	半衰期	血浆蛋白结合率	乳汁排泄
主要分布于红、白细胞及肺、肝、肾、脾等器官中	无相关信息	无相关信息	经肾脏缓慢排出。服药后5～7日内有10%～20%的原形药物自尿中排出，可持续30日以上。少量从粪便排出	80～100小时	无相关信息	乳汁中有大量药物，治疗期间避免母乳喂养

【参考文献】

［1］刘俐，罗玲英. 先天性弓形虫感染［J］. 中国临床医生，2008，36（6）：15-16.

［2］张宝林，王宝琼. 新生儿TORCH感染的中西医结合治疗［J］. 世界临床药物，2005，26（6）：333-339.

［3］AMERICAN ACADEMY OF PEDIATRICS（AAP）. Red Book：2018 Report of the committee on infectious diseases［M］. 31st ed. Itasca，IL：American Academy of Pediatrics，2018.

［4］HHS Panel on Antiretroviral Therapy and Medical Management of HIV-Infected Children. Guidelines for the use of antiretroviral agents in pediatric HIV infection. http://aidsinfo.nih.gov/contentfiles/lvguidelines/pediatricguidelines.pdf. Updated December 14，2018. Accessed May 10，2019.

［5］MONTOYA JG，LIESENFELD O. Toxoplasmosis. Lancet，2004，363（9425）：1965-1976.

呼吸系统用药

牛肺表面活性剂
(Calf Pulmonary Surfactant)

【适应证】

从新鲜小牛肺中提取的表面活性物质，可以降低肺表面张力，用于治疗新生儿呼吸窘迫综合征（RDS）以及预防早产儿RDS。

【用法用量】

	中国	美国	英国
说明书	（1）给药时机 预防性用药：适用于胎龄<29周或存在新生儿RDS风险的早产儿，在出生后尽早用药，最好在出生后30分钟内 治疗性用药：应在出现RDS早期征象后尽早给予，通常在患儿出生后12小时以内，不宜超过48小时，给药越早效果越好 （2）用法：70.0mg/kg出生体重，给药剂量应根据患儿具体情况灵活掌握，首次给药范围可在40.0～100.0mg/kg出生体重，多数患儿早期及时用药，70.0mg/kg即可取得良好临床效果；病情较重，胸片病变明显，动脉血氧分压较低，或有并发症的患儿，可能需要偏大剂量 （3）给药方法：将总剂量分4次，按平卧、右侧卧、左侧卧、半卧位顺序注入。每次注入时间为10～15秒，每次给药间隔加压给氧（频率40～60次/分）1～2分钟，注药全过程约15分钟 （4）给药次数：多数通常只需给药1次，如患儿呼吸情况无明显好转，必要时在第1次给药后12～24小时（至少6小时）可应用第2次，最多应用3次，剂量与首次给药相同	（1）给药时机 预防性用药：适用于胎龄<29周或存在新生儿RDS风险的早产儿，在出生后尽早用药，最好在出生后30分钟内 治疗性用药：应在出现RDS早期征象后尽早给予，通常在患儿出生后12小时以内，不宜超过48小时，给药越早效果越好 （2）用量：3.0ml/kg出生体重，每12小时1次，可给药3次 注：每毫升本品含有35.0mg磷脂和0.7mg肺表面活性物质蛋白	治疗：100.0mg/kg，一旦诊断为RDS应立即给予，若需要可每隔6小时追加1次，48小时内最多应用4次 预防：第1剂（100.0mg/kg），在出生后尽快给予，最好是在15分钟内给予。根据临床需要，可每隔6小时给予1次，48小时内最多应用4次

处方集	中国	英国
	患儿出生后12小时内，不宜超过48小时，每次70.0mg/kg。加入2ml灭菌注射用水中，气管内给药。必要时在首次用药后12～24小时（至少6小时）可应用第2次，重复给药最多应用3次	治疗早产儿RDS，出生体重＞700g：气管内给药，100.0mg/kg，在出生后8小时内给予，若需要可至少每隔6小时追加1次，48小时内最多应用4次 预防早产儿RDS，矫正胎龄＜32周：100.0mg/kg，在出生后15分钟内给予，若需要可至少每隔6小时追加1次，48小时内最多应用4次

专著文献	《实用新生儿学》	其他文献
	器官内给药，每次70.0～100.0mg/kg，必要时可间隔12小时重复使用	抢救治疗：新生儿出生后≤72小时：气管内给药：一旦诊断为RDS，应立即给予3.0ml/kg（每毫升含磷脂35.0mg）；如果需要，可每12小时给药1次，应用3次

【注意事项】

本品仅可用于气管内给药，用药前患儿需进行气管插管。给药过程中患儿可能出现心动过缓、气道阻塞、发绀、气管插管移出或换气不足，一旦出现上述情况，应中断治疗并采取适当措施，待患儿情况稳定后再使用本品。

【药物代谢动力学数据】（一般为成人数据，如为新生儿数据均标出）

分布	脑脊液分布	代谢	排泄	半衰期	血浆蛋白结合率	乳汁排泄
无相关信息	无相关信息	无相关信息	无相关信息	无相关信息	无相关信息	本药不适用于哺乳期妇女

【参考文献】

[1] 刘慧强，童笑梅，韩彤妍，等. 微创应用肺表面活性物质治疗早产儿呼吸窘迫综合征的多中心临床研究［J］. 中

华儿科杂志，2020，58（5）：374-380.

［2］BLOOM BT，CLARK RH．Infasurf Survanta Clinical Trial Group．Comparison of infasurf（calfactant）and survanta（beractant）in the prevention and treatment of respiratory distress syndrome［J］．Pediatrics，2005，116（2）：392-399.

［3］HAN T，LIU H，ZHANG H，GUO M，et al．Minimally Invasive Surfactant Administration for the Treatment of Neonatal Respiratory Distress Syndrome：A Multicenter Randomized Study in China［J］．Front Pediatr，2020，8：182.

［4］POLIN RA，CARLO WA．Committee on Fetus and Newborn，American Academy of Pediatrics．Surfactant replacement therapy for preterm and term neonates with respiratory distress［J］．Pediatrics，2014，133（1）：156-163.

猪肺磷脂
（Poractant Alfa）

【适应证】

猪肺来源的肺表面活性物质，用于治疗和预防早产儿的呼吸窘迫综合征（RDS）。

【用法用量】

	中国	美国	英国
说明书	（1）预防治疗：出生后（15分钟内）给药，每次100.0～200.0mg/kg。第1次给药后6～12小时可再给予100.0mg/kg，如发生RDS需机械通气，隔12小时给药，最大总剂量300.0～400.0mg/kg （2）抢救治疗：推荐剂量为每次100.0～200.0mg/kg，如婴儿还需辅助通气和补充氧气，则可每12小时再追加100.0mg/kg，最大总剂量300.0～400.0mg/kg	第1次给予200.0mg/kg，可1次给药或均分为2次给药。若RDS导致呼吸状况持续或恶化，可再重复给药2次，每次间隔12小时，每次剂量为100.0mg/kg。最大总剂量400.0mg/kg	一旦诊断为RDS，应立即按照100.0～200.0mg/kg的剂量给药。若RDS导致呼吸状况持续或恶化，每隔12小时再追加100.0mg/kg。最大总剂量300.0～400.0mg/kg

	中国	英国
处方集	气管内给药。抢救治疗：推荐剂量为每次100.0～200.0mg/kg，如婴儿还需辅助通气和补充氧气，则可每隔12小时再追加100.0mg/kg（最大总剂量300.0～400.0mg/kg）。一经诊断为RDS，尽快开始治疗 预防：出生后（15分钟内）尽早给药，每次100.0～200.0mg/kg。第1次给药后6～12小时可再给予100.0mg/kg。如发生RDS需机械通气，间隔12小时给药，最大总剂量300.0～400.0mg/kg	气管内给药。体重＞700g早产儿RDS的治疗：每次100.0～200.0mg/kg，每隔12小时再追加100.0mg/kg。最大总剂量为300.0～400.0mg/kg 预防：矫正胎龄24～31周：出生后应立即给予（15分钟内）100.0～200.0mg/kg，如需要可6～12小时后再追加100.0mg/kg，如12小时后新生儿仍需插管，可再追加100.0mg/kg，最大总剂量300.0～400.0mg/kg

专著文献	《实用新生儿学》	其他文献
	气管内给药，每次100.0～200.0mg/kg，必要时可间隔12小时重复使用	早产儿：气管内给药，初始剂量：每次200.0mg/kg，每隔12小时可追加一剂，剂量为100.0mg/kg，最大总剂量300.0～400.0mg/kg

【注意事项】

使用本品时需保证婴儿一般状态稳定，纠正酸中毒、低血压、贫血、低血糖和低体温。给药后肺顺应性（几分钟至1小时）很快好转，应及时检查血气，调整呼吸机参数，避免过度通气或氧浓度过高。

【药物代谢动力学数据】（一般为成人数据，如为新生儿数据均标出）

分布	脑脊液分布	代谢	排泄	半衰期	血浆蛋白结合率	乳汁排泄
未在人体进行相关药动学研究。动物研究显示，本品经气管内给药后，主要分布于肺内。48小时后除了肺部，血清和其他器官中仅可检测到少量表面活性脂质	无相关信息	无相关信息	无相关信息	动物研究显示，半衰期约为48小时	无相关信息	无相关信息

【参考文献】

［1］张佩，夏世文，祝华平，等．经胃管微创注入肺表面活性物质技术治疗新生儿呼吸窘迫综合征的效果［J］．中国医药导报，2020，17（6）：95–98，114．

［2］荣箫，周伟，赵小朋，等．微创肺表面活性物质治疗在新生儿呼吸窘迫综合征中的疗效与安全性［J］．中华实用儿科临床杂志，2018，33（14）：1071–1074．

［3］Sweet DG，Carnielli V，Greisen G，et al．European Consensus Guidelines on the Management of Respiratory Distress Syndrome-2019 Update．Neonatology，2019，115（4）：432–450．

枸橼酸咖啡因
（Caffeine citrate）

【适应证】

中枢神经兴奋药，可兴奋呼吸，用于防治未成熟新生儿呼吸暂停或阵发性呼吸困难。

【用法用量】

	中国	美国	英国
说明书	负荷剂量：20.0mg/kg，持续输注30分钟；维持剂量：给予负荷剂量后24小时，每24小时给予5.0mg/kg的维持剂量，可口服或通过注射器缓慢输注10分钟 注：如早产儿对负荷剂量应答不充分，可在24小时后给予第2次负荷剂量10.0～20.0mg/kg；应答不充分患儿可考虑使用10.0mg/kg的维持剂量。如对第2次负荷剂量或10.0mg/kg的维持剂量应答仍不充分，应重新考虑诊断	负荷剂量：20.0mg/kg，持续输注30分钟；维持剂量：给予负荷剂量后24小时，每24小时给予维持剂量5.0mg/kg，可口服或通过注射器缓慢输注10分钟	负荷剂量：20.0mg/kg，持续输注30分钟；维持剂量：给予负荷剂量后24小时，每24小时给予维持剂量5.0～10.0mg/kg，可口服或通过注射器缓慢输注10分钟 注：口服或静脉给予负荷剂量4小时内应有临床应答，若4小时内无应答，应给予第2剂负荷剂量。如果第2次负荷剂量后仍无应答，应监测血清中咖啡因浓度。注射液可用于口服，且无需调整剂量

	中国	英国
处方集	无新生儿用药相关信息	推荐剂量以枸橼酸咖啡因的使用量表示（枸橼酸咖啡因20.0mg＝咖啡因10.0mg）： 新生儿呼吸暂停：口服或静脉输注，负荷剂量：20.0mg/kg，持续输注30分钟；维持剂量：给予负荷剂量后24小时，每24小时给予维持剂量5.0mg/kg，可口服或通过注射器缓慢输注10分钟，必要时增加到每日10.0mg/kg

	《实用新生儿学》	其他文献
专著文献	枸橼酸咖啡因：首次负荷剂量20.0mg/kg，20分钟内静脉滴注，24小时后给维持剂量，每次5.0mg/kg，每日1次，静脉滴注或口服，有效血浓度为5.0～25.0μg/L，疗程5～7天	有文献报道小于32周的早产儿可给予以下剂量，但研究结果显示该剂量与常规推荐剂量并无明显差异。文献报道的高剂量为： 负荷剂量：静脉输注，20～40mg/kg，最高负荷剂量80mg/kg 维持剂量：口服或静脉给予。给予负荷剂量后24小时，每24小时给予维持剂量5～20mg/kg

【注意事项】

使用本品前需排除其他原因引起的呼吸暂停，或给予适当治疗后再给予枸橼酸咖啡因治疗。茶碱可在新生儿体内代谢为咖啡因，故两者不宜同时应用。患有心血管疾病的新生儿在给予本品时应谨慎。给予本品治疗的新生儿用药过程中应监测坏死性小肠结肠炎的发病情况。

【药物代谢动力学数据】（一般为成人数据，如为新生儿数据均标出）

分布	脑脊液分布	代谢	排泄	半衰期	血浆蛋白结合率	乳汁排泄
婴儿中平均表观分布容积为0.8～0.9L/kg，略高于成人的0.6L/kg。一项中国新生儿群体药动学数据显示表观分布容积为1.175L/kg（范围0.112～4.223L/kg）	早产儿脑脊液中药物浓度接近血清药物浓度	在肝脏通过P450 1A2代谢。早产儿肝酶系统不成熟，其体内代谢较慢。早产儿体内咖啡因和茶碱可相互转换，约25%茶碱可转换为咖啡因，3%～8%咖啡因可转换为茶碱	新生儿：给药后6天，约86%药物以原形从尿液排出 ≥9个月婴儿、儿童及成人：给药后6天，约1%药物以原形从尿液排出	新生儿：72～96小时； ≥9个月婴儿、儿童及成人：5小时 早产儿（n＝12，胎龄19.7±1.9周；日龄20.7±6.6天）：52.03±23.87小时	约为36%	药物可透过乳汁中，中国说明书未提及是否可应用。WHO和美国儿科学会认为：哺乳期妇女可用药

【参考文献】

［1］MOHD KORI AM，VAN ROSTENBERGHE H，IBRAHIM NR，et al. A Randomized Controlled Trial Comparing Two Doses of Caffeine for Apnoea in Prematurity［J］. International Journal of Environmental Research and Public Health，2021，18（9）：4509.

［2］GAO XB，ZHENG Y，YANG F，et al. Developmental population pharmacokinetics of caffeine in Chinese premature infants with apnoea of prematurity：A post-marketing study to support paediatric labelling in China［J］. Br J Clin Pharmacol，2021，87（3）：1155–1164.

［3］ARANDA JV，BEHARRY KD. Pharmacokinetics，pharmacodynamics and metabolism of caffeine in newborns［J］. Semin Fetal Neonatal Med，2020，25（6）：101183.

［4］Anon：American academy of pediatrics committee on drugs：transfer of drugs and other chemicals into human milk［J］. Pediatrics，2001，108（3）：776–789.

氨茶碱
（Aminophylline）

【适应证】

磷酸二酯酶抑制剂，直接松弛呼吸道平滑肌。适用于支气管哮喘、慢性喘息性支气管炎等缓解症状，也用于心功能不全和心源性哮喘，新生儿中常用于治疗新生儿呼吸暂停。

【用法用量】

	中国	美国	英国
说明书	小儿常用量：静脉注射，一次按体重2.0～4.0mg/kg，以5%～10%葡萄糖注射液稀释后缓慢注射	给予适宜的初始剂量后，维持剂量按照以下剂量给予： 新生儿： 0～24日：1.0mg/kg，每12小时1次 ＞24日：1.5mg/kg，每12小时1次	未特别标注新生儿用药相关信息

	中国	英国
处方集	新生儿呼吸暂停：负荷剂量每次5.0mg/kg，泵注15～20分钟。维持剂量每次1.0～1.5mg/kg，每8～12小时1次，静脉内给药或口服	无新生儿用药相关信息

	《实用新生儿学》	其他文献
专著文献	用于早产儿呼吸暂停：静推给药： 首次给予4.0～6.0mg/kg，维持剂量：首剂8～12小时后给予，每日1.5～3.0mg/kg，每8～12小时1次 用于支气管扩张，静脉滴注给药： 首剂6.0mg/kg，静脉滴注时间超过30分钟。 维持剂量：新生儿：每小时0.2mg/kg；患儿年龄6周至6个月，剂量为每小时0.2～0.9mg/kg	伴有呼吸暂停的早产儿（胎龄≤34周）：负荷剂量5.0mg/kg，维持剂量每次1.5mg/kg，每8小时1次，临床效果与咖啡因相同（咖啡因负荷剂量20.0mg/kg，维持剂量每日5.0mg/kg，每24小时1次） 伴有严重出生窒息的足月儿，出生后给予单剂氨茶碱（5.0mg/kg）可预防急性肾损伤或严重肾功能障碍的发生

【注意事项】

应定期监测血清茶碱浓度，新生儿血浆清除率可降低，血药浓度增加，需慎用。茶碱制剂可致心律失常和/或使原有的心率加快；患儿心率和/或节律的任何改变均应进行监测。高血压或者非活动性消化道溃疡病史的患者慎用。活动性消化道溃疡、未经控制的惊厥性疾病患者禁用。

【药物代谢动力学数据】（一般为成人数据，如为新生儿数据均标出）

分布	脑脊液分布	代谢	排泄	半衰期	血浆蛋白结合率	乳汁排泄
药物在体内转化为茶碱发挥作用。茶碱的表观分布容积为0.45L/kg（0.3～0.7L/kg）	茶碱容易进入脑脊液	在成人和1岁以上儿童中，约90%的药物在肝脏代谢（主要通过CYP450 1A2途径）	成人及3个月以上儿童：大部分以代谢产物形式通过肾排出，10%以原形排出 新生儿：约50%的茶碱以原形通过尿液排出 早产儿总清除率： 生后日龄3～15天：0.29ml/（kg·min）（范围0.09～0.49） 生后日龄25～57天：0.64ml/（kg·min）（范围0.04～1.2）	早产儿： 生后日龄3～15天：30小时（范围17～43小时） 生后日龄25～57天：20小时（范围9.4～30.6小时） 足月儿： 生后日龄1～2天：25.7小时（范围25～26.5小时） 生后年龄3～30周：11小时（范围6～29小时）	药物在体内释放出茶碱，茶碱的蛋白结合率为60%	乳汁中可有微量药物排泄，乳母应慎重使用

【参考文献】

［1］SHIVAKUMAR M，JAYASHREE P，NAJIH M，et al. Comparative Efficacy and Safety of Caffeine and Aminophylline for Apnea of Prematurity in Preterm(≤34 weeks)Neonates：A Randomized Controlled Trial[J]. Indian Pediatr，2017，54(4)：279-283.

［2］BHATT GC，GOGIA P，BITZAN M，et al. Theophylline and aminophylline for prevention of acute kidney injury in neonates and children：a systematic review［J］. Arch Dis Child，2019，104（7）：670-679.

［3］LOWRY JA，JARRETT RV，WASSERMAN G，et al. Theophylline toxicokinetic in premature newborns［J］. Arch Pediatr Adolesc Med，2001，155（8）：934-939.

［4］SABOUTE M，BALASI J，TAJALLI S，et al. Effect of Aminophylline in Preventing Renal Dysfunction among Neonates with Prenatal Asphyxia：A Clinical Trial［J］. Arch Iran Med，2020，23（5）：312-318.

尼可刹米
（Nikethamide）

【适应证】

呼吸中枢兴奋剂，可选择性兴奋延髓呼吸中枢，用于中枢性呼吸抑制及各种原因引起的呼吸抑制。

【用法用量】

	中国	美国	英国
说明书	皮下注射、静脉注射、肌内注射 ＜6个月：每次75.0mg	无新生儿用药相关信息	无新生儿用药相关信息

	中国	英国
处方集	皮下注射、静脉注射、肌内注射 ＜6个月：每次75.0mg	无相关数据

	《实用新生儿学》	其他文献
专著文献	无新生儿用药相关信息	无新生儿用药相关信息

【注意事项】

避免与其他呼吸兴奋类药合用，有协同作用，易引起惊厥。

【药物代谢动力学数据】（一般为成人数据，如为新生儿数据均标出）

分布	脑脊液分布	代谢	排泄	半衰期	血浆蛋白结合率	乳汁排泄
本药作用时间短暂，单次静脉注射作用仅能维持5～10分钟。进入机体后迅速分布于全身	无相关信息	在体内被代谢为烟酰胺，再被甲基化为N-甲基烟酰胺	无相关信息	无相关信息	无相关信息	无相关信息

【参考文献】

［1］尼可刹米注射液，国药集团容生制药有限公司，2015，12.

布地奈德混悬液
（Budesonide Suspension）

【适应证】

糖皮质激素类药物，治疗支气管哮喘，可替代或减少口服皮质类固醇治疗，在其他方式给予皮质类固醇治疗不适合时应用吸入用布地奈德混悬液。

【用法用量】

<table>
<tr><th></th><th>中国</th><th>美国</th><th>英国</th></tr>
<tr><td>说明书</td><td>无新生儿用药相关信息
儿童，雾化吸入。起始剂量、严重哮喘期或减少口服糖皮质激素时的剂量为每次0.5～1.0mg，每日2次；维持剂量为每次0.25～0.50mg，每日2次</td><td>无新生儿用药相关信息
用于12个月至8岁儿童进行哮喘的维持治疗和预防性治疗，不适用于缓解急性支气管痉挛
雾化吸入：基于既往哮喘治疗的布地奈德吸入混悬剂的推荐起始剂量和最高推荐剂量如下表：<table><tr><th>原有治疗</th><th>推荐起始剂量</th><th>最高推荐剂量</th></tr><tr><td>仅用支气管扩张剂</td><td>一日0.5mg，分1～2次给药</td><td>一日0.5mg</td></tr><tr><td>吸入糖皮质激素</td><td>一日0.5mg，分1～2次给药</td><td>一日1.0mg</td></tr><tr><td>口服糖皮质激素</td><td>一日1.0mg，分1～2次给药</td><td>一日1.0mg</td></tr></table></td><td>无新生儿用药相关信息
哮喘：
一般每日2次给药，轻度至中度稳定型哮喘每日1次给药
≥6个月儿童，雾化吸入
初始剂量：每天0.25～1.0mg；对于接受口服皮质类固醇维持治疗的患者，可增加初始剂量，每日最高剂量2.0mg。根据疾病严重程度，个体化调整剂量
维持剂量：每天0.25～1.0mg，根据疾病的严重程度和患者的临床反应，调整维持剂量以满足个体化的要求，当达到理想临床效果时，应将维持剂量降至控制症状所需的最低剂量
注：以下情况可考虑每日1次给药：轻度至中度稳定哮喘的患者、未接受皮质类固醇治疗和控制良好的已吸入类固醇的患者（早上或晚上使用）。如果哮喘发生恶化，应增加每日剂量，每日2次给药</td></tr>
</table>

	中国	英国
处方集	未特别标注新生儿用药 儿童，雾化吸入。每次0.25～0.5mg，每日2次	支气管肺发育不良伴自主呼吸： 新生儿，雾化吸入。每次500.0μg，每日2次

专著文献	《实用新生儿学》	其他文献
	无新生儿用药相关信息	新生儿短暂性呼吸急促：每次0.5mg，出生6小时内第1次给药，出生12小时后第2次给药

【注意事项】

用药可能会出现口腔和咽部感染、咳嗽、轻微延后刺激等不良反应，注意雾化后立即清洁口腔和擦拭面部。

【药物代谢动力学数据】（一般为成人数据，如为新生儿数据均标出）

分布	脑脊液分布	代谢	排泄	半衰期	血浆蛋白结合率	乳汁排泄
分布于肺部、胃肠道。药物在肺部的沉积取决于吸入装置	无相关信息	肝脏代谢。布地奈德在首次通过肝脏转化为低糖皮质激素活性代谢物时，主要经细胞色素P450同工酶3A4介导，经历了广泛程度（约90%）的生物转化。其主要代谢物为16β-羟基布地奈德和16α-羟基泼尼龙，这两种代谢产物的糖皮质激素活性均低于母体化合物的1%	约60%经肾脏排泄，以代谢物的形式随尿液和粪便排出，尿液中未检测到原形药物	4～6岁的哮喘儿童雾化后的半衰期约为2.3小时，全身清除率约为每分钟0.5L	85%～90%	英国说明书认为布地奈德从母乳中排出，治疗剂量的布地奈德预计不会对哺乳期儿童产生影响，可以在哺乳期间使用。美国说明书认为不能排除婴儿风险。故应用时需谨慎考虑

【参考文献】

[1] 中华医学会临床药学分会《雾化吸入疗法合理用药专家共识》编写组. 雾化吸入疗法合理用药专家共识（2019年版）[J]. 医药导报，2019，38（2）：135-146.

[2] BAKER JW，MELLON M，WALD J，et al. A multiple-dosing，placebo-controlled study of budesonide inhalation suspension given once or twice daily for treatment of persistent asthma in young children and infants [J]. Pediatrics，1999，103（2）：414-421.

[3] LI B，HAN S，LIU F，et al. Budesonide Nebulization in the Treatment of Neonatal Ventilator Associated Pneumonia [J]. Pak J Med Sci，2017，33（4）：997-1001.

[4] ELFARARGY MS，ABU-RISHA SE，YOUNIS RL. Therapeutic effect of inhaled budesonide in transient tachypnea of newborn：A placebo-controlled study [J]. J Popul Ther Clin Pharmacol，2020，27（2）：e78-e86.

[5] DONNELLY，R.，PAUL SEALE，J. Clinical Pharmacokinetics of Inhaled Budesonide [J]. Clin Pharmacokinet，2001，40（6）：427-440.

异丙托溴铵溶液
(Ipratropium Bromide Solution)

【适应证】

M胆碱受体阻断药，用于慢性阻塞性肺部疾病（如慢性支气管炎、肺气肿）引起的支气管痉挛的维持治疗，也可与吸入性β-肾上腺素受体激动剂合用于治疗慢性阻塞性肺部疾病（如慢性支气管炎、哮喘）引起的急性支气管痉挛。

【用法用量】

	中国	美国	英国
说明书	无新生儿用药相关信息 12岁以下儿童，雾化吸入。每次250μg，病情稳定前可重复给药，给药间隔可由医师决定，应在医疗监护下用药	无新生儿用药相关信息	仅适用于急性哮喘： 0～5岁：雾化吸入，每次125.0～250.0μg，每日总剂量为1.0mg，每日不超过4次

	中国	英国
处方集	无新生儿用药相关信息 1个月至6岁：雾化吸入，每次20.0μg，每日3次 急性发作的患者病情稳定前可重复给药，剂量应按个体需要做适当调节，患者应在医疗监护下给药	无新生儿用药相关信息 （1）急性支气管痉挛 1个月至5岁：雾化吸入，每次125.0～250.0μg；每日最大剂量1.0mg （2）严重或危及生命的急性哮喘 1个月至11岁：雾化吸入，在前2小时内，每间隔20～30分钟使用250.0μg，然后按要求每4～6小时给予250.0μg

	《实用新生儿学》	其他文献
专著文献	75.0～150.0微克/次，每6～8小时1次	新生儿支气管肺发育不良/呼吸窘迫综合征： 雾化给药：每次25.0μg/kg，每日3次或者175.0微克/次，每日3次 婴儿首次中重度细支气管炎： 雾化吸入，250μg于3ml生理盐水中，每日4次

【注意事项】

使用本品后可能会出现咽喉刺激、恶心、口干、心动过速、胃肠动力障碍等不良反应。过量用药可能会出现视力调节障碍和心率加快等症状，治疗过程中不要随意增加剂量和频次。雾化吸入时，应避免药液接触到眼睛。

【药物代谢动力学数据】（一般为成人数据，如为新生儿数据均标出）

分布	脑脊液分布	代谢	排泄	半衰期	血浆蛋白结合率	乳汁排泄
吸入给药后，10%～30%的剂量沉积在肺部，大部分剂量被吞咽进入胃肠道	非临床研究显示异丙托溴铵不能通过血脑屏障	主要经肝脏代谢，吸入给药后约77%的剂量被酯水解（41%）和共价结合作用（36%）代谢。已知的代谢物为无活性物质	吸入给药后，3%～13%母化合物和所有代谢物经肾脏排泄，约69.4%的量随粪便排泄。平均总清除率为每分钟2.3L，肾清除率为每分钟0.9L	母体化合物和代谢物的半衰期为3.2小时	较低，<20%	尚不清楚是否排泄到母乳中，应用需谨慎

【参考文献】

［1］WILKIE RA，BRYAN MH．Effect of Bronchodilators on Airway Resistance in Ventilator-dependent Neonates With Chronic Lung Disease［J］．J Pediatr，1987，111（2）：278-282.

[2] FAYON M, TAYARA N, GERMAIN C, et al. Efficacy and tolerance of high-dose inhaled ipratropium bromide vs. terbutaline in intubated premature human neonates [J]. Neonatology, 2007, 91 (3): 167–173.

[3] LEE H, ARNON S, SILVERMAN M. Bronchodilator aerosol administered by metered dose inhaler and spacer in subacute neonatal respiratory distress syndrome [J]. Arch Dis Child Fetal Neonatal Ed, 1994, 70 (3): F218–F222.

[4] KARADAG B, CERAN O, GUVEN G, et al. Efficacy of salbutamol and ipratropium bromide in the management of acute bronchiolitis--a clinical trial [J]. Respiration, 2008, 76 (3): 283–287.

硫酸沙丁胺醇（雾化溶液）
（Salbutamol Sulfate Solution）

【适应证】

选择性β2肾上腺素受体激动剂，用于支气管哮喘或喘息性支气管炎等伴有支气管痉挛的呼吸道疾病。

【用法用量】

	中国	美国	英国
说明书	无新生儿用药相关信息 儿童：雾化吸入，每次2.5～5.0mg，每日4次或遵医嘱	无新生儿用药相关信息 2～12岁：雾化吸入，起始剂量为0.75mg或1.5mg，每日3～4次，雾化5～15分钟	无新生儿用药相关信息 4～11岁：雾化吸入，每次2.5～5.0mg，每日4次

	中国	英国
处方集	无新生儿用药相关信息 溶液：主要用于缓解急性发作。12岁以下儿童：雾化吸入，最小起始剂量为每次2.5mg，用氯化钠注射液1.5～2.0ml稀释后，由驱动式喷雾器吸入。在急性发作时第1小时内可每20分钟给药1次，共连续3次，此后按需每2～4小时给药	中到重度或危及生命的急性哮喘：1个月至4岁儿童，每次2.5mg，如需要可每20～30分钟重复1次，雾化吸入 严重高钾血症：新生儿，雾化吸入，每次2.5～5.0mg，必要时可重复给药（用于该适应证时，静脉注射优于雾化吸入，静脉注射选用合适的剂型，剂量为每次4.0μg/kg，必要时重复，给药时间大于5分钟）

	《实用新生儿学》	其他文献
专著文献	雾化：每次0.1～0.5mg/kg，每2～6小时1次（口服剂型：每次0.1～0.3mg/kg，每6～8小时1次）	早产儿非少尿性高钾血症；每次2mg/kg，雾化吸入，可降低患儿血钾浓度

【注意事项】

使用本药可能会产生异常性支气管痉挛致喘息症状的即刻加重，若发生应停止使用本药，必要时采用另一种速效的支气管扩张剂继续使用，反复过量使用本药偶可引起支气管痉挛。与肾上腺糖皮质激素、利尿剂合用或在缺氧状态下给药时，可能会导致出现严重低钾血症症状，应监测血清钾浓度。

【药物代谢动力学数据】（一般为成人数据，如为新生儿数据均标出）

分布	脑脊液分布	代谢	排泄	半衰期	血浆蛋白结合率	乳汁排泄
经吸入途径给药后，10%～20%的剂量到达下气道，其余部分残留于给药系统或从吞咽处沉积在口咽。沉积在气道的部分被肺组织吸收并循环吸收，但不被肺代谢	非临床资料显示不能通过胎盘或血脑屏障。在非临床试验中，大脑中发现的沙丁胺醇含量约为血浆水平的5%，这个量可能代表了大脑细胞外的物质分布	进入体循环后，可经肝脏代谢。吸入剂量的吞咽部分从胃肠道吸收后，通过肝脏首过效应代谢为酚硫酸盐	可经肾脏清除，主要以原形药物和酚类硫酸酯随尿液排泄，小部分以粪便形式排出。静脉、口服或吸入的沙丁胺醇大部分可在72小时内排出体外	吸入给药的半衰期为4.6～6.0小时（静脉给药的半衰期为4～6小时）	约为10%	沙丁胺醇可能从母乳中排泄，尚不清楚是否对新生儿有害，哺乳期母亲在使用时应慎重考虑

【参考文献】

［1］吕深，肖政祥，韩静，等. 分析沙丁胺醇对早产儿非少尿性高钾血症患儿血钾水平的影响［J］. 中国实用医药，2018，13（11）：124-125.

［2］BALLARD J，LUGO RA，SALYER JW. A Survey of Albuterol Administration Practices in Intubated Patients in the Neonatal Intensive Care Unit［J］. Respir Care，2002，47（1）：31-38.

[3] Armangil D，Yurdakök M，Korkmaz A，et al. Inhaled beta-2 agonist salbutamol for the treatment of transient tachypnea of the newborn [J]. J Pediatr，2011，159 (3)：398–403. e1.

[4] MHANNA MJ，PATEL JS，PATEL S，et al. The Effects of Racemic Albuterol Versus Levalbuterol in Very Low Birth Weight Infants [J]. Pediatr Pulmonol，2009，44 (8)：778–783.

[5] HELFRICH，VRIES T，ROO E，et al. Salbutamol for hyperkalaemia in children [J]. Acta Pdiatrica，2010，90 (11)：1213–1216.

[6] SAW HP，CHIU CD，CHIU YP，et al. Nebulized salbutamol diminish the blood glucose fluctuation in the treatment of non-oliguric hyperkalemia of premature infants [J]. J Chin Med Assoc，2019，82 (1)：55–59.

乙酰半胱氨酸
（Acetylcysteine）

【适应证】

黏痰溶解剂，可降低痰液黏度，使痰容易咳出。

颗粒和吸入溶液：用于黏液高分泌气道疾病如支气管炎、肺炎、支气管扩张、囊性纤维化和哮喘等。

注射剂：用于肝衰竭早期治疗、对乙酰氨基酚过量解救。

【用法用量】

	中国	美国	英国
说明书	（1）用于黏液高分泌性气道疾病，未特别标注新生儿用法。儿童用法： 颗粒：口服，100.0毫克/次，每日2～4次 吸入溶液：雾化吸入，300.0毫克/次，每日1～2次，疗程5～10日。可根据患者的临床反应和疗效调整剂量 （2）肝衰竭早期治疗 注射剂：儿童用药的安全性尚未确立	（1）雾化和口服溶液剂：无新生儿用法 （2）注射剂，体重5kg以下儿童的有效性和安全性尚不清楚	（1）口服溶液剂：无新生儿用法 （2）注射剂，用于对乙酰氨基酚的的解救： 儿童（含新生儿）使用剂量和方案与成人相同，应根据不同年龄和体重，调整静脉注射液的用量，以免发生液体超载 稀释液推荐选用5%葡萄糖溶液，若患儿不适用5%葡萄糖，可使用0.9%氯化钠溶液 静脉注射总剂量为300.0mg/kg，连续分3次静脉输注，持续21小时。输注方案如下： 第1剂：负荷量150.0mg/kg，稀释至50.0mg/ml，以每小时3.0ml/kg速度输注，持续输注1小时；第2剂：50.0mg/kg，稀释至6.25mg/ml。以每小时2.0ml/kg速度输注，持续输注4小时；第3剂：100.0mg/kg，稀释至6.25mg/ml，以每小时1.0ml/kg速度输注，持续输注16小时

	中国	英国
处方集	（1）口服：无新生儿用量 （2）雾化：儿童用法同成人，300.0毫克/次，每日1～2次，持续5～10天。婴儿雾化后应及时吸痰	（1）对乙酰氨基酚过量解救： 新生儿：负荷剂量：150.0mg/kg，溶于5%葡萄糖溶液中，以3.0ml/kg计算液体量，持续输注1小时；第2剂：50.0mg/kg，溶于5%葡萄糖溶液中，以7.0ml/kg计算液体量，持续输注4小时；第3剂：100.0mg/kg，溶于5%葡萄糖溶液中，以14.0ml/kg计算液体量，持续输注16小时 （2）胎粪性肠梗阻：口服，新生儿：200.0～400.0毫克/次，若需要每日可用3次

专著文献	《实用新生儿学》	其他文献
	无新生儿用药相关信息	对乙酰氨基酚过量解救：文献中报道新生儿用法同上文，应用人群中最小新生儿胎龄达26周，体重970g

【注意事项】

患有苯丙酮尿症者禁用。口服本药可引起恶心、呕吐等过敏反应，静脉给药或过量给药可引起血管扩张、皮肤潮红、支气管痉挛和水肿、心动过速等不良反应。使用本药雾化后，应及时吸痰，避免分泌物阻塞气道。支气管哮喘患儿使用期间应密切观察病情，如发生支气管痉挛，应立即终止治疗。本品可与橡胶、铁、铜等发生反应，雾化治疗时应采用塑胶和玻璃制雾化器。本药可减低青霉素、头孢菌素、四环素等的药效，不宜混合或并用，如需使用可间隔4小时。

【药物代谢动力学数据】（一般为成人数据，如为新生儿数据均标出）

分布	脑脊液分布	代谢	排泄	半衰期	血浆蛋白结合率	乳汁排泄
口服后可分布于尿液、肺部、支气管黏液。经雾化吸入可快速到达肺部 新生儿（n＝10，胎龄：24.9～31.0周，体重500～1384g）静脉给药后，表观分布容积0.57L/kg（范围0.167～1.010L/kg）	研究表明，在帕金森病患者中，本品可透过脑脊液，且脑脊液浓度具有剂量依赖性	药物体内可转换为半胱氨酸和二硫化物，半胱氨酸在肝和小肠进一步代谢为谷胱甘肽和其他代谢物	静脉给药后20%～30%以原形经肾脏排出	新生儿（n＝10，胎龄：24.9～31.0周，体重500～1384g）静脉给药：11小时（范围7.8～15.2小时）	为66%～87%	尚不清除本品是否经乳汁排出，建议用药期间暂停哺乳

【参考文献】

［1］BUCARETCHI F，FERNANDES CB，BRANCO MM，et al. Acute liver failure in a term neonate after repeated paracetamol administration［J］. Rev Paul Pediatr，2014，32（1）：144-148.

［2］NEVIN DG，SHUNG J. Intravenous paracetamol overdose in a preterm infant during anesthesia［J］. Paediatr Anaesth，2010，20（1）：105-107.

［3］WALLS L，BAKER CF，SARKAR S. Acetaminophen-induced hepatic failure with encephalopathy in a newborn［J］. J Perinatol，2007，27（2）：133-135.

［4］PAVLEK L，KRAFT M，SIMMONS C，et al. Acetaminophen and acetylsalicylic acid exposure in a preterm infant after maternal overdose［J］. Am J Perinatol，2019，36（2）：136-140.

［5］HOLDINESS MR. Clinical pharmacokinetics of N-acetylcysteine［J］. Clin Pharmacokinet，1991，20（2）：

123–134.

[6] REYES RC, CITTOLIN-SANTOS GF, KIM JE, et al. Neuronal glutathione content and antioxidant capacity can be normalized in situ by N-acetyl Cysteine concentrations attained in human cerebrospinal fluid [J]. Neurotherapeutic, 2016, 13 (1): 217–225.

[7] KATZ M, WON SJ, PARK Y, et al. Cerebrospinal fluid concentrations of N-acetylcysteine after oral administration in Parkinson's disease [J]. Parkinsonism Relat Disord, 2015, 21 (5): 500–503.

[8] AHOLA T, FELLMAN V, LAAKSONEN R, et al. Pharmacokinetics of intravenous N-acetylcysteine in pre-term new-born infants. Eur J Clin Pharmacol, 1999, 55 (9): 645–650.

解热镇痛抗炎药

布洛芬
（Ibuprofen）

【适应证】

非甾体解热镇痛抗炎药，用于婴幼儿的退热，缓解轻度疼痛等，新生儿主要用于关闭动脉导管。

【用法用量】

	中国	美国	英国
说明书	无新生儿用药相关信息 6～11个月婴儿用量为1.25ml，12～23个月婴儿用量为1.875ml（40mg/ml）	无新生儿用药相关信息 6个月至2岁的儿童退热，应根据初始温度水平进行调整，建议每日最大剂量为40.0mg/kg 6个月至2岁的儿童轻至中度镇痛，每6～8小时10.0mg/kg，建议每日最大剂量为40.0mg/kg	无新生儿用药相关信息 疼痛和发热：体重超过5kg的3～6个月婴儿：24小时内可服用3次，每次2.5ml（20mg/ml）

	中国	英国
处方集	无新生儿用药相关信息 缓解疼痛及退热治疗：3个月至12岁，每次5.0～10.0mg/kg，必要时每4～6小时1次，口服，全天最大剂量不超过40.0mg/kg	治疗动脉导管未闭： 新生儿：初始剂量10.0mg/kg，给1剂；随后每24小时给予5.0mg/kg，连续2剂，总3剂。如有必要，可在48小时后重复疗程

	《实用新生儿学》	其他文献
专著文献	关闭动脉导管未闭：第1天，每次10mg/kg，每天1次；第2、第3天为每次5mg/kg，q24h，口服与静脉剂量相同	治疗动脉导管未闭：初始口服20mg/kg，随后每24小时口服10mg/kg，连用2次

【注意事项】

有消化道溃疡、可能发生坏死性小肠结肠炎、严重肝肾功能不全、活动性出血及高血压患儿避免使用。在新生儿关闭动脉导管时应充分评估其必要性再决定是否关闭。使用本药关闭动脉导管时，需要检测尿量，如尿量减少可能需要调整剂量。

【药物代谢动力学数据】（一般为成人数据，如为新生儿数据均标出）

分布	脑脊液分布	代谢	排泄	半衰期	血浆蛋白结合率	乳汁排泄
成人的表观分布容积是0.1L/kg。小于11岁儿童，表观分布容积是0.2L/kg	无相关信息	主要经肝脏代谢，CYP 2C9、CYP 2C19和CYP 2C8参与代谢，其中CYP 2C9起主要作用	45%～80%随尿液排出，其余随粪便排出	血浆消除半衰期为2小时左右	99%（与血浆蛋白和纯化白蛋白的第二位点结合，该结合是可饱和的，当浓度超过20.0μg/ml时血药浓度呈非线性）	乳汁中剂量很小一般不引起损害，一些建议避免使用

【参考文献】

［1］HILLIER K，JONES K，MACINNIS M，et al．Comparison of standard versus high-dose ibuprofen for the treatment of hemodynamically significant patent ductus arteriosus in preterm infants［J］．Journal of Perinatology，2021，41（5）：1142-1148.

［2］MEZU-NDUBUISI OJ，AGARWAL G，RAGHAVAN，et al．Patent ductus arteriosus in premature neonates［J］．Drugs，2012，72（7）：907-916.

［3］CAROLIS M，ROMAGNOLI C，POLIMENI V，et al．Prophylactic ibuprofen therapy of patent ductus arteriosus in preterm infants［J］．European Journal of Pediatrics，2000，159（5）：364.

［4］RAO P，KNAUS EE．Evolution of nonsteroidal anti-inflammatory drugs（NSAIDs）：cyclooxygenase（COX）inhibition and beyond [J]. J Pharm Pharm Sci, 2008, 11 (2): s81–s110.

[5] RAINSFORD KD. Ibuprofen: pharmacology, efficacy and safety [J]. Inflammopharmacology, 2009, 17 (6): 275–342.

[6] BUSHRA R, ASLAM N. An overview of clinical pharmacology of Ibuprofen [J]. Oman Med J, 2010, 25 (3): 155–1661.

[7] POURARIAN S, TAKMIL F, CHERIKI S, et al. The effect of oral high-dose ibuprofen on patent ductus arteriosus closure in preterm infants [J]. Am J Perinatol, 2015, 32 (12): 1158–1163.

对乙酰氨基酚
（Paracetamol）

【适应证】

非甾体解热镇痛抗炎药，用于缓解儿童的发热和轻中度疼痛，在新生儿中主要用于镇痛，也可用于预防接种前后预防用药，接种前24小时至接种后24小时给予，偶被用来关闭动脉导管，但不是一线用药。

【用法用量】

	中国	美国	英国
说明书	无新生儿用药相关信息 1～3岁儿童，体重10～15kg，口服，每次1.0～1.5ml，若持续发热或疼痛，可间隔4～6小时重复用药1次，24小时不超过4次（规格15ml：1.5g）	无新生儿用药相关信息	用于大于2个月婴儿在注射疫苗后的退热或其他原因导致的发热或疼痛：2～3个月婴儿每次2.5ml，如需要4～6小时后可再给2.5ml，在任何24小时内不要超过4次。两次使用之间至少间隔4小时 不建议给予2个月以下婴儿使用，除非该患儿是足月儿且用药时体重大于8kg（规格5ml：120mg）

	中国	英国
处方集	无新生儿用药相关信息 解热镇痛： 1～3个月婴儿，口服或直肠给药，每次30.0～60.0mg，每8小时1次 严重疼痛和发热： 1～3个月婴儿，口服：先给予20.0～30.0mg/kg单次剂量，然后15.0～20.0mg/kg，每6～8小时1次；直肠给药：1～3个月，先给予30.0mg/kg单次剂量，然后15.0～20.0mg/kg，每6～8小时1次；每日最大剂量60.0mg/kg	发热、疼痛： 口服： 矫正胎龄28～32周新生儿：首剂20.0mg/kg，之后每次10.0～15.0mg/kg，按需要8～12小时给药1次，最大日剂量30.0mg/kg。32周以上新生儿：首剂每次20.0mg/kg，之后每次10.0～15.0mg/kg，按需要每6～8小时给药1次，每日最大剂量分次给予；最大日剂量60.0mg/kg 直肠给药： 28～32周矫正胎龄新生儿：首剂每次20.0mg/kg，之后每次10.0～15.0mg/kg，按需要每12小时给药1次，最大日剂量30.0mg/kg。32周及以上：首剂每次30.0mg/kg，之后每次15.0～20.0mg/kg，按需每8小时给药1次，最大日剂量60.0mg/kg 静脉给药： 矫正胎龄≥32周新生儿：每次7.5mg/kg，每8小时1次，输注时间超过15分钟 新生儿：每次10.0mg/kg，每4～6小时1次，输注时间超过15分钟，最大日剂量30.0mg/kg 发热、疼痛伴有肝毒性高危因素的患儿： 静脉给药： 矫正胎龄≥32周新生儿：每次7.5mg/kg，每8小时1次，输注时间超过15分钟 新生儿：每次10.0mg/kg，每4～6小时1次，输注时间超过15分钟，最大日剂量30.0mg/kg

	《实用新生儿学》	其他文献
专著文献	降温和镇痛： 口服给药：首剂20.0～25.0mg/kg，维持，每次12.0～15.0mg/kg 直肠给药：首剂30.0mg/kg，维持，每次12.0～18.0mg/kg 给药频次：足月儿，每6小时1次；矫正胎龄≥32周，每8小时1次；<32周，每12小时1次 早产儿动脉导管未闭：每次15.0mg/kg，每6小时1次	动脉导管未闭： 早产儿：口服，每次15.0mg/kg，每6小时1次，连续3天，必要时口服第二疗程

【注意事项】

过量时可以产生肝毒性，应用时需要注意监测体温、肝肾功能。

【药物代谢动力学数据】（一般为成人数据，如为新生儿数据均标出）

分布	脑脊液分布	代谢	排泄	半衰期	血浆蛋白结合率	乳汁排泄
吸收后在体内分布均匀。表观分布容积： 成人：0.7～1.0L/kg 儿童：0.7～1.2L/kg	无相关信息	90%～95%在肝脏代谢，主要与葡萄糖醛酸、硫酸及半胱氨酸结合，中间代谢产物对肝脏有毒性作用	主要随尿液排泄（＜5%原形药物；葡萄糖醛酸代谢产物占比60%～80%；硫酸盐代谢产物为20%～30%；半胱氨酸和巯基酸代谢产物为8%）	足月儿约为3小时，≥32周早产儿约为5小时，更不成熟早产儿约为11小时	25%	对乙酰氨基酚存在于母乳中。当使用最高母乳浓度并与每天60.0mg/kg的婴儿治疗剂量进行比较时，对乙酰氨基酚的相对婴儿剂量（RID）为3.98%（RID＜10%，认为母乳喂养可以接受。母婴单次口服对乙酰氨基酚650.0mg后，对乙酰氨基酚在母乳中的半衰期为1.35～3.5小时。可以在母乳喂养婴儿的尿液中检出对乙酰氨基酚

【参考文献】

[1]OHLSSON A, SHAH PS. Paracetamol(acetaminophen)for patent ductus arteriosus in preterm or low birth weight infants [J]. Cochrane Database Syst Rev, 2018, 4(4): CD010061.

[2] ONCEL MY, YURTTUTAN S, ERDEVE O, et al. Oral paracetamol versus oral ibuprofen in the management of patent ductus arteriosus in preterm infants: a randomized controlled trial [J]. J Pediatr, 2014, 164(3): 510-514.

[3] ANDERSON BJ, VAN LINGEN RA, HANSEN TG, et al. Acetaminophen developmental pharmacokinetics in premature neonates and infants: a pooled population analysis [J]. Anesthesiology, 2002, 96(6): 1336-1345.

[4] ANDERSON PO, SAUBERAN JB. Modeling drug passage into human milk [J]. Clin Pharmacol Ther, 2016, 100(1): 42-52.

[5] ITO S. Drug therapy for breast-feeding women [J]. N Engl J Med，2000，343（2）：118−126.

[6] BERLIN CM Jr，YAFFE SJ，RAGNI M. Disposition of acetaminophen in milk，saliva，and plasma of lactating women [J]. Pediatr Pharmacol（New York），1980，1（2）：135−141.

吲哚美辛
（Indomethacin）

【适应证】

非甾体解热镇痛抗炎药，用于关节炎、滑囊炎等疾病，还用于高热的对症解热、手术后及创伤后镇痛等。新生儿中偶用于动脉导管未闭。

【用法用量】

	中国	美国	英国
说明书	无新生儿用药相关信息 14岁以下儿童一般不宜用此药 小儿常用量： 每日1.5～2.5mg/kg，分3～4次。待有效后减至最低量	14岁以下儿童的安全性和有效性尚未确立 如要使用，则初始剂量建议每日给予1.0～2.0mg/kg，分次给予，最大日剂量不超过3.0mg/kg或150.0～200.0mg，症状一旦得到控制，立即减至最低有效剂量或停药	儿童的安全性和有效性尚未确立

	中国	英国
处方集	无新生儿用药相关信息 儿童口服： 每日1.5～3.0mg/kg，分3次口服，每日最大剂量：200mg，并以最小剂量控制病情 直肠给药：每日25.0～100.0mg，每日1次，最大剂量不超过全天口服剂量	动脉导管未闭： 静脉输注： 第1剂0.1～0.2mg/kg，24小时后按0.1mg/kg再给第2剂，间隔24小时，输注时间超过20～30分钟。如果导管仍然开放，按照每次0.1mg/kg，每24小时1次，再给第3剂

<table>
<tr><td rowspan="2">专著文献</td><td>《实用新生儿学》</td><td>其他文献</td></tr>
<tr><td>促进PDA关闭（每12小时1次，连用3剂），口服或静脉给药
<table>
<tr><td rowspan="2">使用时间</td><td colspan="3">用法</td></tr>
<tr><td>第1剂</td><td>第2剂</td><td>第3剂</td></tr>
<tr><td><2d</td><td>0.2mg/kg</td><td>0.1mg/kg</td><td>0.1mg/kg</td></tr>
<tr><td>2～7d</td><td>0.2mg/kg</td><td>0.2mg/kg</td><td>0.2mg/kg</td></tr>
<tr><td>>7d</td><td>0.2mg/kg</td><td>0.25mg/kg</td><td>0.25mg/kg</td></tr>
</table></td><td>预防脑室内出血：给予肺表面活性物质6小时后，按照0.1～0.2mg/kg给予吲哚美辛，每12～24小时口服一次，共3剂</td></tr>
</table>

【注意事项】

肝肾功能不全、癫痫、哮喘患儿禁用。使用中可能产生胃肠道反应、造血抑制、低钠血症、精神症状、皮疹等不良反应。用药中应注意监护血常规、尿量及肝肾功能。

【药物代谢动力学数据】（一般为成人数据，如为新生儿数据均标出）

分布	脑脊液分布	代谢	排泄	半衰期	血浆蛋白结合率	乳汁排泄
分布于滑膜液、中枢神经系统和胎盘 新生儿表观分布容积：0.23±0.18L/kg；成人：0.34～1.57L/kg	中枢神经系统中可有分布	肝脏代谢，有肝肠循环	60%经肾脏排泄（10%～20%为原形）。33%经胆汁排泄（1.5%为原形）	平均为4.5小时，早产儿明显延长，且有较大个体差异：胎龄<32周，体重<1500g，半衰期19±0.6小时；胎龄>32周，体重>1500g，半衰期13±0.9小时	99%	药物可经乳汁排出，哺乳期妇女禁用

【参考文献】

[1] 鲁珊，王新利，刘虹，等. 吲哚美辛在新生儿呼吸窘迫综合征预防和治疗中的应用[J]. 中华围产医学杂志，2005，8（2）：101-106.

[2] FOWLIE PW，DAVIS PG，MCGUIRE W. Prophylactic intravenous indomethacin for preventing mortality and morbidity in preterm infants [J]. Cochrane Database Syst Rev，2010，2010（7）：CD000174.

[3] PACIFICI GM. Clinical pharmacology of ibuprofen and indomethacin in preterm infants with patent ductus arteriosus [J]. Curr Pediatr Rev，2014，10（3）：216-237.

[4] BRASH AR，HICKEY DE，GRAHAM TP，et al. Pharmacokinetics of indomethacin in the neonate. Relation of plasma indomethacin levels to response of the ductus arteriosus [J]. N Engl J Med，1981，305（2）：67-72.

[5] JOHN M FERGUSON. Pharmacotherapy for patent ductus arteriosus closure [J]. Congenit Heart Dis，2019，14（1）：

52−56.

［6］El-Mashad AE，El-Mahdy H，El Amrousy D，et al. Comparative study of the efficacy and safety of paracetamol，ibuprofen，and indomethacin in closure of patent ductus arteriosus in preterm neonates［J］. Eur J Pediatr，2017，176（2）：233−240.

［7］Evans MA，Bhat R，Vidyasagar D，et al. Gestational age and indomAmrousy Comparative study of the efficacy and safety of paracetamol，ibuprofen，and indomethacin in closure of patent ductus arteriosus in preterm neonatesethacin elimination in the neonate［J］. Clin Pharmacol Ther，1979，26（6）：746−751.

［8］BHAT R，VIDYASAGAR D，VADAPALLI M，et al. Disposition of indomethacin in preterm infants［J］. J Pediatr，1979，95：313−316

［9］WENINGER M，POLLAK A，SALZER-MUHAR U，et al. Pharmacokinetics of intra-arterial indomethacin treatment for patent ductus arteriosus［J］. Eur J Pediatr，1989，149：138−140.

心血管系统用药

地高辛
（Digoxin）

【适应证】

洋地黄苷类正性肌力药，用于婴儿及儿童的急、慢性心力衰竭，控制心房颤动、心房扑动引起的快速心室率、室上性心动过速。

【用法用量】

	中国	美国	英国
说明书	口服： 本品总量，早产儿0.02～0.03mg/kg 1个月以下新生儿0.03～0.04mg/kg；1个月至2岁儿童0.05～0.06mg/kg。本品总量分3次或每6～8小时给予1次。维持量为总量的1/5～1/3，分2次，每12小时1次或每日1次	负荷剂量：口服， 早产儿，20.0～30.0μg/kg 足月儿，25.0～35.0μg/kg 维持剂量：口服， 早产儿，2.3～3.9μg/kg，每日2次 足月儿，3.8～5.6μg/kg，每日2次	负荷剂量：口服， 早产儿： 体重<1.5kg，每24小时25.0μg/kg 体重1.5～2.5kg，每24小时30.0μg/kg 足月新生儿至2岁，每24小时45.0μg/kg 静脉输注： 早产儿： 体重<1.5kg，每24小时20.0μg/kg 体重1.5～2.5kg，每24小时30.0μg/kg 足月儿至2岁，每24小时35.0μg/kg。负荷剂量应分次给予，第一次剂量约为总剂量的一半，剩下的剂量以每4～8小时为间隔分次给予，在给新的剂次之前应评估临床反应，每剂应静脉输注超过10～20分钟 维持剂量： 早产儿，每日剂量为24小时负荷剂量的20%；足月新生儿和10岁以下儿童，每日剂量为24小时负荷剂量的25%

	中国	英国
处方集	口服： 负荷剂量：按下列剂量分3次或每6～8小时1次给予，早产儿，25.0μg/kg，新生儿，30.0μg/kg，1个月至2岁，45.0μg/kg 维持剂量： 每日维持剂量为负荷量的1/5～1/4，每12小时1次或每日1次给药 静脉注射： 负荷剂量：按下列剂量分3次或每6～8小时1次给予，早产新生儿，20.0μg/kg，足月新生儿，30.0μg/kg，1个月至2岁，40.0μg/kg	室上性心律失常，慢性心衰 新生儿口服剂量： 体重＜1.5kg，初始剂量每日25.0μg/kg，分3次给药，之后每日4.0～6.0μg/kg，分1～2次给药 体重1.5～2.5kg，初始剂量每日30.0mg/kg，分3次给药，之后每日4.0～6.0μg/kg，分1～2次给药 体重＞2.6kg，初始剂量每日45.0μg/kg，分3次给药，之后每日10.0μg/kg，分1～2次给予 新生儿静脉输注剂量： 体重＜1.5kg，初始剂量每日20.0μg/kg，分3次给药，之后每日4.0～6.0μg/kg，分1～2次给药 体重1.5～2.5kg，初始剂量每日30.0μg/kg，分3次给药，之后每日4.0～6.0μg/kg，分1～2次给药 体重＞2.6kg，初始剂量每日35.0μg/kg，分3次给药，之后每日10.0μg/kg，分1～2次给予 从静脉转向口服需要增加20%～33%的剂量以维持地高辛的血药浓度

	《实用新生儿学》	其他文献
专著文献	负荷量： 静脉给药： 胎龄≤29周，15.0μg/kg 胎龄30～36周，20.0μg/kg 胎龄37～48周，30.0μg/kg 口服： 胎龄≤29周，20.0μg/kg 胎龄30～36周，25.0μg/kg 胎龄37～48周，40.0μg/kg 维持量： 洋地黄负荷量的1/5～1/4，每12小时1次	新生儿心衰： 早产儿：地高辛饱和量：口服0.02～0.025mg/kg，静脉注射量为3/4口服量；维持量：1/4～1/5饱和量分2次给予 足月儿：地高辛饱和量：口服0.03mg/kg，静脉注射量为3/4口服量；维持量：1/4～1/5饱和量分2次给予

【注意事项】

低钾血症、房室传导阻滞、高钙血症、甲状腺功能减退、活动性心肌炎、肾功能不全者慎用。新生儿对本品的耐受性不定，其肾清除减少，可见P-R间期延长。早产儿对本品敏感，按其不成熟程度而减小剂量。按体重或体表面积，1个月以上婴儿比成人用量略大。婴幼儿要在血药浓度及心电监测下增加剂量。

【药物代谢动力学数据】（一般为成人数据，如为新生儿数据均标出）

分布	脑脊液分布	代谢	排泄	半衰期	血浆蛋白结合率	乳汁排泄
广泛与组织结合，心脏、肝脏、肾脏的浓度最高，骨骼肌中药物浓度虽不高，但整体含量较大	能穿透脑脊液	CYP450系统在地高辛代谢中不发挥主要作用。地高辛也不会诱导或抑制该酶系	主要以原形经肾排泄	成人为30～40小时	25%	乳汁中剂量很小，很难引起危害，但使用仍需权衡利弊

【参考文献】

［1］叶鸿瑁. 新生儿心力衰竭的常见病因、诊断及治疗［J］. 实用儿科临床杂志，2006（18）：1204-1207.

［2］Rogers MC，Willerson JT，Goldblatt A，et al. Serum digoxin concentrations in the human fetus，neonate and infant. N Engl J Med，1972，287（20）：1010-1013.

去乙酰毛花苷
（Deslanoside）

【适应证】

洋地黄苷类药物，用于急性心力衰竭、慢性心力衰竭急性加重，控制心房颤动、心房扑动引起的快心室率。

【用法用量】

	中国	美国	英国
说明书	肌内注射或静脉注射，小儿常用量可按下列剂量分2～3次间隔3～4小时给予：早产儿和足月新生儿或肾功能减退、心肌炎患儿，肌内或静脉注射按体重0.022mg/kg；2周～3岁，按体重0.025mg/kg。本品静脉注射获满意疗效后，可改用地高辛常用维持量以保持疗效	无新生儿用药相关信息	无新生儿用药相关信息

	中国	英国
处方集	肌内注射或静脉注射，小儿常用量可按下列剂量分2～3次间隔3～4小时给予：早产儿和足月新生儿或肾功能减退、心肌炎患儿，每日0.022mg/kg；2个月至3岁，每日0.025mg/kg。本品静脉注射获满意疗效后，可改用地高辛常用维持量以保持疗效。儿童最大初始剂量不应超过0.4～0.6mg，以后每2～4小时可再给0.2～0.4mg，总量每日1.0～1.6mg	无新生儿用药相关信息

	《实用新生儿学》	其他文献
专著文献	静脉注射，每次10.0～15.0μg/kg，2～3小时后可重复，1～2小时后改地高辛洋地黄化	无新生儿用药相关信息

【注意事项】

本药在体内转化为地高辛而发挥作用，具体使用注意事项见地高辛。

【药物代谢动力学数据】（一般为成人数据，如为新生儿数据均标出）

分布	脑脊液分布	代谢	排泄	半衰期	血浆蛋白结合率	乳汁排泄
静脉注射后迅速分布到各组织	无相关信息	体内转化为地高辛	在体内转化为地高辛，经肾脏排泄。排泄较快，蓄积性较小	33～36小时	25%	可排入乳汁，哺乳期妇女使用与否需权衡利弊

【参考文献】

［1］去乙酰毛花苷注射液，成都倍特药业有限公司，2017年2月15日修订.

米力农
(Milrinone)

【适应证】

磷酸二酯酶抑制剂，用于对洋地黄、利尿剂、血管扩张剂治疗无效或效果欠佳的各种原因引起的急、慢性顽固性充血性心力衰竭。

【用法用量】

	中国	美国	英国
说明书	未特别标注新生儿用药相关信息 成人用法如下： 负荷剂量：50.0μg/kg，缓慢给药，在10分钟内注入 维持剂量：标准维持剂量每分钟0.5μg/kg，最小剂量为每分钟0.375μg/kg，最大为每分钟0.75μg/kg；标准维持剂量24小时总量为0.77mg/kg，最小为0.59mg/kg，最大为1.13mg/kg	未特别标注新生儿用药相关信息 成人用法如下： 负荷剂量：50.0μg/kg，输注时间大于10分钟 维持剂量：每分钟0.5μg/kg，最小剂量为每分钟0.375μg/kg，最大为每分钟0.75μg/kg；24小时总量为0.77mg/kg，最小为0.59mg/kg，最大为1.13mg/kg	根据发表的研究结果，婴儿和儿童用法如下： 静脉负荷剂量：50.0～75.0μg/kg，30～60分钟内输注 维持剂量：每分钟0.25～0.75μg/kg，根据临床反应选择合适的剂量，输注时间可达35小时 肾功能损害的儿童不建议使用米力农

	中国	英国
处方集	未特别标注新生儿用药相关信息 儿童负荷剂量为25.0～75.0μg/kg，缓慢静脉注射。以后按照每分钟0.25～0.5μg/kg速度维持2～3天，疗程应小于2周	心脏手术、休克导致的充血性心力衰竭、低心输出量： 初始给药50.0～75.0μg/kg，给药时间为30～60分钟。如处于低血压的风险，则减小或省去初始剂量，直接持续静脉输注该药，每小时30.0～45.0μg/kg，连用2～3天（心脏手术后一般使用12小时）

	《实用新生儿学》	其他文献
专著文献	静脉给药，负荷量：50.0μg/kg，给药时间大于30min；维持量：每分钟0.3～0.75μg/kg	提高新生儿持续性肺动脉高压的临床治疗总有效率和动脉氧分压，降低肺动脉收缩压： 负荷剂量：20.0～50.0μg/kg，输注时间10分钟，维持剂量：每分钟0.25～0.75μg/kg 早产儿低血流量：持续静脉输注，每分钟0.25～0.75μg/kg

【注意事项】

肝肾功能不全的患儿慎用，肾功能不全的患儿，用药期间应监测血压、心率和心律。

【药物代谢动力学数据】（一般为成人数据，如为新生儿数据均标出）

分布	脑脊液分布	代谢	排泄	半衰期	血浆蛋白结合率	乳汁排泄
婴幼儿（心脏病术后）的表观分布容积：0.9±0.4L/kg，早产儿（≤29周，生后24小时）的表观分布容积：576ml/kg	无相关信息	大部分不被代谢，少量经肝代谢	主要通过尿液清除（83%为原形药物；12%为0-葡萄糖醛酸代谢物）。新生儿（两室模型消除）预估的肾脏清除率是3.05ml/（kg·min），随日龄增加而增加（n=6，胎龄34周，日龄<7天）	新生儿的半衰期约为4小时	约70%	米力农是否经母乳排泄，证据不足，临床需要权衡利弊使用

【参考文献】

[1] 李海志，王丹，李特. 米力农治疗新生儿持续性肺动脉高压有效性的系统评价[J]. 中国医院用药评价与分析，

2021，21（3）：324–328.

［2］JOYNT C，CHEUNG PY. Treating hypotension in preterm neonates with vasoactive medications［J］. Front Pediatr，2018，6：86.

［3］Schwarz CE，Dempsey EM. Management of neonatal hypotension and shock［J］. Semin Fetal Neonatal Med，2020，25（5）：101121.

［4］MCNAMARA PJ，SHIVANANDA SP，SAHNI M，et al. Pediatric pharmacology of milrinone in neonates with persistent pulmonary hypertension of the newborn and suboptimal response to inhaled nitric oxide［J］. Crit Care Med，2013，14：74–84.

［5］RAMAMOORTHY C，ANDERSON GD，WILLIAMS GD，et al. Pharmacokinetics and side effects of milrinone in infants and children after open heart surgery［J］. Anesth Analg，1998，86（2）：283–289.

［6］GIACCONE A，ZUPPA AF，SOOD B，et al. Milrinone Pharmacokinetics and Pharmacodynamics in Neonates with Persistent Pulmonary Hypertension of the Newborn［J］. Am J Perinatol，2017，34（8）：749–758.

［7］ZUPPA AF，NICOLSON SC，ADAMSON PC，et al. Population pharmacokinetics of milrinone in neonates with hypoplasticleft heart syndrome undergoing stage I reconstruction［J］. Anesth Analg，2006，102：1062–1069.

［8］PARADISIS M，JIANG X，MCLACHLAN AJ，et al. Population pharmacokinetics and dosing regimen design of milrinone in preterm infants［J］. Arch Dis Child Fetal Neonatal Ed，2007，92（3）：F204–F209.

多巴酚丁胺
（Dobutamine）

【适应证】

抗休克血管活性药，作为短期支持治疗，用于器质性心脏病患者因心肌收缩力下降引起的心力衰竭，包括心脏直视手术后所致的低排血量综合征。

【用法用量】

	中国	美国	英国
说明书	无新生儿及儿童用药相关信息 成人用法：静脉滴注：滴注速度为每分钟2.5～10.0μg/kg；要使血液动力学得到改善，剂量常需高达每分钟20.0μg/kg，极少数情况可高达每分钟40.0μg/kg	无新生儿及儿童用药相关信息 增加心输出量：静脉滴注，滴注速度为每分钟2.5～15.0μg/kg；极少数情况，需要每分钟40.0μg/kg	建议所有儿科年龄组（新生儿至18岁）的初始剂量为每分钟5.0μg/kg，根据临床反应调整为每分钟2.0～20.0μg/kg。有时每分钟0.5～1.0μg/kg的剂量也会产生反应 但因为儿童的个体差异，儿童所需剂量不能预先判定，应个体化调整

	中国	英国
处方集	无新生儿用法 心肌收缩力下降引起的心力衰竭： 儿童：每分钟2.0～20.0μg/kg，静脉滴注或骨髓通路给药。从小剂量开始，根据临床反应调整到适宜的剂量	心脏手术后、心肌病、休克等引起的低心排量： 新生儿：持续静脉滴注，起始每分钟5.0μg/kg，然后根据反应调整至每分钟2.0～20.0μg/kg。每分钟0.5～1.0μg/kg的小剂量也曾使用过

	《实用新生儿学》	其他文献
专著文献	每分钟2.0～10.0μg/kg，连续静脉滴注，从小剂量开始，最大每分钟40.0μg/kg	持续静注：每分钟2.0～25.0μg/kg 大静脉给药，从低剂量开始，通过监测效果确定最佳剂量

【注意事项】

用药前必须纠正低血容量；用药期间需监测血压、心电图、心排血量，如出现收缩压升高、心率加快，应减量或暂停给药；停用时应逐渐减少剂量。

【药物代谢动力学数据】（一般为成人数据，如为新生儿数据均标出）

分布	脑脊液分布	代谢	排泄	半衰期	血浆蛋白结合率	乳汁排泄
成人的表观分布容积为0.2L/kg。1个月至16岁儿童的平均表观分布容积为1.14L/kg（0.09～5.65L/kg）	无相关信息	主要在肝脏代谢	代谢物主要经肾排出。新生儿的平均血浆清除率为90±38ml/min	成人半衰期约为2分钟	无相关信息	尚不清楚是否经乳汁排泄，乳母必须使用时建议停止哺乳

【参考文献】

［1］DAVIS AL，CARCILLO JA，ANEJA RK，et al. American College of Critical Care Medicine Clinical Practice Parameters for hemodynamic support of pediatric and neonatal septic shock［J］. Crit Care Med，2017，45（6）：1061-1093.

［2］DELLINGER RP，LEVY MM，RHODES A，et al. Surviving sepsis campaign：international guidelines for management of severe sepsis and septic shock：2012［J］. Crit Care Med，2013，41（2）：580-637.

［3］HALLIK M，ILMOJA ML，STANDING JF，et al. Population pharmacokinetics and pharmacodynamics of dobutamine in neonates on the first days of life [J]. Br J Clin Pharmacol，2020，86（2）：318–328.

[4] BANNER W JR，VERNON DD，MINTON SD，et al. Nonlinear dobutamine pharmacokinetics in a pediatric population [J]. Crit Care Med，1991，19（7）：871–873.

[5] MASHONEY L，SHAB G，CROOK D，et al. A Literature Review of the Pharmacokinetics and Pharmacodynamics of Dobutamine in Neonates [J]. Pediatr Cardiol，2016，37（1）：14–23.

[6] MASHONEY L，SHAB G，CROOK D，et al. Erratum to：A Literature Review of the Pharmacokinetics and Pharmacodynamics of Dobutamine in Neonates [J]. Pediatr Cardiol，2017，38（1）：207.

肾上腺素
（Adrenaline/Epinephrine）

【适应证】

抗休克血管活性药，用于因支气管痉挛所致严重呼吸困难，可迅速缓解药物等引起的过敏性休克，亦可用于延长浸润麻醉用药的作用时间，也是各种原因引起的心搏骤停进行心肺复苏的主要抢救用药。

【用法用量】

	中国	美国	英国
说明书	未特别标注新生儿用药相关信息 常用量（成人数据）：皮下注射，每次0.25～1.0mg；极量：皮下注射，每次1.0mg 抢救过敏性休克：皮下注射或肌内注射0.5～1.0mg，也可用0.1～0.5mg缓慢静注，如疗效不好，可改用4.0～8.0mg静脉滴注 抢救心搏骤停：0.25～0.50mg 治疗支气管哮喘：皮下注射0.25～0.50mg。必要时每4小时可重复注射1次 与局麻药合用：浓度为2.0～5.0μg/ml，总量不超过0.3mg 制止鼻黏膜和齿龈出血：将浸有1∶20000～1∶1000溶液的纱布填塞出血处 治疗荨麻疹、枯草热、血清反应等：皮下注射1∶1000溶液0.2～0.5ml，必要时再以上述剂量注射1次	未特别标注新生儿用药相关信息 速发型过敏反应： <30kg儿童：0.01mg/kg未稀释肾上腺素，大腿前外侧肌内或皮下注射，每次最多注射0.3mg，必要时每5～10分钟重复1次	未特别标注新生儿用药相关信息 6个月以下儿童： 肌内注射，0.01mg/kg［0.01ml/kg，1mg/ml（1∶1000）］，如需要可每5～15分钟重复1次

	中国	英国
处方集	未特别标注新生儿用药相关信息 各种原因引起的心搏呼吸骤停、心动过缓： 10.0μg/kg（0.1ml/kg 1：1000）静脉注射或骨髓通路给药；100.0μg/kg（0.1ml/kg 1：1000）经气管给药 最大量：1mg静脉注射或骨髓腔内给药，2.5mg经气管给药。3～5分钟后可重复给药 循环不稳定和失代偿性休克： 静脉或骨髓通路给药：每分钟0.1～1.0μg/kg	新生儿急性低血压： 持续静脉滴注，初始剂量每分钟0.1μg/kg，根据反应调整，在急性低血压时剂量可达每分钟1.5μg/kg

	《实用新生儿学》	其他文献
专著文献	静脉注射：1：10000每次0.1～0.3ml/kg，每3～5分钟重复1次 气管内：1：10000每次0.3～1.0ml/kg，每3～5分钟重复1次，直至静脉通路建立 静脉滴注：每分钟0.1μg/kg，至有效量，最大每分钟1.0μg/kg	低血压或持续性心动过缓、预防心搏骤停： 静脉输注：1.0μg/kg，用于低危或持续性心动过缓的高剂量心肌病患者 在回顾性儿科研究中，5～10分钟内重复一次剂量和/或开始其他治疗，随后每分钟0.01～0.20μg/kg 复苏和严重心动过缓： 静脉注射，用0.1mg/ml溶液给予10.0～30.0μg/kg静脉注射。给药后，用0.5～1.0ml生理盐水冲洗 通过气管插管，用0.1mg/ml溶液给予50.0～100.0μg/kg进行气管插管，在气管内给药后进行几次正压通气 连续静脉输注：以每分钟0.1μg/kg的剂量开始，并调整至所需的治疗效应，最高剂量为每分钟1.0μg/kg 败血性休克：每分钟0.05～0.30μg/kg静脉给药

【注意事项】

使用中注意肾上腺素的稀释浓度，避免出错。药物组织渗透可导致局部缺血、组织损伤和溃疡。不可与碳酸氢钠混合，碱性溶液可使其失去活性。用药期间应密切监护患儿血压、心率和心律变化，及时发现和处理肾上腺素引起的复苏后高血压和快速性心律紊乱。

【药物代谢动力学数据】（一般为成人数据，如为新生儿数据均标出）

代谢	排泄	半衰期	血浆蛋白结合率	乳汁排泄
本药经大量存在于肝脏、肾脏及其他神经元外组织的COMT和MAO迅速代谢为失活产物3-甲氧基-4-羟基扁桃酸，主要负责从循环中清除外源性肾上腺素的组织为肝脏（32%）、肾脏（25%）、骨骼肌（20%）和肠系膜（12%）	主要经肾脏排泄	本药静脉注射后迅速从血浆清除，有效半衰期小于5分钟。皮下或肌注时，半衰期可能略有延长	无相关信息	肾上腺素可分布到乳汁中，但由于口服生物利用度较差，出现有害反应的可能性较小。哺乳期妇女用药需慎重

【参考文献】

［1］MARINO BS，TABBUTT S，MACLAREN G，et al. Cardiopulmonary resuscitation in infants and children with cardiac disease: a scientific statement from the American Heart Association［J］. Circulation，2018，137（22）: e691–e782.

［2］REITER PD，ROTH J，WATHEN B，et al. Low-dose epinephrine boluses for acute hypotension in the PICU［J］. Pediatr Crit Care Med，2018，19（4）: 281–286.

［3］ROSS CE，ASARO LA，WYPIJ D，et al. Physiologic response to pre-arrest bolus dilute epinephrine in the pediatric intensive care unit［J］. Resuscitation，2018，126: 137–142.

［4］KATTWINKEL J，PERLMAN JM，AZIZ K，et al. 2010 American Heart Association guidelines for cardiopulmonary resuscitation and emergency cardiovascular care. Part 15: neonatal resuscitation [J]. Circulation, 2010, 122: S909–S919.

[5] KATTWINKEL J, American Heart Association, American Academy of Pediatrics. Neonatal Resuscitation Textbook, 6th ed. [M]. American Academy of Pediatrics, Elk Grove Village, IL, 2011.

[6] DAVIS AL, CARCLIIO JA, ANEJA RK, et al. American College of Critical Care Medicine Clinical Practice Parameters for hemodynamic support of pediatric and neonatal septic shock [J]. Crit Care Med, 2017, 45 (6): 1061–1093.

去甲肾上腺素
(Norepinephrine)

【适应证】

抗休克血管活性药，可用于治疗急性心肌梗死、体外循环等引起的低血压；用于血容量不足所致的休克、低血压，或嗜铬细胞瘤切除术后的低血压，本药作为急救时补充血容量的辅助治疗，以使血压回升，暂时维持脑与冠状动脉灌注，直至补充血容量的治疗起效；用于椎管内阻滞时的低血压及心脏停搏复苏后血压维持。

【用法用量】

	中国	美国	英国
说明书	未特别标注新生儿用药相关信息 小儿常用量： 以每分钟0.02～0.10μg/kg速度滴注，按需要调节滴速	儿童中有效性和安全性尚未建立	不推荐用于儿童

	中国	英国
处方集	未特别标注新生儿用药相关信息 休克：儿童： 每分钟0.1～0.2μg/kg，静脉给药	感染性休克、血管过度扩张等引起的急性低血压： 新生儿：持续静脉滴注，每分钟0.02～0.1μg/kg（每剂最大剂量，每分钟1.0μg/kg）（剂量按去甲肾上腺素碱计算），根据反应调整（剂量当量与换算：1mg去甲肾上腺素碱相当于2mg去甲肾上腺素酸酒石酸）

	《实用新生儿学》	其他文献
专著文献	无新生儿用药相关信息	难治性脓毒症休克：持续静脉输注，初始剂量，每分钟0.05～0.10μg/kg，逐步调整直至发挥理想药效，一般剂量为每分钟0.1～2.0μg/kg 难治性持续性肺动脉高压：胎龄＞35周，持续静脉输注，初始剂量每分钟0.5μg/kg，每30分钟调整剂量至需要效果（达到平均动脉压），大多数新生儿需要的剂量≤每分钟1.0μg/kg

【注意事项】

缺氧、闭塞性血管病等情况慎用。用药期间应监测动脉压、中心静脉压、肺动脉舒张压、尿量、心电图。使用中避免药液外漏。

【药物代谢动力学数据】（一般为成人数据，如为新生儿数据均标出）

分布	脑脊液分布	代谢	排泄	半衰期	血浆蛋白结合率	乳汁排泄
去甲肾上腺素通过细胞再摄取和新陈代谢的结合从血浆中迅速清除	不容易透过血脑屏障	在肝脏和肾脏通过儿茶酚氧甲基转移酶和单胺氧化酶代谢为无活性产物	主要经肾脏排泄	2～2.5分钟	约25%	未查到相关信息

【参考文献】

［1］TOURNEUX P，RAKZA T，ABAZINE A，et al. Noradrenaline for management of septic shock refractory to fluid loading and dopamine or dobutamine in full-term newborn infants［J］. Acta Paediatr，2008，97（2）：177-180.

［2］KLEINMAN ME，CHAMEIDES L，SCHEXNAYDER SM，et al. Pediatric advanced life support：2010 American Heart Association Guidelines for Cardiopulmonary Resuscitation and Emergency Cardiovascular Care［J］. Pediatrics，2010，

126（5）: e1361–e1399.

［3］MEHDI OUALHA，et al. Population pharmacokinetics and haemodynamic effects of norepinephrine in hypotensive critically ill children［J］. Br J Clin Pharmacol，2014，78（4）: 886–897.

［4］STEUNBERG C，NOTTERMAN DA. Pharmacokinetics of cardiovascular drugs in children. Inotropes and vasopressors［J］. Clin Pharmacokinet，1994，27（5）: 345–367.

［5］RIZK MY，LAPOINTE A，Lefebvre F，et al. Norepinephrine infusion improves haemodynamics in the preterm infants during septic shock［J］. Acta Paediatr，2018，107（3）: 408–413.

［6］de Vera N，Cristófol RM，Rodríguez Farré E. Protein binding and stability of norepinephrine in human blood plasma. Involvement of prealbumin，alpha 1-acid glycoprotein and albumin［J］. Life Sci，1988，43（16）: 1277–1286.

多巴胺
（Dopamine）

【适应证】

抗休克血管活性药，用于创伤、内毒素败血症、心脏手术、肾衰竭、充血性心力衰竭等引起的休克综合征；用于补充血容量后仍无法纠正的休克，尤其对少尿及周围血管阻力正常或较低的休克；本药可增加心排血量，可用于洋地黄及利尿药无效的心功能不全。

【用法用量】

	中国	美国	英国
说明书	无新生儿和儿童用药相关信息 成人数据如下： 一般用法：静脉滴注：开始剂量为每分钟1.0～5.0μg/kg，10分钟内每分钟1.0～4.0μg/kg的速度递增，直至最大疗效。危重患者可先按每分钟5.0μg/kg滴注，随后以每分钟5.0～10.0μg/kg增至每分钟20.0～50.0μg/kg，以达到满意效应；或本药20.0mg加入5%葡萄糖注射液200～300ml中静脉滴注，开始剂量为每分钟75.0～100.0μg，随后根据血压情况加快速度和加大浓度，但最大剂量为每分钟500.0μg 慢性顽固性心力衰竭：静脉滴注，开始剂量为每分钟0.5～2.0μg/kg，随后逐渐递增，多数患者给予每分钟1.0～3.0μg/kg即可起效 闭塞性血管病变：开始剂量为每分钟1.0μg/kg，递增至每分钟5.0～10.0μg/kg，直至每分钟20.0μg/kg，以达到最满意效应	对儿童的安全性和有效性尚未确定	在儿科患者中的安全性和有效性尚未得到证实

	中国	英国
处方集	无新生儿用药相关信息 复苏后维持循环稳定： 儿童：每分钟2.0～20.0μg/kg，静脉或骨髓通路给药	纠正因急性低血压、休克、心衰引起的血流动力学失衡，心脏手术后的辅助 新生儿：持续静脉滴注，最初每分钟3.0μg/kg（最大剂量每分钟20.0μg/kg），然后根据反应调整剂量

	《实用新生儿学》	其他文献
专著文献	静脉滴注： 小剂量：每分钟＜5.0μg/kg 中剂量：每分钟5.0～10.0μg/kg 大剂量：每分钟10.0～20.0μg/kg	新生儿持续肺动脉高压：在NO吸入治疗时第一天联用小剂量多巴胺、多巴酚丁胺静脉滴注（每分钟5.0μg/kg，持续24小时）可改善患儿血气指标和肺循环

【注意事项】

用药前必须纠正低血容量；静脉滴注期间，需监测血压、心电图、心排血量、尿量，若血压继续下降或剂量调整后仍无改善，应停用本药并换用其他药物；突然停药可发生严重低血压，停药时应逐渐递减。新生儿肺动脉高压患者应谨慎使用高剂量。

【药物代谢动力学数据】（一般为成人数据，如为新生儿数据均标出）

分布	脑脊液分布	代谢	排泄	半衰期	血浆蛋白结合率	乳汁排泄
静脉注射后体内分布广泛	不易通过血脑屏障	在肝、肾、血浆中降解为无活性的化合物	主要经肾脏排泄	2分钟	无相关信息	文献显示多巴胺可能影响哺乳妇女血清催乳素的浓度，但对哺乳的具体影响仍未知。孕母使用需权衡利弊

【参考文献】

［1］简秋萍，苏丽君，姜世成，等. NO吸入联合小剂量多巴胺、多巴酚丁胺静脉滴注治疗新生儿持续肺动脉高压效果观察［J］. 山东医药，2018，58（6）：69–71.

［2］DAVIS AL，CARCILLO JA，ANEJA RK，et al. American College of Critical Care Medicine Clinical Practice Parameters for hemodynamic support of pediatric and neonatal septic shock［J］. Crit Care Med，2017，45（6）：1061–1093.

［3］EBRU ERGENEKON，HECTOR ROJAR-ANAYA，MARIA CARMEN BRAVO，et al. Cardiovascular Drug Therapy for Human Newborn：Review of Pharmacodynamic Data［J］. Curr Pharm Des，2017，23（38）：5850–5860.

［4］MASSARA F，CAMANNI F，VERGANO V，et al. Inhibition of thyrotropin and prolactin secretion by dopamine in man［J］. J Endocrinol Invest，1978，1：25–30.

［5］LEBLANC H，LANCHELIN GC，ABU-FADIL S，et al. Effects of dopamine infusion on pituitary hormone secretion in humans［J］. J Clin Endocrinol Metab，1976，43：668–674.

卡托普利
（Captopril）

【适应证】

血管紧张素转换酶抑制剂，可降低血管外周阻力，减少水钠潴留，主要用于治疗高血压和心力衰竭。

【用法用量】

	中国	美国	英国
说明书	无新生儿用药相关信息 小儿用药：高血压、心力衰竭：口服，初始剂量为每次0.3mg/kg，每日3次，必要时每8～24小时增量0.3mg/kg，直到最低有效剂量	儿童用量不明确	早产儿和新生儿起始剂量应为0.15mg/kg。一般每日给药3次，但剂量和给药间隔应根据患者反应进行调整

	中国	英国
处方集	无新生儿用药相关信息 1个月至12岁：起始剂量0.1mg/kg（最大6.25mg），监测血压1～2小时，若耐受，1次给予0.1～0.3mg/kg，每日2～3次给药，必要时可逐渐增加剂量，最大剂量每日6.0mg/kg，分次口服（1个月至1岁患儿最大剂量每日4.0mg/kg）	高血压、心衰和肾病蛋白尿：在监护下口服使用 早产儿和新生儿：起始剂量分别为10.0μg/kg和10.0～50.0μg/kg，监测血压1～2小时，常用剂量10.0～50.0μg/kg，每日2～3次，之后若起始剂量耐受可分别增加剂量至每日300.0μg/kg和2.0mg/kg，分次使用

	《实用新生儿学》	其他文献
专著文献	扩张血管降低血压： 早产儿：每次0.01～0.05mg/kg，每8～12小时1次 足月儿：每次0.05～0.10mg/kg，每次最大量为0.5mg/kg，每8～12小时1次	血管瘤：婴儿，口服，起始剂量为0.1mg/kg，然后每次0.15mg/kg，每8小时1次，随后每次0.3mg/kg，每8小时1次，使用至1周，加量至每次0.5mg/kg，每8小时1次

【注意事项】

有报告本药在婴儿中使用可引起血压过度与持久降低伴少尿与抽搐，因此应用本药仅限于其他降压治疗无效的患儿。如出现血管神经性水肿、蛋白尿逐渐增多、白细胞计数过低，应停药，并及时处理。应用本品可能会引起血钾升高，尤其肾功能障碍患者，应注意定期监测血钾水平。

【药物代谢动力学数据】（一般为成人数据，如为新生儿数据均标出）

分布	脑脊液分布	代谢	排泄	半衰期	血浆蛋白结合率	乳汁排泄
成人表观分布容积约为0.7L/kg	动物研究表明卡托普利几乎不通过血脑屏障	约50%在肝脏中被代谢	约95%随尿液排出，其中40%～50%为原形药物。血液透析可滤过	成人消除半衰期约为1.9小时，健康成人志愿者：1.7小时 有充血性心衰的婴儿：3.3小时（1.2～12.4小时）。儿童：1.5小时（0.98～2.30小时）	25%～30%	乳汁中浓度很低，但因数据少，应慎重。早产儿以及出生数周内的婴儿，服药母亲应避免授乳，但大年龄的婴儿如确实需要，母亲授乳时可以用药

【参考文献】

[1] KANTOR PF，LOUGHEED J，DANCEA A，et al. Presentation，diagnosis，and medical management of heart failure in children：Canadian Cardiovascular Society guidelines [J]. Can J Cardiol，2013，29（12）：1535–1552.

[2] PEREIRA CM，TAM YK，COLLINS-NAKAI RL. The pharmacokinetics of captopril in infants with congestive heart failure [J]. Ther Drug Monit，1991，13（3）：209–214.

[3] MIGDALOF BH，ANTONACCIO MJ，MCKINSTRY DN，et al. Captopril：pharmacology，metabolism and disposition [J]. Drug Metab Rev，1984，15（4）：841–869.

[4] JANKOWSKI A，SKOREK A，KRZYSKO K，et al. Captopril：determination in blood and pharmacokinetics after single oral dose [J]. J Pharm Biomed Anal，1995，13（4–5）：655–660.

[5] TAN ST，ITINTEANG T，DAY DJ，et al. Treatment of infantile haemangioma with captopril [J]. Br J Dermatol，2012，167（3）：619–624.

依那普利
（Enalapril）

【适应证】

血管紧张素转换酶抑制剂，可降低血管外周阻力，减少水钠潴留，用于治疗新生儿高血压和严重心力衰竭。

【用法用量】

	中国	美国	英国
说明书	无新生儿用药相关信息	无新生儿相关信息，不推荐用于新生儿	无新生儿用药相关信息

	中国	英国
处方集	无新生儿用药相关信息 1个月至12岁：口服。初始剂量0.1mg/kg，每日1次，认真监测血压1～2小时。如果必要剂量可增至每日1.0mg/kg，分1～2次口服	用于治疗高血压、心力衰竭、肾性蛋白尿 口服： 新生儿用药信息有限。起始剂量，每次10.0μg/kg，每日1次，给药后密切监护血压1～2小时，必要时每日剂量可增加至500.0μg/kg，分为1～3次

	《实用新生儿学》	其他文献
专著文献	静脉给药，每次5.0～10.0μg/kg，每8～24小时1次；口服，每次0.04mg/kg，最大量0.15mg/kg，每日1次	早产儿：起始剂量建议给予0.01mg/kg，后续在严密的监测下逐渐增加并给予合适的剂量

【注意事项】

用药期间应监测白细胞计数和肾功能。使用本品可能发生症状性低血压。对于左心室流出道梗阻的患儿使用本品时应慎重。肾功能不全时谨慎使用并监测，更易出现高钾血症或其他不良反应。用药期间可能发生过敏性/血管神经性水肿。接受本品治疗在使用高透量膜（如AN69）进行透析时可能发生类过敏反应。新生儿易发生高钾血症、血肌酐升高、呼吸暂停、惊厥、肾衰和严重低血压，新生儿尤其是早产儿应避免使用。肾小球滤过率<30ml/min的儿童患者不推荐使用。

【药物代谢动力学数据】（一般为成人数据，如为新生儿数据均标出）

分布	脑脊液分布	代谢	排泄	半衰期	血浆蛋白结合率	乳汁排泄
广泛分布于全身，肝、肾、胃和小肠药物浓度最高，大脑中浓度最低	动物实验结果显示不能通过血脑屏障	药物为前体药物，在肝内转化为依那普利拉发挥作用	依那普利拉主要通过肾脏排泄	成人多剂量口服依那普利后，依那普利拉的累积有效半衰期为11小时。2个月至16岁高血压儿童中，平均有效半衰期为14小时	≤60%	根据母乳峰值测算，纯母乳喂养婴儿的最大摄入量约为母亲体重调整剂量的0.16%针对早产儿、生后几周内的初生新生儿，乳母应避免使用该药物

【参考文献】

［1］KU LC，ZIMMERMAN K，BENJAMIN DK，et al．Safety of Enalapril in Infants Admitted to the Neonatal Intensive Care Unit［J］．Pediatr Cardiol，2017，38（1）：155-161．

［2］SCHILDER JL，VAN dEN ANKER JN．Use of enalapril in neonatal hypertension［J］．Acta Paediatr，1995，84（12）：1426-1428．

［3］MASON T，POLAK MJ，PYLES L，et al．Treatment of neonatal renovascular hypertension with intravenous enalapril［J］．Am J Perinatol，1992，9（4）：254-257．

尼卡地平
（Nicardipine）

【适应证】

钙离子拮抗剂，主要用于高血压急症、手术时异常高血压的紧急处理。

【用法用量】

	中国	美国	英国
说明书	无新生儿用药相关信息 成人： （1）手术时异常高血压的紧急处理：以每分钟2.0～10.0μg/kg的剂量给药，根据血压调节滴注速度，必要时可以10.0～30.0μg/kg的剂量静脉直接给药 （2）高血压急症：以每分钟0.5～6.0μg/kg的剂量给药，根据血压调节滴注速度	无新生儿用药相关信息	无新生儿用药相关信息 儿童：只推荐用于重症监护室或术后威胁生命的高血压：起始剂量，紧急情况，建议给予每分钟0.5～5.0μg/kg维持剂量：建议给予每分钟1.0～4.0μg/kg 肾功能不全患儿应用时需非常慎重，最好给予最低有效剂量

	中国	英国
处方集	无新生儿用药相关信息 儿童： 口服：＞12岁，每次20.0～30.0mg，每日3次，缓释制剂，每日1～2次 持续静脉滴注：高血压急症时，用氯化钠注射液或5%葡萄糖注射液稀释，配成浓度为0.01%（1ml中含盐酸尼卡地平0.1mg）后使用。自每分钟0.5μg/kg开始，根据血压调节滴注速度，常用维持剂量为每分钟1.0～4.0μg/kg	新生儿：最初每分钟0.5μg/kg（最大剂量每分钟5.0μg/kg），根据反应调整；维持每分钟1.0～4.0μg/kg

专著文献	《实用新生儿学》	其他文献
	无新生儿用药相关信息	新生儿高血压： 连续静脉输注：初始每分钟0.5～1.0μg/kg，剂量范围每分钟0.5～2.0μg/kg

【注意事项】

本药在儿童中应用的安全性尚缺少研究。用药应从低剂量开始，用药期间应定期测量血压，尤其在治疗早期调整剂量的过程中避免发生低血压，严重肝功能不全时，本药的半衰期延长，可能需要减少剂量，中度肾功能不全亦需从小剂量开始使用。较常见的不良反应有踝部水肿、头晕、头痛、颜面部潮红，均为血管扩张的结果。

【药物代谢动力学数据】（一般为成人数据，如为新生儿数据均标出）

分布	脑脊液分布	代谢	排泄	半衰期	血浆蛋白结合率	乳汁排泄
无相关信息	无相关信息	主要在肝脏经CYP3A4、CYP2C8和CYP2D6迅速广泛代谢，主要代谢物为药物脱苄基后侧链吡啶环氧化的产物及其葡萄糖醛酸结合物	静脉与口服相当的剂量，43%的药物在96小时内经粪便排泄，49%经肾脏排泄。口服有35%经粪便排泄，60%经肾脏排泄，小于1%的药物经原形排除	静脉用药：14.4小时；口服：8.6小时；严重肝病患者：延长至19小时	>95%	尼卡地平存在于母乳中，建议哺乳期妇女尽量避免使用

【参考文献】

［1］MILOU C，DEBUCHE-BENOUACHKOU V，SEMAMA DS，et al．Intravenous nicardipine as a first-line antihypertensive drug in neonates［J］．Intensive Care Med，2000，26（7）：956–958．

［2］LIVISKIE CJ，DEAVILLA KM，ZELLER BN，et al．Nicardipine for the Treatment of Neonatal Hypertension During

Extracorporeal Membrane Oxygenation [J]. Pediatr Cardiol, 2019, 40 (5): 1041–1045.

[3] INOTSUME N, IWAOKA T, HONDA M, et al. Pharmacokinetics of nicardipine enantiomers in healthy young volunteers [J]. Eur J Clin Pharmacol, 1997, 52 (4): 289–292.

[4] SINGH BN, JOSEPHSON MA. Clinical pharmacology, pharmacokinetics, and hemodynamic effects of nicardipine [J]. Am Heart J, 1990, 119 (2 Pt 2): 427–434.

[5] MIQNINI F, BISBOCCI D, PAGLIERI C, et al. Bioequivalence study of nicardipine solution versus nicardipine tablets [J]. Clin Exp Hypertens, 2004, 26 (4): 375–386.

维拉帕米
（Verapamil）

【适应证】

钙离子拮抗剂，口服给药常用于心绞痛、心律失常、原发性高血压和肥厚形心肌病，静脉给药用于快速阵发性室上性心动过速的转复。

【用法用量】

	中国	美国	英国
说明书	静脉注射： 0～1岁，首剂为0.1～0.2mg/kg（通常单次剂量范围为0.75～2.0mg），持续心电监护下，稀释后静脉注射至少2分钟。如效果不佳可在首剂给药后30分钟重复相同剂量	静脉输注： 0～1岁：首剂为0.1～0.2mg/kg（通常单次剂量范围为0.75～2.0mg），给药时间至少2分钟，并在心电监护下进行；如果效果不佳，可在用药后30分钟重复相同剂量	口服液：0～2岁，每日20.0mg，分2～3次服用 静脉输注：必须在心电监测下给药 0～1岁：0.1～0.2mg/kg（通常单次剂量范围：0.75～2.0mg），如有必要，30分钟后可重复给药

	中国	英国
处方集	1岁以下婴儿禁用 口服：普通制剂，儿童，每日4.0～8.0mg/kg，分3次 静脉注射：1～15岁，每次0.1～0.3mg/kg，缓慢注射至少2分钟，15分钟可重复相同剂量。最大剂量：首剂5.0mg，第2剂10.0mg	无1岁以下婴儿相关信息 室上性心律失常：1～17岁，血压和心电监护下，首次0.3mg/kg（最大5.0mg）缓慢静脉注射2～3分钟，如需可在30分钟后重复给药1次 预防室上性心律失常：口服，12～23个月，每日20.0mg，分2～3次 高血压：口服，12～23个月，每日20.0mg，分2～3次

专著文献	《实用新生儿学》	其他文献
	无新生儿用药相关信息	儿童耐药癫痫辅助治疗：以每日1.0mg/kg作为起始剂量，逐渐滴定至每日1.5mg/kg

【注意事项】

静脉注射本药引起的血压下降一般是一过性和无症状的，但也可能发生眩晕。用药前后及用药时应当监测血压、心电图和肝肾功能。用药期间避免饮酒。

【药物代谢动力学数据】（一般为成人数据，如为新生儿数据均标出）

分布	脑脊液分布	代谢	排泄	半衰期	血浆蛋白结合率	乳汁排泄
本药静脉注射后2分钟（范围为1～5分钟）开始发挥抗心律失常作用，2～5分钟达最大效应，作用持续约2小时；血流动力学作用于3～5分钟开始，持续10～20分钟。维拉帕米广泛分布于全身组织，在健康受试者体内表观分布容积为1.8～6.8L/kg	无相关信息	65%～80%经肝脏代谢，尿液中可检测到13种代谢产物，除去甲维拉帕米外，其他代谢产物均为微量	口服后5日内约70%以代谢物随尿液排泄，3%～4%以原形药物随尿液排出，约16%或更多的代谢物随粪便排出	片剂和缓释制剂的半衰期为2.8～7.4小时，长期用药可增至4.5～12小时。缓释胶囊的半衰期为6～8小时。静脉注射后的清除呈双指数型，分布半衰期约为4分钟，消除半衰期为2～5小时。新生儿中维拉帕米的半衰期约为2.1小时，去甲维拉帕米的半衰期约为5.78小时；婴幼儿维拉帕米的半衰期约为3.14小时，去甲维拉帕米的半衰期约为5.59小时	86%～94%	维拉帕米通过母乳排出体外。正在哺乳的妇女不宜服用维拉帕米片

【参考文献】

[1] KATES RE，KEEFE DL，SCHWARTZ J. Verapamil disposition kinetics in chronic atrial fibrillation [J]. Clin Pharmacol Ther，1981，30：44–51.

[2] SCHOMERUS M，SPIEGELHALDER B，STIEREN B，et al. Physiological disposition of verapamil in man [J]. Cardiovasc Res，1976，10：605–612.

[3] JASCHA KEHR，ALEX BINFIELD，FRASER MAXWELL，et al. Fascicular tachycardia in infancy and the use of verapamil：a case series and literature review [J]. Arch Dis Child，2019，104（8）：789–792.

[4] MORAN AM，COLAN SD. Verapamil therapy in infants with hypertrophic cardiomyopathy [J]. Cardiol Young，1998，8（3）：310–319.

[5] DE VONDERWEID U，BENETTONI A，PEOVAN D，et al. Use of oral verapamil in long-term treatment of neonatal，paroxysmal supraventricular tachycardia. A pharmacokinetic study [J]. Int J Cardiol，1984，6（5）：581–586.

[6] NICITA F，SPALICE A，PAPETTI L，et al. Efficacy of verapamil as an adjunctive treatment in children with drug-resistant epilepsy：a pilot study [J]. Seizure，2014，23（1）：36–40.

普萘洛尔
（Propranolol）

【适应证】

β受体阻断剂，用于治疗心律失常（室上性快速心律失常、室性心律失常，特别是与儿茶酚胺有关或洋地黄引起的心律失常），也可用于洋地黄疗效不佳的房扑、房颤心室率的控制，也可用于顽固性期前收缩，改善患者的症状，也可配合α受体阻断剂用于嗜铬细胞瘤患者控制心动过速。也用于高血压、心肌梗死的二级预防、甲状腺危象和甲状腺功能亢进症的心率过快。在婴幼儿中目前也用于治疗血管瘤等。

【用法用量】

	中国	美国	英国
说明书	无新生儿用药相关信息 儿童：一般按体重每日0.5～1.0mg/kg，分次口服	无新生儿用药相关信息	无新生儿用药相关信息 儿童用法如下： 心律失常、嗜铬细胞瘤、甲状腺毒症：根据患者的心脏状况和需要治疗的情况确定剂量，给出的剂量仅作为参考：口服，0.25～0.50mg/kg，每日3～4次给药 法洛四联症：口服，剂量最高可达1.0mg/kg，每日3～4次给药 偏头痛：口服，12岁以下，每次20.0mg，每日2～3次

	中国	英国
处方集	高血压： 新生儿：口服，初始剂量每次0.25mg/kg，必要时增加至最大剂量为每次2.0mg/kg，每日3次 心律失常： 新生儿：口服，每次0.25～0.5mg/kg，每日3次，根据治疗反应调整剂量 法洛四联症： 新生儿：口服，每次0.25～1.0mg/kg，每日2～3次，最大剂量每次2.0mg/kg，每日3次；静脉注射，在心电监护下缓慢静脉注射，初始剂量每次0.015～0.02mg/kg（最大剂量0.1mg/kg），如有必要每12小时重复 甲亢伴自律性症状、甲状腺毒症、甲亢危象： 新生儿：口服，最初每次250～500μg/kg，每6～8小时1次，根据情况酌情调整；静脉注射，必须大于10分钟（国内尚无静脉用药治疗甲亢的经验），最初20～50μg/kg，每6～8小时1次，根据情况酌情调整	高血压： 新生儿：口服，起始每次250.0μg/kg，之后如有必要可增加至每次2.0mg/kg，每日3次。1个月至11岁：起始，每次0.25～1.0mg/kg，每日3次，然后增加到每日5.0mg/kg，分次使用，剂量增加应以每周为间隔 心律失常： 新生儿：口服，250.0～500.0μg/kg，每日3次，根据反应调整。缓慢静脉注射，20.0～50.0μg/kg，随后如需要，可20.0～50.0μg/kg，每6～8小时给药1次，同时需进行心电图监测 法洛四联症： 新生儿：口服，0.25～1.0mg/kg，每日2～3次（最高每剂2.0mg/kg，每日3次）。儿童：1个月至11岁：0.25～1.0mg/kg，每日3～4次，每日最大剂量为5.0mg/kg，分次给予。缓慢静脉注射：最初15.0～20.0μg/kg（最大每剂100.0μg/kg），之后如有需要，每12小时15.0～20.0μg/kg。需进行心电图监测。1个月至11岁：初始剂量，15.0～20.0μg/kg（每次最大剂量：100.0μg/kg），很少需要更高的剂量，然后如果需要，15.0～20.0μg/kg，每6～8小时，需进行心电图监测 伴自主症状的甲状腺功能亢进、甲状腺功能亢进、甲状腺危象： 新生儿：口服，最初每6～8小时250.0～500.0μg/kg，根据反应进行调整。静脉注射，起始每6～8小时20.0～50.0μg/kg，根据反应调整，静脉注射时间超过10分钟

	《实用新生儿学》	其他文献
专著文献	心律失常：口服：每次0.5～1.0mg/kg，每6～8小时1次。静脉注射：每次0.01～0.1mg/kg，最大剂量每次1.0mg/kg（小于每分钟1.0mg） 高血压：口服：每次0.25～2.0mg/kg，最大量为每次3.5mg/kg，每6～8小时1次。静脉注射：每次0.01～0.15mg/kg，每6～8小时1次 甲亢：口服，每日2.0mg/kg，每6小时1次 法洛四联症：口服：每次1.0～2.0mg/kg，每6小时1次。静脉注射：每次0.15～0.25mg/kg，必要时15分钟可重复	小儿血管瘤： 第一种推荐：5周至5个月儿童，口服溶液，第1周，0.6mg/kg，每日2次；第2周，1.1mg/kg，每日2次；第3周，1.7mg/kg，每日2次，维持治疗6个月，若复发需重新开始治疗 第二种推荐：1～5个月儿童，口服，初始每日1.0mg/kg，第7天开始每日2.0mg/kg，第14天开始3.0mg/kg，维持治疗，共6个月；在早上和晚上分别口服1次。停药：在4周内逐渐减量至每日1.0mg/kg后停用 第三种推荐：儿童，局部使用1%～3%普萘洛尔外用制剂，每日2～4次，疗程为5周至17个月不等

【注意事项】

在心律失常急救治疗和静脉输注时应进行连续心电图监测，需监测血压、血糖，测量气道阻力增高情况。本药的血药浓度不能完全预示药理效应，还应根据心率、血压等临床征象指导临床用药。甲亢患者使用本品不可骤停，否则可使甲亢症状加重。

【药物代谢动力学数据】（一般为成人数据，如为新生儿数据均标出）

分布	脑脊液分布	代谢	排泄	半衰期	血浆蛋白结合率	乳汁排泄
广泛而迅速地分布在全身，在肺、肝、肾、脑和心脏中可达最高浓度。儿童表观分布容积为4～5L/kg	可通过血脑屏障，并达到高浓度	广泛在肝脏代谢，主要以代谢产物，少部分（<1%）以原形药物形式经肾脏排泄。新生儿普萘洛尔会经历大量的肝代谢首过效应，从而导致30%～40%的生物利用度	主要通过肾脏排泄，本药无法经透析清除。小于90天的婴儿的清除率为2.7L/（h·kg），超过90天的婴儿的清除率为3.3L/（h·kg）	小年龄儿童中：3～4小时。大年龄儿童中：6小时。成人肝病患者血清半衰期延长	90%～95%，新生儿蛋白结合率68%～70%	本药可少量从乳汁中排泄，哺乳期妇女慎用

【参考文献】

［1］OVADIA SA，LANDY DC，COHEN ER，et al．Local administration of beta-blockers for infantile hemangiomas：a systematic review and meta-analysis［J］．Ann Plast Surg，2015，74（2）：256−262．

［2］ZHANG L，WU HW，YUAN W，et al．Propranolol therapy for infantile hemangioma：our experience［J］．Drug Des Devel Ther，2017，11：1401−1408．

［3］LEAUTE-LABREZE C，HOEGER P，MAZEREEUW-HAUTIER J，et al．A randomized，controlled trial of oral propranolol in infantile hemangioma［J］．N Engl J Med，2015，372（8）：735−746．

［4］SAMUELS SL，NAMOC SM，Bauer AJ．Neonatal Thyrotoxicosis［J］．Clin Perinatol，2018，45（1）：31−40．

［5］RATNASAMY C，ROSSIQUE-GONZALEZ M，YOUNG ML．Pharmacological therapy in children with atrioventricular reentry：which drug?［J］．Curr Pharm Des，2008，14（8）：753−761．

［6］WALLE T，WALLE UK，OLANOFF LS．Quantitative account of propranolol metabolism in urine of normal man［J］．Drug Metab Dispos，1985，13（2）：204−209．

索他洛尔
（Sotalol）

【适应证】

β受体阻滞剂，用于治疗心房扑动、心房颤动和各种室性心律失常，包括室性期前收缩、持续性或非持续性室性心动过速。

【用法用量】

	中国	美国	英国
说明书	无新生儿用药相关信息	肾功能正常的儿童：静脉给药，起始剂量：日龄3天，0.32mg/kg；日龄6天，0.51mg/kg；日龄9天，0.69mg/kg；日龄12天，0.81mg/kg；日龄2周，0.90mg/kg；日龄3周，1.0mg/kg；1个月至6岁，1.2mg/kg	无新生儿用药相关信息

	中国	英国
处方集	口服：新生儿，初始剂量每次1.0mg/kg，每日2次，如有必要，间隔3～4天增加剂量，最大每次4.0mg/kg，每日2次 静脉注射：儿童，0.5～1.5mg/kg，用5%葡萄糖稀释，10分钟内缓慢注射，如有必要，可在6小时后重复	室性心律失常、危及生命的室性心律失常和室上性心律失常：新生儿，口服，最初每次1.0mg/kg，每日2次；如有必要，可增加到每次4.0mg/kg，每日2次；每隔3～4天增加1次剂量

	《实用新生儿学》	其他文献
专著文献	无新生儿用药相关信息	新生儿：口服，起始剂量和目标剂量为每日2.0～4.0mg/kg 婴儿和6岁以下儿童：口服，起始剂量和目标剂量为每日3.0～6.0mg/kg 6岁以上儿童：口服，起始剂量和目标剂量为每日2.0～4.0mg/kg

【注意事项】

为了减少心律失常的危险，在开始用药和重新用药时应该持续进行心脏监护至少3天。索他洛尔用药剂量必须根据患者的治疗反应和耐受性进行调整，索他洛尔有促心律失常作用，通常发生在开始治疗的几天，一般不作为首选用于非持续性室性心动过速和室上性心律失常；肾功能障碍者会引起药物在体内蓄积，应根据肌酐清除率延长用药间隔；与其他β受体阻滞剂相同，不可骤然停药；本药可引起血糖升高，应注意监测血糖水平，此外还应注意监测心电图Q-T间期的改变、血液、电解质和肾功能。

【药物代谢动力学数据】（一般为成人数据，如为新生儿数据均标出）

分布	脑脊液分布	代谢	排泄	半衰期	血浆蛋白结合率	乳汁排泄
本药在中央室（血浆）和周边室均有分布	成人穿过血脑屏障的穿透力很差，脑脊液药物浓度仅为血药浓度的10%	本药体内不代谢	索他洛尔66%～90%以原形经肾脏排泄	婴儿和儿童药代动力学数据显示平均半衰期为9.5小时（7.8～13.8小时），肾功能不全患者的半衰期显著增加 也有一些文献报道：新生儿：8.4小时；1～24个月的婴儿和儿童：7.4小时；2～12岁儿童：9小时 成人：12小时；成人肾衰竭（无尿）：长达69小时	索他洛尔不与血浆蛋白结合	文献显示索他洛尔在母乳中的含量高于其他β受体阻滞剂，建议哺乳期妇女避免哺乳

【参考文献】

[1] LAER S，ELSHOFF JP，MEIBOHM B，et al. Development of a safe and effective pediatric dosing regimen for sotalol based on population pharmacokinetics and pharmacodynamics in children with supraventricular tachycardia [J]. J Am Coll Cardiol，2005，46（7）: 1322–1330.

[2] UEMASTSU T，KANAMARU M，Nakashima M. Comparative pharmacokinetic and pharmacodynamic properties of oral and intravenous（+）-sotalol in healthy volunteers [J]. J Pharm Pharmacol，1994，46: 600–605.

[3] SHI J，LUDDEN TM，MELIKIAN AP，et al. Population pharmacokinetics and pharmacodynamics of sotalol in pediatric patients with supraventricular or ventricular tachyarrhythmia [J]. J Pharmacokinet Pharmacodyn，2001，28（6）: 555–575.

[4] Sotalol. In: Drugs and Lactation Database（LactMed）. Bethesda（MD）: National Library of Medicine（US），2019.

艾司洛尔
（Esmolol）

【适应证】

β受体阻滞剂，用于心房颤动、心房扑动时控制心室率，还可用于围手术期高血压、窦性心动过速。

【用法用量】

说明书	中国	美国	英国
	无新生儿用药相关信息	无新生儿用药相关信息	无新生儿用药相关信息

处方集	中国	英国
	法洛四联症： 新生儿：首次剂量0.6mg/kg，静脉注射1～2分钟，必要时每分钟0.3～0.9mg/kg维持 心律失常、高血压危象： 1个月至18岁：静脉给药，开始负荷剂量为0.5mg/kg，静脉注射1分钟，然后每分钟0.05mg/kg静脉滴注，4分钟后若疗效理想，继续维持，若疗效欠佳，重复负荷剂量，随之静脉滴注的剂量以每分钟0.05mg/kg的剂量递增，直至治疗效果满意，最大静脉滴注速率达每分钟0.2mg/kg	法洛四联症： 新生儿：首剂量0.6mg/kg，静脉注射1～2分钟，必要时静脉输注给予每分钟0.3～0.9mg/kg 心律失常、高血压急症： 儿童：负荷剂量0.5mg/kg，持续1分钟，然后（通过静脉输注）维持每分钟0.05mg/kg，持续4分钟，如临床反应不足，则重复负荷剂量，并增加维持剂量至每分钟0.1mg/kg，持续4分钟，若反应仍不足，则重复负荷剂量并增加维持剂量至每分钟0.15mg/kg，持续4分钟，若反应仍不足，则重复负荷剂量并增加维持剂量至每分钟0.2mg/kg，持续4分钟，不建议剂量超过每分钟0.3mg/kg

专著文献	《实用新生儿学》	其他文献
	无新生儿用药相关信息	主动脉缩窄修复后血压控制：6岁以下儿童，静脉注射，0.125～0.5mg/kg

【注意事项】

用药中监测心电图、血压、心率、心功能变化、电解质和血糖，一旦出现心力衰竭征兆或支气管痉挛，应立即停药。高浓度给药可造成注射部位反应，应避免浓度大于10.0mg/ml，尽量避免小静脉给药。突然停用本药不会产生与其他β受体阻滞剂类似的撤药反应。

【药物代谢动力学数据】（一般为成人数据，如为新生儿数据均标出）

分布	脑脊液分布	代谢	排泄	半衰期	血浆蛋白结合率	乳汁排泄
儿童稳定状态下的表观分布容积约为0.28L/kg，成人表观分布容积为3.43L/kg。还有一些文献报道≥2.5岁的儿童和≤16岁的青少年，表观分布容积为2±1.4L/kg（范围：0.5～3.6L/kg）	无相关信息	主要通过红细胞的细胞质中的酯酶代谢	主要随尿排出，肾或肝功能衰竭不影响消除	本药分布半衰期约为2分钟，消除半衰期约为9分钟。新生儿分布半衰期为2.7～4.8分钟，儿童快速分布半衰期为1～2分钟，儿童消除半衰期比成人短，为2.8～6.9分钟	约为55%	建议避免哺乳

【参考文献】

［1］CHAO T，PERRY JC，ROMANOWSKI GL，et al. Capparelli EV. Optimizing pediatric esmolol dosing using computerized practitioner order entry［J］. J Pediatr Pharmacol Ther，2014，19（4）：302-309.

［2］TABBUTT S，NICOLSON SC，ADAMSOM PC，et al. The safety，efficacy，and pharmacokinetics of esmolol for blood pressure control immediately after repair of coarctation of the aorta in infants and children: a multicenter, double-blind, randomized trial [J]. J Thorac Cardiovasc Surg, 2008, 136 (2): 321–328.

[3] WIEST DB, Haney JS. Clinical pharmacokinetics and therapeutic efficacy of esmolol [J]. Clin Pharmacokinet, 2012, 51 (6): 347–356.

[4] ADAMSON PC, RHODES LA, SAUL JP, et al. The pharmacokinetics of esmolol in pediatric subjects with supraventricular arrhythmias [J]. Pediatr Cardiol, 2006, 27 (4): 420–427.

[5] CUNEO BF, ZALES VR, BLAHUNKA, et al. Pharmacodynamics and pharmacokinetics of esmolol, a short-acting beta-blocking agent, in children [J]. Pediatr Cardiol, 1994, 15 (6): 296–301.

阿托品
（Atropine）

【适应证】

胆碱能受体拮抗剂，用于治疗内脏绞痛、缓慢性心律失常、室性异位节律、抗休克、解救有机磷中毒、锑剂引起的阿-斯综合征，另外也可用于全身麻醉前给药、严重盗汗和流涎症等。

【用法用量】

	中国	美国	英国
说明书	未特别标注新生儿用药相关信息（注射剂） 儿童常用量： 内脏绞痛、抗心律失常、有机磷中毒： 皮下注射，每次0.01～0.02mg/kg，每日2～3次； 麻醉前给药：儿童皮下注射用量为：体重3kg以下者每次0.1mg，7～9kg每次0.2mg 片剂：儿童：口服，每次0.01～0.02mg/kg，每日3次	未特别标注新生儿用药相关信息。儿童用法用量如下（注射剂）： （1）抗毒蕈碱：皮下注射，每4～6小时10.0μg/kg，不超过400.0μg/m²或300.0μg/m² （2）心律失常：静脉注射，10.0～30.0μg/kg （3）麻醉前：皮下注射，体重不超过3kg的儿童：100.0μg；体重7～9kg的儿童：200.0μg （4）解毒剂（针对胆碱酯酶抑制剂）：静脉或肌内注射，最初1.0mg，然后5～10分钟0.5～1.0mg，直至毒蕈碱症状消失或出现阿托品毒性迹象	未特别标注新生儿用药相关信息。儿童用法用量如下（注射剂）： （1）术前给药： 在麻醉诱导前30分钟通过皮下途径给药 早产儿：65.0μg 3kg以下的婴儿：100.0μg；7～9kg的儿童：200.0μg （2）作为有机磷农药和毒蕈碱中毒的解毒剂：儿童静脉注射或肌注50.0μg/kg，每10～30分钟重复一次剂量，直到毒蕈碱迹象和症状消退 （3）心肺复苏： 儿童一次静脉注射20.0μg/kg

	中国	英国
处方集	未特别标注新生儿用药相关信息 儿童：口服：每次0.01mg/kg，每4～6小时1次，极量每次0.3mg 静脉注射：抢救感染中毒性休克，每次0.03～0.05mg/kg，每15～30分钟1次，2～3次后如情况不见好转可逐渐增加用量，至情况好转即减量或停药 有机磷或氨基甲酸盐中毒，肌内注射或静脉注射：婴儿或儿童，每次0.02mg/kg，每5～10分钟1次，直到皮肤潮红、干燥、瞳孔扩大、心动过速。以后每1～4小时重复此剂量，至少24小时维持阿托品作用	术前给药： 麻醉前静脉注射给予10.0μg/kg 皮下或肌内注射10.0μg/kg，在麻醉诱导前30～60分钟给药；口服20.0～40.0μg/kg，在诱导麻醉前1～2小时给药 术中心动过缓： 静脉注射：10.0～20.0μg/kg 控制新斯的明的毒蕈碱型副作用逆转竞争性神经肌肉阻滞： 静脉注射：20.0μg/kg

	《实用新生儿学》	其他文献
专著文献	抗心律失常： 口服：每次0.02～0.09mg/kg，每4～6小时1次，生理盐水稀释到0.08mg/ml 静脉注射：每次0.01～0.03mg/kg，每10～15分钟重复2～3次，最大剂量为0.04mg/kg 气管内：每次0.01～0.03mg/kg，随后给予生理盐水1ml 插管前：10.0～20.0μg/kg 雾化吸入：治疗支气管肺发育不良，（0.05～0.08）mg＋2.5ml生理盐水，每4～6小时1次，最小剂量0.25mg，最大1.0mg 麻醉前给药，静脉注射：每次0.04mg/kg，手术前30～60分钟给药	新生儿心动过缓： 静脉注射：1分钟内静注或肌注0.01～0.03mg/kg。剂量可每10～15分钟重复1次，以达到理想的效果，最大累积剂量为0.04mg/kg 经气管给药：0.01～0.03mg/kg，然后立即加入1ml生理盐水 口服：每4～6小时服用剂量0.02mg/kg。可逐渐增加至0.09mg/kg 插管用药：在其他药物给药前1分钟内静脉注射0.01～0.02mg/kg

【注意事项】

儿童对本药耐受性差，0.2～10.0mg可中毒致死，一般情况下，本药的口服极量为每次1mg，皮下或静脉注射的极量为每次2mg。婴幼儿对本药毒性反应极其敏感，特别是痉挛性麻痹和脑损伤的儿童，反应更强。

本药可致心律失常，尤其在静注后最初2分钟内，小剂量比大剂量更易发生；可引起发热（尤其是有脑损害的患儿）、腹胀、胃食管反流、瞳孔散大和睫状肌麻痹。用药前后应当监测心率、血压、脉搏、精神状态。

【药物代谢动力学数据】（一般为成人数据，如为新生儿数据均标出）

分布	脑脊液分布	代谢	排泄	半衰期	血浆蛋白结合率	乳汁排泄
广泛分布于全身，儿童的表观分布容积约为2.6L/kg	可穿过血脑屏障。静脉注射0.01mg/kg阿托品后无可检测的量。肌内注射0.015mg/kg时，脑脊液水平范围从45分钟的相应血清浓度的50%到105分钟的29.7%	在肝脏中通过酶促水解反应代谢	主要以原形经肾脏排泄（新生儿） 13%～50%以原形经肾脏排泄（成人和儿童）	2岁以下儿童的半衰期为6.9±3小时	血清蛋白结合高度可变：22.5%±20.6%（儿童）；14%±9.1%（16～58岁），22.2%±16.7%（65～75岁）	本药可分泌入乳汁，并有抑制泌乳作用，应慎用

【参考文献】

［1］FELTMAN DM，WEISS MG，NICOSKI P，et al．Rocuronium for nonemergent intubation of term and preterm infants［J］．J Perinatol，2011，31（1）：38-43．

［2］CHOONG K，ALFALEH K，DOUCETTE J，et al．Remifentanil for endotracheal intubation in neonates：a randomised controlled trial［J］．Arch Dis Child Fetal Neonatal Ed，2010，95（2）：F80-F84．

［3］BROWN L，CHRISTIAN-KOPP S，SHERWIN TS，et al．Adjunctive atropine is unnecessary during ketamine sedation in children [J]. Acad Emerg Med，2008，15（4）：314–318.

[4] HEINZ P，GEELHOED GC，WEE C，et al. Is atropine needed with ketamine sedation? A prospective，randomised，double blind study [J]. Emerg Med J，2006，23（3）：206–209.

[5] BHATNAGAR S，MISHRA S，GUPTA M，et al. Efficacy and safety of a mixture of ketamine，midazolam and atropine for procedural sedation in paediatric oncology：a randomised study of oral versus intramuscular route [J]. J Paediatr Child Health，2008，44（4）：201–204.

[6] ELLIS DY，HUSAIN HM，SAETTA JP，et al. Procedural sedation in paediatric minor procedures：a prospective audit on ketamine use in the emergency department [J]. Emerg Med J，2004，21（3）：286–289.

[7] DEMPSEY EM，AL HAZZANI F，FAUCHER D，et al. Facilitation of neonatal endotracheal intubation with mivacurium and fentanyl in the neonatal intensive care unit [J]. Arch Dis Child Fetal Neonatal Ed，2006，91（4）：F279–F282.

[8] ROBERTS KD，LEONE TA，EDWARDS WH，et al. Premedication for nonemergent neonatal intubations：a randomized，controlled trial comparing atropine and fentanyl to atropine，fentanyl，and mivacurium [J]. Pediatrics，2006，118（4）：1583–1591.

[9] OEI J，HARI R，BUTHA T，et al. Facilitation of neonatal nasotracheal intubation with premedication：a randomized controlled trial [J]. J Paediatr Child Health，2002，38（2）：146–150.

[10] ALI-MELKKILA T，KANTO J，IISALO E. Pharmacokinetics and related pharmacodynamics of anticholinergic drugs [J]. Acta Anaesthesiol Scand，1993，37（7）：633–642.

[11] PIHLAJAMAKI K，KANTO J，AALTONEN L. Pharmacokinetics of atropine in children [J]. Int J Clin Pharmacol Ther Toxicol，1986，24（5）：236–239.

[12] KALSER SC，MCLAIN PL. Atropine metabolism in man [J]. Clin Pharmacol Ther，1970，11：214–227.

肼屈嗪
（Hydralazine）

【适应证】

作用于血管平滑肌，减少后负荷，降低外周血管阻力，用于治疗中度高血压、心力衰竭。

【用法用量】

	中国	美国	英国
说明书	未特别标注新生儿用药相关信息 儿童常用量：口服，每次750.0μg/kg或按体表面积25.0mg/m^2，每日2～4次，1～4周内渐增至最大量，7.5mg/kg或每日300.0mg	儿童使用的安全性和有效性尚未建立 儿童常用的给药剂量：肌注或静脉给药，每日1.7～3.5mg/kg，分4～6次使用	无新生儿用药相关信息

	中国	英国
处方集	新生儿：口服，每次0.25～0.5mg/kg，每8～12小时1次，如有必要最大剂量可增加到每次2.0～3.0mg/kg，每8小时1次	难治性高血压： 口服： 每次250.0～500.0μg/kg，每8～12小时1次，必要时，可增加到每次2.0～3.0mg/kg，每8小时1次 缓慢静推： 每次100.0～500.0μg/kg，必要时每4～6小时重复1次；每日最大剂量3.0mg/kg 持续静脉滴注： 每小时12.5～50.0μg/kg持续静脉滴注，心脏疾病患者首选持续静脉滴注；最大剂量每日2.0mg/kg

	《实用新生儿学》	其他文献
专著文献	口服，每次0.25～1.00mg/kg，每6～8小时1次，喂奶前1小时给予，根据治疗效果调整剂量和间隔 静脉给药，开始剂量每次0.1～0.5mg/kg，每6～8小时1次，最大量每次2.0mg/kg，每6小时1次	静脉注射：每次0.1～0.5mg/kg，每4～6小时1次 口服：每次0.25～1.00mg/kg，每6～8小时1次

【注意事项】

使用时需监测血压、大便潜血。恶心、呕吐、红斑、体位性低血压等不良反应常见。对中度原发性高血压，本品宜与其他药物联用，不宜单独使用。长期给药可使本品的降压作用减弱。缓慢增加剂量或合用β受体阻滞剂可使不良反应减少。停用本品须缓慢减量，以免血压突然升高。食物可增加其生物利用度，故宜在餐后服用。

【药物代谢动力学数据】（一般为成人数据，如为新生儿数据均标出）

分布	脑脊液分布	代谢	排泄	半衰期	血浆蛋白结合率	乳汁排泄
给药后在体内迅速分布，对血管壁有特殊的亲和力	无相关信息	在肝内经乙酰化产生有活性的代谢产物	经肾排出，2%～4%为原形药物	成人：3～7小时，严重肾衰竭时（肌酐清除率小于20ml/min）可达16小时，在快速代谢者中可达45分钟	成人：87%	乳汁中可有微量药物排泄，但有害性尚不清楚。如使用应监护患儿情况

【参考文献】

［1］TENG Ru-Jeng．新生儿高血压［J］．中华高血压杂志，2014，22（2）：104-108．
［2］RAVISANKAR S，KUEHN D，CLARK RH，et al．Antihypertensive drug exposure in premature infants from 1997 to

2013 [J]. Cardiol Young，2017，27 (5) : 905−911.

[3] KIESSLING SG, WADHWA N, KRISS VM, et al. An unusual case of severe therapy-resistant hypertension in a newborn [J]. Pediatrics，2007，119 (1) : e301−e304.

[4] WATKINSON M. Hypertension in the newborn baby [J]. Arch Dis Child Fetal Neonatal Ed，2002，86 (2) : F78−F81.

二氮嗪
（Diazoxide）

【适应证】

松弛血管平滑肌，降低外周血管阻力，使血压急剧下降，是恶性高血压、高血压危象的二线用药。还可抑制胰岛β细胞分泌胰岛素，用于由高胰岛素血症引起的新生儿低血糖。

【用法用量】

	中国	美国	英国
说明书	未特别标注新生儿用药相关信息 儿童：5.0mg/kg。临用时将本品溶于专用溶剂内，患者卧位快速静注。症状缓解后再改为口服降压药维持	新生儿和婴幼儿：口服 起始剂量定为每日10.0mg/kg，每8小时给药1次较为适宜。常用的日剂量为8.0～15.0mg/kg，均分为2～3次给药，每8～12小时给药1次	未特别标注新生儿用药相关信息 低血糖：成人和儿童，开始口服剂量是每日5.0mg/kg，分2～3次，随后根据患者情况增加剂量，通常维持剂量是每日3.0～8.0mg/kg，分2～3次给药 对亮氨酸敏感性低的儿童，建议剂量范围为每日15.0～20.0mg/kg

	中国	英国
处方集	未特别标注新生儿用药相关信息 注射剂型：1个月至18岁高血压危象患儿静脉注射：每次1.0～3.0mg/kg（最大150.0mg）原液（不稀释）静脉注射至少30秒，间隔5～15分钟重复给药，直到血压控制，24小时最多给药4次 口服剂型：儿童：通常剂量为每日5.0～15.0mg/kg，分2～3次服用，每隔8～12小时	难治性高血压： 口服：初始剂量每次1.7mg/kg，每日3次，根据临床反应调整剂量，最大日剂量15.0mg/kg 慢性难治性低血糖： 口服：初始剂量每次5.0mg/kg，每日2次，根据临床反应调整剂量以得到目标临床反应；维持剂量每次1.5～3.0mg/kg，每日2～3次，必要时可增加到每次7.0mg/kg，每日3次；更大的剂量不太可能受益，但在一些情况下是必要的

	《实用新生儿学》	其他文献
专著文献	高血压危象：每次1.0～3.0mg/kg，静脉或口服给药，可每15～20分钟重复1次，随后每4～24小时给药1次；或每日8.0～15.0mg/kg，口服，每8～12小时1次 高胰岛素低血糖：口服，每日8.0～15.0mg/kg，每8～12小时1次	新生儿低血糖：每日5.0～15.0mg/kg，分为2～3次。起始剂量根据患儿的疾病诱因和风险状况选择，如患儿用药3～5日后仍为低血糖状态，日剂量可按2.5～5.0mg/kg增加，注意每日剂量应避免超过15.0mg/kg。在小胎龄新生儿中不建议使用 二氮嗪一直是治疗新生儿低血糖的主要药物，但是有文献报道，该药对ABCC8或KCNJ11突变引起的本病是无效的

【注意事项】

静脉给药时防止漏出血管外，以免引起疼痛和炎症。不宜与噻嗪类利尿剂合用，可加剧高血糖和高尿酸血症。本品不宜与其他药物及输液配伍。对噻嗪类、磺胺类过敏者慎用。有使用二氮嗪治疗的婴儿和新生儿发生肺动脉高压和坏死性小肠结肠炎的报道，有肺动脉高压危险因素的患者，应监测呼吸窘迫情况，必要时停药。

【药物代谢动力学数据】（一般为成人数据，如为新生儿数据均标出）

分布	脑脊液分布	代谢	排泄	半衰期	血浆蛋白结合率	乳汁排泄
无相关信息	无相关信息	无相关信息	从肾脏排泄	儿童的半衰期为15±5.3小时	＞90%	不建议哺乳母亲应用药物时哺乳

【参考文献】

［1］JAIN A，AGGARWAL R，JEEVA SANKAR M，et al. Hypoglycemia in the newborn［J］. Indian J Pediatr，2010，77（10）：1137-1142.

［2］BRAR PC，HEKSCH R，COSSEN K，et al. Management and appropriate use of diazoxide in infants and children with hyperinsulinism [J]. J Clin Endocrinol Metab，2020，105（12）：543.

[3] FINE LG，WEBER H. Effect of diazoxide on renal handling of sodium in the rat [J]. Clinical science and molecular medicine，1975，49（3）：277–282.

[4] PRUIT AW，DAYTON PG，PATTERSON JH. Disposition of diazoxide in children [J]. Clinical pharmacology and therapeutics，1973，14（1）：73–82.

[5] KIZU R，NISHIMURA K，SATO R，et al. Population pharmacokinetics of diazoxide in children with hyperinsulinemic hypoglycemia [J]. Horm Res Paediatr，2017，88（5）：316–323.

[6] PRUITT AW，FARAJ BA，DAYTON PG. Metabolism of diazoxide in man and experimental animals [J]. J Pharmacol Exp Ther，1974，188（1）：248–256.

[7] PEARSON RM. Pharmacokinetics and response to diazoxide in renal failure [J]. Clinical pharmacokinetics，1977，2（3）：198–204.

[8] THEODOROU CM，HIROSE S. Necrotizing enterocolitis following diazoxide therapy for persistent neonatal hypoglycemia [J]. J Pediatr Surg Case Rep，2020，52：101356.

[9] STANLEY CA. Perspective on the genetics and diagnosis of congenital hyperinsulinism disorders [J]. J Clin Endocrinol Metab，2016，101（3）：815–826.

硝普钠
（Sodium Nitroprusside）

【适应证】

血管扩张剂，用于高血压急症，如高血压危象、高血压脑病、恶性高血压等的紧急降压，也可用于外科麻醉期间进行控制降压。也可用于急性心力衰竭，包括急性肺水肿。亦用于急性心肌梗死或瓣膜（二尖瓣或主动脉瓣）关闭不全时的急性心力衰竭。

【用法用量】

	中国	美国	英国
说明书	未特别标注新生儿用药相关信息 静脉滴注，儿童常用剂量为每分钟1.4μg/kg，按疗效逐渐调整用量	未特别标注新生儿用药相关信息 儿童常规剂量为每分钟3.0μg/kg，但是可能出现严重的低血压，因此建议初始剂量为每分钟0.3μg/kg，根据疗效增加剂量，最大剂量为每分钟10.0μg/kg	无新生儿用药相关信息

	中国	英国
处方集	未特别标注新生儿用药相关信息。儿童用法如下： 高血压危象： 静脉滴注从每分钟0.5μg/kg开始，根据治疗反应如有必要以每分钟0.2μg/kg递增，逐渐调整剂量，最大剂量为每分钟8.0μg/kg（如果超过24小时，最大剂量为每分钟4.0μg/kg） 扩张血管：儿童常用量每分钟1.4μg/kg，按疗效逐渐调整剂量 心力衰竭：起始，每分钟0.5～1.0μg/kg，按需可增至每分钟8.0μg/kg	高血压危象： 新生儿：以初始剂量为每分钟0.5μg/kg持续静脉输注，如需要可增加剂量，以每分钟0.2μg/kg的速度增加，每次最大剂量为每分钟8.0μg/kg。如果使用时间超过24小时，最大给药剂量为每分钟4.0μg/kg

	《实用新生儿学》	其他文献
专著文献	（1）高血压： 静脉持续滴注，每分钟0.5～10.0μg/kg，长时间应用（＞72小时）可发生硫氰酸盐毒性作用或出现肾衰竭 （2）心力衰竭： 新生儿起始剂量每分钟0.5μg/kg，根据临床反应逐渐调整，最大量至10μg/kg，建议使用时间短于24～48小时	扩血管作用： 静脉输注，每分钟0.5～10.0μg/kg，长期使用（＞72小时）或肾衰竭时使用可能导致硫氰酸盐中毒

【注意事项】

代偿性高血压、严重的维生素B_{12}缺乏者禁用，长程大剂量使用可能导致氰化物中毒。可引起严重的低血压和心动过速，用药期间应注意监测心率和血压。麻醉中控制降压时，避免突然停用。

本药对光敏感，溶液稳定性较差，溶液应新鲜配置并注意避光。药液有局部刺激性，应用时避免外渗。

【药物代谢动力学数据】（一般为成人数据，如为新生儿数据均标出）

分布	脑脊液分布	代谢	排泄	半衰期	血浆蛋白结合率	乳汁排泄
静脉滴注后立即达血药浓度峰值	无相关信息	由红细胞代谢为氰化物，氰化物在肝脏内代谢为无扩血管活性的硫氰酸盐	药物经肾随尿液排出	硝普纳半衰期约为2分钟，肾功能正常者硫氰酸盐的半衰期为3～7日（肾功能不全或血钠过低时延长）	硝普钠与血红蛋白结合产生氰化物和氰高铁血红蛋白	目前尚不清楚硝普钠及其代谢物是否从母乳中排出，使用需慎重

【参考文献】

[1] DIONNE JM, FLYNN JT. Management of severe hypertension in the newborn [J]. Arch Dis Child, 2017, 102 (12): 1176–1179.

[2] STARR MC, FLYNN JT. Neonatal hypertension: cases, causes, and clinical approach [J]. Pediatr Nephrol, 2019, 34 (5): 787–799.

[3] FLYNN JT. Neonatal hypertension: diagnosis and management [J]. Pediatr Nephrol, 2000, 14 (4): 332–341.

[4] BENITZ WE, MALACHOWSKI N, COHEN RS, et al. Use of sodium nitroprusside in neonates: efficacy and safety [J]. J Pediatr, 1985, 106 (1): 102–110.

普罗帕酮
（Propafenone）

【适应证】

抗心律失常药，用于预防和治疗室性及室上性异位搏动、室性或室上性心动过速、预激综合征、电复律后室颤发作等。

【用法用量】

说明书	中国	美国	英国
	无新生儿用药相关信息	无新生儿用药相关信息	无新生儿用药相关信息

处方集	中国	英国
	未特别标注新生儿用药相关信息，儿童用量如下： 口服：每日按体表面积200.0～600.0mg/m^2，或体重＜15kg，每日10.0～20.0mg/kg，分3次服用 静脉给药：负荷量，每次1.0～1.5mg/kg，于10分钟内缓慢注射，必要时10～20分钟可重复；维持量，每分钟4.0～7.0μg/kg，24小时总量不应超过6.0mg/kg	无新生儿用药相关信息

专著文献	《实用新生儿学》	其他文献
	口服：首剂：5.0～7.0mg/kg，以后每日15.0～20.0mg/kg，每6～8小时1次，维持量：每次3.0～5.0mg/kg，每8小时1次 静脉注射：1.0～2.0mg/kg，缓慢推注，1～2小时可重复应用	口服给药：婴儿及儿童，按体表面积给药，每日200.0～300.0mg/m^2，分3～4次给药，若心律失常仍然存在，以2～3天的间隔递增100.0mg/（m^2·d）；按体重给药，起始剂量为8.0～10.0mg/（kg·d），分3～4次给药，然后以每日2.0mg/kg的增量增加剂量，剂量最大为每日20.0mg/kg

【注意事项】

用药前和用药期间应密切监测心电图、血压和心功能，本药血药浓度与剂量不成比例地增高，因此在增量时应小心，以防血药浓度过高产生不良反应。严重窦性心动过缓、房室传导阻滞、低血压及肝肾功能障碍患者应慎用本药。

【药物代谢动力学数据】（一般为成人数据，如为新生儿数据均标出）

分布	脑脊液分布	代谢	排泄	半衰期	血浆蛋白结合率	乳汁排泄
体内分布迅速，表观分布容积为1.1～3.6L/kg，稳态表观分布容积为1.9～3.0L/kg。药物的最高浓度位于肺部（比心肌或肝脏高10倍，比肾脏高24倍）；唾液，为相应血浆浓度的12%～72%	无相关信息	主要在肝脏中代谢，通过CYP3A4，CYP1A2和CYP2D6同工酶进行，主要代谢产物5-羟普罗帕酮，具有与原形药物相当的抗心律失常活性。葡萄糖醛酸化是消除相普罗帕酮的主要代谢途径	主要经肾排泄。据报道，在婴儿和儿童中，静脉和口服给药后的总清除率分别为1.0和1.3L/（kg·h）	大多数患者的半衰期为5～8小时。代谢能力强者消除半衰期为2～10小时，代谢能力弱者消除半衰期为10～32小时。静脉给药的半衰期为3.5～4.0小时	85%～95%	建议停止哺乳

【参考文献】

［1］REIMER A，PAUL T，KALLFELZ HC. Efficacy and safety of intravenous and oral propafenone in pediatric cardiac dysrhythmias［J］. Am J Cardiol，1991，68：741-744.

［2］KONAK M，ALP H，TARAKarak N，et al. Successful treatment of atrial flutter with propafenone and synchronized cardioversion in a newborn［J］. Indian J Pediatr，2014，81（4）：413-414.

［3］DILGER K，MEISEL P，HOFMANN U，et al. Disposition of propafenone in a poor metabolizer of CYP2D6 with Gilbert's Syndrome [J]. Ther Drug Monit, 2000, 22: 366–368.

[4] ITO S, GOW R, VERJEE Z, et al. Intravenous and oral propafenone for treatment of tachycardia in infants and children: pharmacokinetics and clinical response [J]. J Clin Pharmacol, 1998, 38 (6): 496–501.

[5] GILLIS AM, YEE YG, KATES TE. Binding of antiarrhythmic drug to purified human alpha1-acid glycoprotein [J]. Biochem Pharmacol, 1985, 34: 4279–4282.

[6] Propafenone. In: Drugs and Lactation Database (LactMed). Bethesda (MD): National Library of Medicine (US), February 7, 2019.

腺苷
（Adenosine）

【适应证】

强血管扩张剂，用于治疗阵发性室上性心动过速，宽波形和窄波形室上性心动过速的辅助诊断。

【用法用量】

	中国	美国	英国
说明书	无新生儿用药相关信息	按照体重计算，新生儿、婴幼儿、儿童、青少年的剂量与成人的剂量相同 ≤50kg的儿童：初始剂量0.05～0.10mg/kg，中心或外周静脉快速注射，之后生理盐水冲管。重复给药：如第一次给药后1～2分钟阵发性室上性心动过速仍未逆转，应再次给药。可增加0.05～0.10mg/kg的剂量，每次给药后使用生理盐水冲管。给药的过程应持续进行，直到建立窦性心律或单次最大给药剂量已达0.3mg/kg	无新生儿用药相关信息 儿童阵发性室上性心动过速： 起始剂量：0.1mg/kg（最大剂量6.0mg），随后按0.1mg/kg增加以达到终止室上性心动过速的效果（最大剂量12.0mg）

	中国	英国
处方集	心律失常章节，阵发性室上性心动过速：静脉注射不稀释，2秒内快速弹丸样注射，尽量用接近中心静脉的外周静脉，注入后快速以氯化钠注射液冲管。起始剂量按0.05～0.10mg/kg，若需要，每隔1～2分钟以0.05～0.10mg/kg缓慢增加剂量，直至心动过速终止。但单剂勿超过最大量：新生儿为0.3mg/kg，1个月至12岁为0.5mg/kg（最大剂量12.0mg）。心脏移植患儿对本药作用较敏感，应减量应用；服用双嘧达莫的患儿应用本药应减量至1/4剂量 心肺复苏用药章节：未特别提及新生儿，0.1mg/kg（最大剂量6.0mg）静脉给药或骨髓通路给药；重复：0.2mg/kg（最大剂量12.0mg）静脉给药或骨髓通路给药	室上性心动过速，包括与辅助传导通路相关的心动过速，室上性心律失常的诊断 快速静脉注射： 起始剂量0.15mg/kg，之后如需要可每1～2分钟增加0.05～0.10mg/kg（最大单次剂量0.30mg/kg），可重复给药直到心动过速停止或已达到最大单次剂量

专著	《实用新生儿学》	其他文献
文献	静脉推注，每次0.05mg/kg，每2分钟追加0.05mg/kg，直到恢复窦性心律。最大单次剂量0.25mg/kg	无新生儿相关信息

【注意事项】

腺苷的不良反应有颜面潮红、呼吸困难、房室传导阻滞、支气管痉挛等。但腺苷在血液中的半衰期很短，通常这些不良反应会在1分钟内缓解。药物过量会导致严重的低血压、心动过缓或心搏停止，此时可能需要静脉注射氨茶碱或茶碱。严重肝功能不全者不可使用。肾功能不全者伴有止血缺陷者慎用。对心衰患者或先用β受体阻滞剂者，用腺苷治疗室上性心动过速优于维拉帕米（可防止双重心肌抑制作用）。不宜长期用于预防阵发性室性心动过速。

【药物代谢动力学数据】

腺苷静脉注射给药后，很快进入血液循环中，并被清除细胞摄取，主要由红细胞和血管内皮细胞摄取。细胞内的腺苷很快被代谢掉，或经腺苷激酶磷酸化而成单磷酸腺苷，或经细胞内的腺苷脱氨酶脱氨而成肌苷；细胞外的腺苷半衰期小于10秒，主要由细胞摄取而清除，其余部分可通过腺苷脱氨的形式进行脱氨。由于腺苷的激活与灭活均不通过肝肾代谢，所以肝肾功能衰退不改变腺苷的药效和耐受性。

根据药物极短的半衰期推测，乳汁中出现药物的可能性很小。但说明书显示，尚不清楚药物及其代谢物是否出现在乳汁中，乳母应避免使用。

前列地尔
（Alprostadil）

【适应证】

有扩血管、抑制血小板聚集作用，用于治疗新生儿动脉导管依赖性心脏病，维持动脉导管开放；脏器移植术后抗栓治疗，预防血管内血栓形成等。

【用法用量】

	中国	美国	英国
说明书	未特别标注新生儿用药相关信息 小儿先天性心脏病：静脉滴注，推荐输注速度为每分钟5.0ng/kg	维持动脉导管开放：新生儿，持续静脉输注或通过放置在导管开口处的脐动脉导管进行给药，以每分钟0.05～0.1μg/kg开始输注，达到治疗反应后应降低输注速率，剂量减量参照以下方案：第一分钟剂量为0.1μg/kg，第二分钟为0.05μg/kg，第三分钟为0.025μg/kg，第四分钟为0.01μg/kg。对于每分钟0.05μg/kg反应不足的，可将剂量增至每分钟0.4μg/kg	维持动脉导管开放：静脉输注，低于每分钟0.05μg/kg（低至每分钟0.005μg/kg）的前列地尔已成功用于新生儿中，目前尚无比较试验，与通常起始的每分钟0.05～0.10μg/kg的剂量相比，该方法的有效性和安全性尚不清楚

	中国	英国
处方集	维持动脉导管开放：新生儿，持续静脉注射，每分钟0.05μg/kg起，获得满意效果后减量至每分钟0.005～0.010μg/kg，若无反应，可加量至每分钟0.4μg/kg	维持动脉导管开放：新生儿，持续静脉滴注，起始每分钟5.0ng/kg，根据反应调整，以每分钟5.0ng/kg递增（最大剂量每分钟100.0ng/kg）

	《实用新生儿学》	其他文献
专著文献	静脉滴注给药，起始剂量：每分钟0.05～0.10μg/kg，需要时增加到每分钟0.4μg/kg，起作用后逐渐减量至最近起作用量约每分钟0.010～0.025μg/kg。剂量范围每分钟0.01～0.40μg/kg	新生儿：常用维持剂量：每分钟0.01～0.40μg/kg；接受ECMO支持的患者可能需要更高的剂量

【注意事项】

常见的不良反应有呼吸暂停，患儿合并有先天性心脏病或者出生体重小于2kg时更容易出现。其他常见不良反应有低血压、发热、白细胞增多、皮肤潮红、心动过缓等，新生儿应用前列地尔时，常常在药物输注的第1小时发生，需准备气管插管、复苏等抢救措施。对前列地尔过敏及有呼吸窘迫患儿禁用，有出血倾向的新生儿慎用。

【药物代谢动力学数据】（一般为成人数据，如为新生儿数据均标出）

分布	脑脊液分布	代谢	排泄	半衰期	血浆蛋白结合率	乳汁排泄
主要分布于肾、肝、肺组织中	在中枢神经系统含量最低，但无具体数据	主要代谢部位可能是肺、肝、肾。连续静脉输注，全身给药的约80%主要在肺部通过氧化代谢	代谢产物主要由肾脏排出（88%），其余由粪便排出（12%）。在给药24小时内约有90%药物在尿中排出，72小时完全消除	半衰期为5～10分钟	在血浆中主要与白蛋白结合（81%结合），少量与球蛋白结合（55%）	现有的证据和/或专家共识尚无定论，或不足以确定在母乳喂养期间使用对婴儿的风险。使用需权衡风险利弊，不建议将前列地尔用于哺乳期女性

【参考文献】

[1] TALOSI G，KATONA M，TURI S. Side-effects of long-term prostaglandin E1 treatment in neonates [J]. Pediatr Int，2007，49：335-340.

[2] ALY SA，AWAD SM，ABDULLA RI，et al. Chronic low dose prostaglandin and neonatal heart block [J]. Pediatr Cardiol，2017，38（7）：1515–1518.

[3] BROWNING CARMO KA，BARR P，WEST M，et al. Transporting newborn infants with suspected duct dependent congenital heart disease on low-dose prostaglandin E1 without routine mechanical ventilation [J]. Arch Dis Child Fetal Neonatal Ed，2007，92（2）：F117–F119.

[4] COX JW，ANDREADIS NA，BONE RC，et al. Pulmonary extraction and pharmacokinetics of prostaglandin E1 during continuous intravenous infusion in patients with adult respiratory distress syndrome[J]. Am Rev Respir Dis，1988，137：5–12.

[5] AKKINAPALLY S，HUNDALANI SG，KULKARNI M，et al. Prostaglandin E1 for maintaining ductal patency in neonates with ductal-dependent cardiac lesions [J]. Cochrane Database Syst Rev，2018，2（2）：CD011417.

西地那非
(Sildenafil)

【适应证】

5型磷酸二酯酶的选择性抑制剂，常规用于治疗男性勃起功能障碍，在新生儿中被用于治疗肺动脉高压。

【用法用量】

	中国	美国	英国
说明书	本药不适用于新生儿及儿童	无新生儿用药相关信息	原发性肺动脉高压和与先天性心脏病相关的肺动脉高压： 1岁以下儿童应用的安全性和有效性尚未确定 1～17岁：口服，体重≤20kg，10.0mg/次，每日3次；体重＞20kg，20.0mg/次，每日3次 因风险大于益处，不应用于患有持续性肺动脉高压的新生儿

	中国	英国
处方集	无新生儿用药相关信息	肺动脉高压：新生儿，口服，起始给予250.0～500.0μg/kg，每4～8小时1次，根据临床疗效调整剂量，若同时合并其他血管舒张剂，起始应给予低剂量和低给药频次，日最高剂量30.0mg

	《实用新生儿学》	其他文献
专著文献	口服，每次0.5～2.0mg/kg，每6～12小时1次，最大量每次3.0mg/kg 静脉给药，首剂0.4mg/kg，输注3小时以上，维持每小时0.067mg/kg	支气管肺发育不良相关的肺动脉高压：西地那非的初始剂量范围为每天0.3～1.5mg/kg，最大剂量为每天4.4～8.0mg/kg

【注意事项】

用药过程中可能会引起颜面潮红、头痛、失眠、头晕、胃肠不适等。本品不宜与中效或强效CYP3A4抑制剂同时合用（如酮康唑、伊曲康唑、利托那韦）。

【药物代谢动力学数据】（一般为成人数据，如为新生儿数据均标出）

分布	脑脊液分布	代谢	排泄	半衰期	血浆蛋白结合率	乳汁排泄
体内分布广泛。新生儿表观分布容积：22.4L	无相关信息	在肝内主要通过CYP3A代谢，少部分通过CYP2C9代谢；主要代谢物为西地那非的*N*-去甲基化物，此代谢物体内具有活性，可被进一步代谢	主要（80%）以代谢物的形式从粪便排出，小部分（13%）从尿液排出	西地那非： 新生儿：日龄=1天：55.9小时；日龄=7天：47.7小时 西地那非的*N*-去甲基化物： 新生儿：11.9小时	新生儿：西地那非蛋白结合率为93.9%±2.5%，西地那非的*N*-去甲基化物蛋白结合率为92.0%±3.0%	仅1例数据显示西地那非及其活性代谢产物可通过乳汁排出，但浓度极低。建议哺乳期母亲使用时权衡利弊

【参考文献】

［1］FATIMA N，ARSHAD S，QUDDUSI AI，et al. Comparison of the efficacy of sildenafil alone versus sildenafil plus bosentan in newborns with persistent pulmonary hypertension［J］. J Ayub Med Coll Abbottabad，2018，30（3）：333-336.

［2］LAVIE-NEVO K，HARRIS KC，TING JY. Use of sildenafil in an infant with persistent pulmonary hypertension secondary to lung and renal hypoplasia-a case report［J］. BMC Pediatr，2019，19（1）：416.

［3］VARGAS-ORIGEL A，GÓMEZ-RODRÍGUEZ G，ALDANA-VALENZUELA C，et al. The use of sildenafil in persistent pulmonary hypertension of the newborn [J]. Am J Perinatol，2010，27（3）：225–230.

[4] ABMAN SH，HANSMANN G，ARCHER SL，et al. Pediatric pulmonary hypertension：guidelines from the American heart association and American thoracic society [J]. Circulation，2015，132（21）：2037–2099.

[5] STEINHORN RH，KINSELLA JP，PIERCE C，et al. Intravenous sildenafil in the treatment of neonates with persistent pulmonary hypertension [J]. J Pediatr，2009，155（6）：841–847.

[6] Mukherjee A，Dombi T，Wittke B，et al. Population pharmacokinetics of sildenafil in term neonates：evidence of rapid maturation of metabolic clearance in the early postnatal period [J]. Clin Pharmacol Ther，2009，85（1）：56–63.

妥拉唑啉
（Tolazoline）

【适应证】

短效α受体阻断剂，用于治疗经给氧和/或机械通气，系统动脉血氧浓度仍达不到理想水平的新生儿持续性肺动脉高压症。

【用法用量】

	中国	美国	英国
说明书	肺动脉高压的新生儿：初始剂量为1.0～2.0mg/kg，10分钟内静脉推注。维持剂量为每小时0.2mg/kg。静脉滴注，负荷量1.0mg/kg，动脉血气稳定后逐渐减量，必要时在维持输注中可重复初始剂量。通过头皮静脉或回流至上腔静脉的其他静脉注射，使本品最大量到达肺动脉；肾功能不全和少尿患儿应适当降低维持量，每小时给药速度不超过0.9mg/kg，且减慢输液速度	无新生儿用药相关信息	无新生儿用药相关信息

	中国	英国
处方集	用于新生儿肺动脉高压：初始剂量按体重每次1.0～2.0mg/kg，10分钟内静脉注射。通过头皮静脉或回流至上腔静脉的其他静脉注射，使本品最大量到达肺动脉。维持剂量为每小时0.2mg/kg，静脉滴注。动脉血气稳定后逐渐减量，必要时在维持输注中可重复初始剂量。负荷剂量为1.0mg/kg	新生儿肺血管痉挛的纠正： 静脉给药：初始以1.0mg/kg静推，推注时间2～5分钟，随后以每小时200.0μg/kg的速度静脉滴注，给药时密切监护血压变化，剂量超过每小时300μg/kg时可能有心脏毒性或引起肾衰 气管内导管给药：200μg/kg

专著文献	《实用新生儿学》	其他文献
	试用量1.0～2.0mg/kg，静推给药，10分钟以上；30分钟内有效。维持量：0.2～2.0mg/kg，静脉滴注给药	负荷剂量1.0～2.0mg/kg，维持剂量不超过每小时0.05～0.15mg/kg

【注意事项】

药物主要通过肾脏排泄，肾功能障碍时应减量。慎用于二尖瓣狭窄、酸中毒、消化性溃疡的患者。婴儿使用本品后曾有发生低氯性碱中毒、急性肾衰竭和十二指肠穿孔的报道。适当减少剂量能增加本品的安全性。婴儿预先使用抗酸药可能会防止胃肠道出血的发生。对新生儿不应该使用含有苯甲醇的稀释液。

【药物代谢动力学数据】（一般为成人数据，如为新生儿数据均标出）

分布	脑脊液分布	代谢	排泄	半衰期	血浆蛋白结合率	乳汁排泄
新生儿的表观分布容积是1.61±0.21L/kg	无相关信息	基本不代谢	以原形经肾脏排出	新生儿：3～10小时，也有报道长达40小时，并与尿量成反比	无相关信息	无相关信息

【参考文献】

[1] WARD RM, DANIEL CH, KENDIG JW, et al. Oliguria and tolazoline pharmacokinetics in the newborn [J]. Pediatrics, 1986, 77 (3): 307-315.

[2] GOUYON JB, FRANCOISE M. Vasodilators in persistent pulmonary hypertension of the newborn: a need for optimal appraisal of efficacy [J]. Dev Pharmacol Ther, 1992, 19 (2-3): 62-68.

[3] MONIN P, VERT P, MORSELLI PL. A pharmacodynamic and pharmacokinetic study of tolazoline in the neonate [J]. Dev Pharmacol Ther, 1982, 4 Suppl: 124-128.

多潘立酮
（Domperidone）

【适应证】

多巴胺受体拮抗剂，用于因胃排空延缓、反流性食管炎引起的消化不良，功能性、器质性、感染性、饮食性、放射性治疗及化疗引起的恶心和呕吐。

【用法用量】

	中国	美国	英国
说明书	无新生儿用药相关信息 片剂：口服，2岁及以上儿童，按体重每次0.2～0.3mg/kg，每日3～4次，最大剂量每日不超过30.0mg 混悬液：口服，1～3岁，10～15kg，每次3.0～4.0mg，每日3次，餐前15分钟服用	无新生儿用药相关信息	无新生儿用药相关信息

	中国	英国
处方集	根据BNFC（2010—2011）推荐，口服，新生儿，每次0.1～0.3mg/kg，每日4～6次，喂奶前半小时。治疗胃食管反流病，疗程4周	胃食管反流病（但疗效未证实）：新生儿，每次0.25mg/kg，每日3次，必要时可增加至0.4mg/kg，每日3次，择时停药评估是否复发，如果复发，可重新开始治疗，如果复发症状不明显，则可在更高剂量停止治疗

专著文献	《实用新生儿学》	其他文献
	口服，新生儿，每次0.3mg/kg，每6～8小时1次，餐前15～30分钟服用。	胃食管反流病：新生儿，口服，每次0.3mg/kg，每日2～3次

【注意事项】

慎用于1岁以下患儿、肝功能损害、严重肾功能不全者。心律失常、低钾血症以及接受化疗的肿瘤患者使用本品时，有可能加重心律失常，使用该药前后应注意监测QT间期。

【药物代谢动力学数据】（一般为成人数据，如为新生儿数据均标出）

分布	脑脊液分布	代谢	排泄	半衰期	血浆蛋白结合率	乳汁排泄
组织分布广泛，表观分布容积为5.71L/kg	脑组织分布较少	在肝脏中通过羟基化和N-脱烷基化迅速而广泛地进行肝代谢	通过尿液（31%，1%为原形药物）和粪便（66%，10%为原形药物）排出	6小时	91%～93%	通过乳汁排泄的量很少，对哺乳婴儿的危害甚微

【参考文献】

［1］TIGHE M，AFZAL N A，BEVAN A，et al．Pharmacological treatment of children with gastro-oesophageal reflux［J］. Cochrane Database Syst Rev，2014，24（11）: CD008550.

［2］GOUNARIS A，COSTALOS C，VARCHALAMA E，et al．Gastric emptying of preterm neonates receiving domperidone［J］. Neonatology，2010，97（1）: 56-60.

［3］CRESI F，MARINACCIO C，RUSSO MC，et al．Short-term effect of domperidone on gastroesophageal reflux in newborns assessed by combined intraluminal impedance and pH monitoring [J]. Journal of Perinatology，2008，28：766–770.

[4] DJEDDI D，KONGOLO G，LEFAIX C，et al. Effect of Domperidone on QT Interval in Neonates [J]. J Pediatr，2008，153（5）：663–666.

[5] HEYKANTS J，HENDRIKS R，MEULDERMANS W，et al. On the pharmacokinetics of domperidone in animals and man. Ⅳ. The pharmacokinetics of intravenous domperidone and its bioavailability in man following intramuscular，oral and rectal administration [J]. Eur J Drug Metab Pharmacokinet，1981，6：61–70.

甲氧氯普胺
（Metoclopramide）

【适应证】

是多巴胺受体阻断剂，还具有5-羟色胺受体激动效应，用于各种病因所致的恶心、呕吐、嗳气、消化不良等症状的对症治疗，也可用于反流性食管炎、胆汁反流性胃炎、胃排空延缓或障碍等，新生儿主要用于促进胃排空和胃肠道蠕动，可改善喂养不耐受情况。

【用法用量】

	中国	美国	英国
说明书	未标注新生儿用药相关信息，儿童用法： 口服，5～14岁每次2.5～5.0mg，每日3次，餐前30分钟服。小儿每日剂量不超过0.1mg/kg，不宜长期应用 肌内或静脉注射，6岁以下每次0.1mg/kg，肾功能不全者剂量减半，不宜长期应用	未标注新生儿用药相关信息，儿童用法为： 方便小肠肠内插管：如果导管在10分钟内没通过幽门，可以在1～2分钟内通过静脉缓慢输注单次剂量（未稀释）。14岁以上，每次10.0mg；6～14岁，每次2.5～5.0mg；6岁以下：每次0.1mg/kg	1岁以下禁用 儿童用法为： 1～18岁静脉注射，推荐剂量0.10～0.15mg/kg，每日不超过3次。24小时内最大单次剂量为0.5mg/kg。静脉注射应缓慢（至少3分钟以上）

	中国	英国
处方集	婴儿（10kg以下）：口服，每次0.1mg/kg（最大量1mg），每日2次 儿童：肌内注射、静脉注射，必要时使用，用于不能口服者或治疗急性呕吐，每日0.2～0.3mg/kg，分2～3次给予	无新生儿用药相关信息

	《实用新生儿学》	其他文献
专著文献	无新生儿用药相关信息	新生儿：由于迟发性运动障碍和其他锥体外系症状的风险增加，以及新生儿发生高铁血红蛋白血症的风险，不建议将片剂用于儿科患者。静脉注射或口服，每次0.033～0.100mg/kg，每8小时1次 新生儿喂养不耐受，促动力药（增加胃肠动力）：可用数据有限，早产新生儿，PNA≥3天：静脉注射，喂食前30分钟给药，每次0.13mg/kg，每8小时1次

【注意事项】

肝肾衰竭者不宜使用。儿童使用该药容易出现锥体外系症状，不宜长期使用。药物会导致醛固酮与血清泌乳素升高。不宜用于十二指肠溃疡。静脉给药宜缓慢，快速给药可能导致躁动不安。药物遇光变成黄色或黄棕色，毒性增高。

【药物代谢动力学数据】（一般为成人数据，如为新生儿数据均标出）

分布	脑脊液分布	代谢	排泄	半衰期	血浆蛋白结合率	乳汁排泄
表观分布容积是2.2～3.4L/kg	可穿过血脑屏障	肝脏代谢。CYP2D6、CYP3A4、CYP1A2依次起到重要作用	以游离型、结合型或代谢产物的形式经肾脏排泄（约85%以原形药物及葡萄糖醛酸结合物的形式随尿液排出）	肾功正常成年人为5～6小时，但肾功损伤时该值会延长 新生儿：（PMA31～40周）5.4小时；婴儿：4.15小时（范围2.23～10.3小时）；儿童：4小时（范围2～12.5小时）；半衰期和清除率可能与剂量有关	13%～22%	乳汁中可有少量药物，乳母应避免使用

【参考文献】

［1］魏克伦，陈桂霞．新生儿药物手册［M］．厦门：厦门大学出版社，2010：274-275．

［2］MUSSAVI M，ASADOLLAHI K，ABANGAH G．Effects of metoclopramide on feeding intolerance among preterm neonates：a randomized controlled trial［J］．Iran J Pediatr，2014，24（5）：630-636．

［3］LEE A，KUO B．Metoclopramide in the treatment of diabetic gastroparesis［J］．Expert Rev Endocrinol Metab，2010，5（5）：653-662．

［4］MAHAJAN HS，GATTANI S．In situ gels of Metoclopramide Hydrochloride for intranasal delivery：in vitro evaluation and in vivo pharmacokinetic study in rabbits［J］．Drug Deliv，2010，17（1）：19-27．

［5］CAMILLERI M，SHIN A．Lessons from pharmacogenetics and metoclopramide：toward the right dose of the right drug for the right patient［J］．J Clin Gastroenterol，2012，46（6）：437-439．

［6］BATEMAN DN．Clinical pharmacokinetics of metoclopramide［J］．Clin Pharmacokinet，1983，8（6）：523-529．

奥美拉唑
（Omeprazole）

【适应证】

质子泵抑制剂，用于十二指肠溃疡和胃溃疡、胃泌素瘤卓–艾综合征、胃食管反流病、酸相关消化不良。

【用法用量】

说明书	中国	美国	英国
	无儿童用药相关信息	无2岁以下儿童用药相关信息	无儿童用药相关信息

处方集	中国	英国
	用于胃溃疡、十二指肠溃疡；奥美拉唑与抗生素联合使用根除治疗幽门螺杆菌；反流性食管炎、胃泌素瘤（卓–艾综合征）：口服，每日1次，清晨顿服。新生儿：每次0.7mg/kg，7～14日后必要时增加至1.4mg/kg；有些新生儿可能要达到2.8mg/kg	十二指肠溃疡和胃溃疡、卓–艾综合征、胃食管反流病、酸相关消化不良、囊性纤维化脂肪吸收不良胰酶替代治疗：新生儿：口服，每次0.7mg/kg，每日1次，连用7～14日，之后如需要，可增加至1.4～2.8mg/kg，每日1次

专著文献	《实用新生儿学》	其他文献
	口服，每次0.5～1.5mg/kg，每日1次	给予5位极低出生体重儿（＜1500g）每日0.5mg/kg的奥美拉唑，使用30±21天后，并未观察到显著的感染风险、NEC和死亡风险增加

【注意事项】

长时间使用该药时需监测转氨酶。

【药物代谢动力学数据】（一般为成人数据，如为新生儿数据均标出）

分布	脑脊液分布	代谢	排泄	半衰期	血浆蛋白结合率	乳汁排泄
可分布到肝、肾、胃、十二指肠、甲状腺等组织	不易透过血脑屏障	通过肝脏CYP2C19代谢，少量通过CYP3A4代谢	80%作为代谢产物从尿液排出，其余通过胆汁分泌排泄	小于1小时	95%	哺乳期妇女尽量避免使用

【参考文献】

[1] OMARI TI，HASLAM RR，LUNDBORG P，et al. Effect of Omeprazole on Acid Gastroesophageal Reflux and Gastric Acidity in Preterm Infants with Pathological Acid Reflux [J]. J Pediatr Gastroenterol Nutr，2007，44（1）：41-44.

[2] KAGUELIDOU F，ALBERTI C，BIARAN V，et al. Dose-finding study of omeprazole on gastric pH in neonates with gastro-esophageal acid reflux using a bayesian sequential approach [J]. PLoS One，2016，11（12）：e0166207.

[3] LITALIEN C，THEORET Y，FAURE C. Pharmacokinetics of proton pump inhibitors in children [J]. Clin Pharmacokinet，2005，44（5）：441-466.

[4] SINGH N，DHAYADE A，MOHAMED AL，et al. Morbidity and Mortality in Preterm Infants following Antacid Use：A Retrospective Audit [J]. Int J Pediatr，2016，2016：9649162.

西咪替丁
（Cimetidine）

【适应证】

H_2受体阻断剂，可抑制胃酸分泌，用于反流性食管炎、活动性十二指肠溃疡、胃溃疡，预防和治疗应激性及药物性溃疡和消化性溃疡出血。

【用法用量】

	中国	美国	英国
说明书	未标注儿童用药相关信息	不推荐用于16岁以下儿童，儿童有少量的每日20.0～40.0mg/kg的使用经验	大于1岁的儿童，口服，剂量为每日25.0～30.0mg/kg，分次服用。未完全评估西咪替丁在1岁以下儿童中的使用：每日20.0mg/kg，分次服用

	中国	英国
处方集	口服，新生儿每次5.0mg/kg，每日4次。1个月至12岁儿童，每次5.0～10.0mg/kg（最大量400.0mg），每日4次。均饭后、晚间睡前服用 静脉注射，儿童每次5.0～10.0mg/kg，每次最大剂量200.0mg，每4～6小时1次，每日剂量不宜超过2.0g 静脉滴注，儿童每次5.0～10.0mg/kg，滴速为每小时1.0～4.0mg/kg，每次最大剂量200.0～600.0mg，每日剂量不宜超过2.0g	无新生儿用药相关信息

	《实用新生儿学》	其他文献
专著文献	口服或静脉给药，每次2.5～5.0mg/kg，每6～12小时1次（配制成6.0mg/ml稀释液）	不作为新生儿首选药物 新生儿胃食管反流病：口服，每日5.0～10.0mg/kg，每6～12小时1次

【注意事项】

用药期间应注意监测血常规和肝肾功能，还应注意监测大便隐血。

【药物代谢动力学数据】（一般为成人数据，如为新生儿数据均标出）

分布	脑脊液分布	代谢	排泄	半衰期	血浆蛋白结合率	乳汁排泄
广泛分布于全身组织（除脑以外）	不透过脑脊液	部分经肝脏代谢	注射后24小时约75%的药物以原形从肾排出，10%随粪便排出（90%的代谢非活性化合物经肾脏随尿液代谢）	成人：2小时 新生儿：3.6小时	15%～20%	在妊娠和哺乳期间应避免使用西咪替丁

【参考文献】

［1］GUILLET R，STOLL BJ，COTTEN CM，et al. Association of H2-Blocker Therapy and Higher Incidence of Necrotizing Enterocolitis in Very Low Birth Weight Infants［J］. Pediatrics，2006，117（2）：137-142.

［2］TERRIN G，PASSARIELLO A，DE CURTIS M，et al. Ranitidine Is Associated With Infections，Necrotizing Enterocolitis，and Fatal Outcome in Newborns［J］. Pediatrics，2012，129（1）：40-45.

［3］LLOYD CW，MARTIN WJ，TAYLOR BD. The pharmacokinetics of cimetidine and metabolites in a neonate［J］. Drug Intell Clin Pharm，1985，19（3）：203-205.

［4］ZIEMNIAK JA，WYNN RJ，ARANDA JV，et al. The pharmacokinetics and metabolism of cimetidine in neonates［J］. Dev Pharmacol Ther，1984，7：30.

法莫替丁
（Famotidine）

【适应证】

H_2受体阻断剂，可抑制胃酸分泌，用于胃溃疡及十二指肠溃疡、吻合口溃疡、应激性溃疡、反流性食管炎、胃泌素瘤及上消化道出血。

【用法用量】

	中国	美国	英国
说明书	无新生儿用药相关信息 儿童，静脉注射或肌内注射，每次0.4mg/kg，每日2次	胃食管反流病：<3个月，口服（混悬液），每次0.5mg/kg，每日1次，疗程不超过8周	无新生儿用药相关信息

	中国	英国
处方集	无新生儿用药相关信息 口服： 胃食管反流病：每日0.6～0.8mg/kg（每日最大剂量40.0mg），每12小时1次或睡前一次服用，疗程4～8周 消化性溃疡：每日0.9mg/kg（每日最大剂量40.0mg），睡前一次服用，疗程2～4周 静脉滴注： 一次不能超过20.0mg，每12小时1次	无新生儿用药相关信息

专著文献	《实用新生儿学》	其他文献
	静脉注射，每次给予0.25～0.50mg/kg，每24小时1次	口服：新生儿，0.5～1.0mg/kg，每日1次 静脉注射：新生儿，0.25～0.50mg/kg，每日1～2次

【注意事项】

肝肾功能不全者、心脏病患者、婴幼儿慎用；胃溃疡患者应先排除胃癌后才可使用；用药期间可能出现中性粒细胞和血小板计数减少；长期使用应定期监测肝肾功能及血常规。

【药物代谢动力学数据】（一般为成人数据，如为新生儿数据均标出）

分布	脑脊液分布	代谢	排泄	半衰期	血浆蛋白结合率	乳汁排泄
新生儿表观分布容积为1.4±0.4L/kg	无相关信息	30%～35%经过肝脏代谢	通过肾脏（65%～70%）和代谢（30%～35%）途径消除。新生儿清除率约为0.13±0.06L/（h·kg）	新生儿消除半衰期为10.5±5.4小时，相比年龄较大的儿童，消除半衰期延长。3个月～15岁患儿的药代动力学参数与成人相当	15%～20%	哺乳时使用该药并不明显增加婴儿的不良反应，对哺乳婴儿的危害甚微

【参考文献】

［1］吴燕永．法莫替丁治疗新生儿应激性溃疡的疗效及安全性［J］．中国当代儿科杂志，2008，10（5）：593–595．

［2］CZINN SJ，BLANCHARD S．Gastroesophageal reflux disease in neonates and infants：when and how to treat［J］．Paediatr Drugs，2013，15（1）：19–27．

[3] WENNING LA, MURPHY MG, JAMES LP, et al. Pharmacokinetics of famotidine in infants [J]. Clin Pharmacokinet, 2005, 44 (4): 395–406.

[4] ORENSTEIN SR, SHALABY TM, DEVANDRY SN, et al. Famotidine for infant gastro-oesophageal reflux: a multi-centre, randomized, placebo-controlled, withdrawal trial [J]. Aliment Pharmacol Ther, 2003, 17 (9): 1097–1107.

雷尼替丁
（Ranitidine）

【适应证】

H_2受体阻断剂，可抑制胃酸分泌，主要用于治疗活动性胃溃疡及十二指肠溃疡、复发性溃疡（吻合口溃疡）、反流性食管炎、胃泌素瘤及其他高胃酸分泌疾病；用于应激状态时并发的急性胃黏膜损伤和非甾体抗炎药引起的急性胃黏膜损伤；用于全身麻醉或大手术后以及衰弱昏迷者防止胃酸反流合并吸入性肺炎；预防因消化性溃疡引起的反复出血；静脉注射用于治疗上消化道出血。

【用法用量】

	中国	美国	英国
说明书	无新生儿用药相关信息 口服：儿童，口服，每次2.0mg/kg，每日3次；消化性溃疡每次2.0～4.0mg/kg，每日2次，最高剂量为每日300.0mg 静脉给药：小儿术前给药，静脉注射，每次1.0～2.0mg/kg，每8～12小时1次；静脉滴注，2.0～4.0mg/kg，24小时连续滴注	由于N-亚硝基二甲胺成分的存在，所有口服和注射雷尼替丁处方和非处方药品于2020年4月1日在美国撤市	无新生儿用药相关信息 口服：儿童，消化性溃疡，每日4.0mg～8.0mg/kg，每日2次，日剂量最大为300.0mg，持续4周，对疗效不佳的儿童，需再进行4周的治疗。胃食管反流病，每日5.0～10.0mg/kg，每日2次，日剂量最大为600.0mg 静脉注射：儿童，起始2.0～2.5mg/kg，在10分钟内缓慢静脉注射，随后每次1.5mg/kg，每6～8小时1次；或给予0.45mg/kg负荷剂量，随后连续输注每小时0.15mg/kg

	中国	英国
处方集	无新生儿用药相关信息	胃溃疡、十二指肠溃疡、反流性食管炎等疾病：新生儿，口服，每次2.0mg/kg（最大剂量3.0mg/kg），每日3次 预防应激性溃疡、反流性食管炎等疾病：新生儿，缓慢静脉注射，每次0.5～1.0mg/kg，每6～8小时1次

	《实用新生儿学》	其他文献
专著文献	口服：每次2.0～4.0mg/kg，每8～12小时1次 静脉注射：0.1～0.8mg/kg，每6～8小时1次 静脉滴注：每小时0.6mg/kg，逐渐减至每小时0.1mg/kg（胃液pH＞4）	体外膜肺氧合：新生儿，起始剂量给予2.0mg/kg，静脉注射至少10分钟，初始剂量后24小时，开始持续输注，每24小时2.0mg/kg，持续72小时或直至停止体外膜肺氧合治疗 静脉注射：每次0.5mg/kg，早产儿，每日2次，足月儿，每日3次 口服：新生儿，每次2.0mg/kg，每8小时1次

【注意事项】

肝肾功能不全者应慎用，使用前须排除恶性溃疡，长期使用需定期检查肝肾功能及血常规。极低出生体重儿使用时，应关注雷尼替丁引起感染、坏死性小肠结肠炎和死亡的发生风险。

【药物代谢动力学数据】（一般为成人数据，如为新生儿数据均标出）

分布	脑脊液分布	代谢	排泄	半衰期	血浆蛋白结合率	乳汁排泄
新生儿表观分布容积约为1.44L/kg，与成人相似	无相关信息	雷尼替丁在肝脏中被代谢为3种无活性的产物	雷尼替丁主要通过尿液排出，其中约30%的口服剂量和70%静脉剂量在24小时内以原形从肾脏中排出	成人半衰期为2.5～3小时，足月新生儿半衰期为2.79±0.93小时	15%	雷尼替丁可排泄到母乳中，但哺乳期妇女使用该药对婴儿有害的证据很少

【参考文献】

［1］ASSEFF IL，GAUCIN GB，OLGUIN HJ，et al．Pharmacokinetics of ranitidine in preterm and term neonates with gastroesophageal reflux［J］．BMC Pediatr，2016，16：90.

[2] TERRIN G, PASSARIELLO A, CURTIS MD, et al. Ranitidine is associated with infections, necrotizing enterocolitis, and fatal outcome in newborns [J]. Pediatrics, 2012, 129 (1): e40–e45.

[3] WELLS TG, HEULITT MJ, TAYLOR BJ, et al. Pharmacokinetics and pharmacodynamics of ranitidine in neonates treated with extracorporeal membrane oxygenation [J]. J Clin Pharmacol, 1998, 38 (5): 402–407.

[4] KUUSELA AL. Long-term gastric pH monitoring for determining optimal dose of ranitidine for critically ill preterm and term neonates [J]. Arch Dis Child Fetal Neonatal Ed, 1998, 78 (2): F151–F153.

[5] SUTPHEN JL, DILLARD VL. Effect of ranitidine on twenty-four-hour gastric acidity in infants [J]. J Pediatr, 1989, 114 (3): 472–474.

熊去氧胆酸
（Ursodeoxycholic acid）

【适应证】

可增加胆汁酸的分泌，用于治疗胃肠外营养伴发的胆汁淤积、胆道闭锁和囊性纤维病变。也用于溶解胆固醇性胆结石。

【用法用量】

	中国	美国	英国
说明书	无新生儿用药相关信息。儿童可以使用，需按体重及医疗状况服用	无儿童用药相关信息	无新生儿用药相关信息 囊性纤维化，6～18岁儿童，每日20.0mg/kg，分2～3次服用，必要时可每日30.0mg/kg

	中国	英国
处方集	口服：新生儿至2岁，每次5.0mg/kg，每日3次；2～18岁，每次5.0～10.0mg/kg，每日3次；最大量为每次10.0mg/kg，每日3次；硬化性胆管炎患儿，最大量可至15.0mg/kg，每日3次	胆汁淤积：口服，每次5.0mg/kg，每日3次（最大剂量每次10.0mg/kg，每日3次），根据临床反应调整 全肠外营养相关的胆汁淤积：新生儿口服，每次10.0mg/kg，每日3次

	《实用新生儿学》	其他文献
专著文献	口服，每次10.0～15.0mg/kg，每12小时1次	肠外营养引起的胆汁淤积、胆汁淤积性黄疸：口服，每日30.0mg/kg，分3次，治疗6个月可以显著改善或纠正肠外营养相关的胆汁淤积 在严重难治性腹泻的婴儿中，熊去氧胆酸每日30.0mg/kg，分3次给药，可以有效地缓解临床症状，同时可以减少肠外营养相关性胆汁淤积的生化标志物 在极低出生体重的手术婴儿中，熊去氧胆酸每日15.0～20.0mg/kg，分2次口服，可有效降低完全肠外营养相关胆汁淤积的生化指标 在极低出生体重的非手术婴儿中，熊去氧胆酸每日15.0～20.0mg/kg，分2次口服可以缩短肠外营养相关胆汁淤积的病程 在肠外营养相关胆汁淤积的早产儿中，熊去氧胆酸每日15.0～30.0mg/kg的治疗与胆红素水平的降低相关

【注意事项】

急性胆囊炎和胆管炎、胆道阻塞者禁用。本药可能导致皮疹、便秘、腹泻等，用药时需监测肝脏转氨酶、胆红素等指标，用药时间过长可使外周血小板增多。

【药物代谢动力学数据】（一般为成人数据，如为新生儿数据均标出）

分布	代谢	排泄	半衰期	血浆蛋白结合率	乳汁排泄
无相关信息	在肝脏内，熊去氧胆酸与甘氨酸、牛磺酸、N-乙酰葡萄糖胺、葡萄糖醛酸和硫酸盐结合。在结肠内，熊去氧胆酸也可以被肠道细菌代谢	大部分经粪便排出	3.5～5.8天	无相关信息	极少数数据显示母乳中药物水平极低，但仍建议在哺乳期不要服用本药

【参考文献】

[1] DE MARCO G，SORDINO D，BRUZZESE E，et al. Early treatment with ursodeoxycholic acid for cholestasis in children on parenteral nutrition because of primary intestinal failure [J]. Aliment Pharmacol Ther，2006，24（2）：387–394.

[2] SPAGNUOLO MI，IORIO R，VEGNENTE A，et al. Ursodeoxycholic acid for treatment of cholestasis in children on long-term total parenteral nutrition：a pilot study [J]. Gastroenterology，1996，111（3）：716–719.

[3] AL-HATHLOL K，AL-MADANI A，AL-SAIF S，et al. Ursodeoxycholic acid therapy for intractable total parenteral nutrition-associated cholestasis in surgical very low birth weight infants [J]. Singapore Med J，2006，47（2）：147–151.

[4] CHEN CY，TSAO PN，CHEN HL，et al. Ursodeoxycholic acid（UDCA）therapy in very-low-birth-weight infants with parenteral nutrition-associated cholestasis [J]. J Pediatr，2004，145（3）：317–321.

[5] LEVINE A，MAAYAN A，SHAMIR R，et al. Parenteral nutrition-associated cholestasis in preterm neonates：evaluation of ursodeoxycholic acid treatment [J]. J Pediatr Endocrinol Metab，1999，12（4）：549–553.

奥曲肽
(Octreotide)

【适应证】

具有与天然生长抑素类似的作用，对生长激素、胰高血糖素、胰岛素有抑制作用，应用范围广泛。新生儿用于难治性高胰岛素血症性低血糖，先天性或术后乳糜胸的辅助治疗等。

【用法用量】

	中国	美国	英国
说明书	无儿童用药相关信息，儿童用药经验有限	无儿童用药相关信息	无儿童用药相关信息，儿童用药经验有限

	中国	英国
处方集	胰岛素分泌过多的慢性顽固性低血糖：皮下注射，起始2.0～5.0μg/kg，每6～8小时1次，根据血糖酌情调整，最大量一次7.0μg/kg，每4小时1次	对二氮嗪和葡萄糖无反应的持续性高胰岛素血症：皮下注射，起始2.0～5.0μg/kg，每6～8小时1次，根据治疗效果逐渐调整剂量，必要时可增至7.0μg/kg，每4小时1次，一般很少用到7.0μg/kg的剂量

	《实用新生儿学》	其他文献
专著文献	高胰岛素血症性低血糖：起始每次1.0μg/kg，每6小时1次，皮下或静脉给药。根据治疗效果调整剂量。单次最大量不超过10.0μg/kg 乳糜胸：起始每小时1.0μg/kg，持续静脉输注。根据乳糜液减少的程度调整剂量，剂量每小时可增加1.0μg/kg。减量时应缓慢，应在2～7天内逐渐减停。最大量不超过每小时10.0μg/kg	乳糜胸：持续静脉输注，起始每小时0.5～2.0μg/kg，根据治疗效果调整剂量，文献报道最大的使用剂量是每小时10.0μg/kg 高胰岛素血症性低血糖：每日5.0～35.0μg/kg，分3～4次给予，或持续皮下输注 新生儿肠瘘：使用奥曲肽和生长抑素可促进早产儿（胎龄27～34周，生后日龄7～68天）肠瘘的关闭，但合适的剂量区间尚不清楚，文献报道的使用剂量如下：持续静脉滴注，起始剂量每日1.0～36.0μg/kg，维持剂量1.0～72.0μg/kg；皮下注射：起始剂量每日1.4μg/kg，维持剂量4.8～6.0μg/kg，每日分2次给予。部分早产儿用药过程中有发生肺动脉高压的报道

【注意事项】

药物可导致心动过缓、胆石症、呕吐、腹泻、腹胀、脂肪泻等症状，该药对生长激素、胰高血糖素、胰岛素有抑制作用，可能会影响血糖调节，改变部分患者的膳食脂肪吸收，个别情况下会引起急性胰腺炎，但一般停药后可消失。用药中应监测患儿的血糖、心率、肝功能。

【药物代谢动力学数据】（一般为成人数据，如为新生儿数据均标出）

分布	代谢	排泄	半衰期	血浆蛋白结合率	乳汁排泄
无相关信息	无相关信息	大部分经粪便排出，约32%在尿中以原形排出	静脉给药后消除呈双相，半衰期分别为10分钟和90分钟	65%，主要与脂蛋白结合	在接受奥曲肽治疗过程中不应进行母乳喂养，婴儿用药风险不能排除

【参考文献】

[1] BELLINI C，CABANO R，DE ANGELIS LC，et al. Octreotide for congenital and acquired chylothorax in newborns：A systematic review [J]. J Paediatr Child Health，2018，54（8）：840–847.

[2] LANDIS MW，BUTLER D，LIM FY，et al. Octreotide for chylous effusions in congenital diaphragmatic hernia [J]. J Pediatr Surg，2013，48（11）：2226–2229.

[3] MOREIRA-PINTO J，RCOHA P，OSORIO A，et al. Octreotide in the treatment of neonatal postoperative chylothorax：report of three cases and literature review [J]. Pediatr Surg Int，2011，27（8）：805–809.

[4] DEMIRBILEK H，RAHMAN SA，BUYUKYILMAZ GG，et al. Diagnosis and treatment of hyperinsulinaemic hypoglycaemia and its implications for paediatric endocrinology [J]. Int J Pediatr Endocrinol，2017，2017：9.

[5] SHAH P，RAHMAN SA，DEMIRBILEK H，et al. Hyperinsulinaemic hypoglycaemia in children and adults [J]. Lancet Diabetes Endocrinol，2017，5（9）：729–742.

[6] YORIFUJI T, HORIKAWA R, HASEGAWA T, et al. Clinical practice guidelines for congenital hyperinsulinism [J]. Clin Pediatr Endocrinol, 2017, 26 (3): 127–152.

[7] COSTA KM, SAXENA AK. Surgical chylothorax in neonates: management and outcomes [J]. World J Pediatr, 2018, 14 (2): 110–115.

[8] CARRERA-GUERMEUR N, MARTIN-CRESPO RM, RAMIREZ HJ, et al. Octreotide and enterocutaneous fistula closure in neonates and children [J]. Eur J Pediatr, 2016, 175 (3): 305–312.

[9] KOBEISY SAN, ALKHOTANI A, BARZANJI MM. Octreotide Infusion for the Treatment of Congenital Chylothorax [J]. Case Rep Pediatr, 2020, 2020: 8890860.

[10] BROCK WW, BRADSHAW WT. Congenital Chylothorax: A Unique Presentation of Nonimmune Hydrops Fetalis in a Preterm Infant [J]. Adv Neonatal Care, 2016, 16 (2): 114–123.

螺内酯
（Spironolactone）

【适应证】

醛固酮竞争性抑制剂，保钾利尿。用于治疗水肿性疾病和原发性醛固酮增多症，作为治疗高血压的辅助药物及低钾血症的预防。在新生儿中也用于支气管肺发育不良限制液体应用。

【用法用量】

	中国	美国	英国
说明书	未特别标注新生儿用药相关信息 小儿治疗水肿性疾病：开始每日按体重1.0～3.0mg/kg或按体表面积30.0～90.0mg/m^2，单次或分2～4次服用，连服5日后酌情调整剂量。最大剂量为每日3.0～9.0mg/kg或90.0～270.0mg/m^2	无新生儿用药相关信息	未特别标注新生儿用药相关信息 儿童用法如下： 每日初始剂量为1.0～3.0mg/kg，分次服用。剂量应根据病情需要和耐受情况调整

	中国	英国
处方集	新生儿：口服。每日1.0～2.0mg/kg，分1～2次，最大剂量为每日7.0mg/kg 1个月至12岁：每日1.0～3.0mg/kg，分1～2次，最大剂量为每日9.0mg/kg	用于心力衰竭引起的水肿、腹水、肾病综合征和减少利尿剂或两性霉素引起的低钾血症 新生儿：口服。最初每日1.0～2.0mg/kg，分1～2次给药；如有必要可增加至每日7.0mg/kg以治疗顽固性腹水

	《实用新生儿学》	其他文献
专著文献	口服，每次1.0～3.0mg/kg，每日1次或每12小时1次 支气管肺发育不良：口服，每次1.5mg/kg，联用氢氯噻嗪每次2.0mg/kg，每12小时1次，联用8周	继发充血性心力衰竭：小于1岁婴儿，每日1.0～2.0mg/kg，每12小时1次，联合地高辛和氢氯噻嗪治疗

【注意事项】

本药常引起高钾血症，因此高钾血症患者禁用。对于新生儿以下情况也需慎用：①无尿；②肾功能不全；③肝功能不全，因本药引起电解质紊乱可诱发肝性脑病；④低钠血症；⑤酸中毒，一方面酸中毒可加重或促发本药所致的高钾血症，另一方面本药可加重酸中毒。

【药物代谢动力学数据】（一般为成人数据，如为新生儿数据均标出）

分布	脑脊液分布	代谢	排泄	半衰期	血浆蛋白结合率	乳汁排泄
该药分布容积、组织累积的程度尚不清楚	无相关信息	主要经肝脏代谢，80%的含硫代谢如7-硫甲基螺内酯和20%的坎利酮（一种活性代谢物）	无活性代谢产物从肾脏和胆道排泄，约有10%以原形从肾脏排出，42%～56%的代谢产物自尿排出，14.2%～14.6%的代谢产物自粪便排出。尿中检测不到原形药物	成人螺内酯半衰期为1.0～1.5小时，活性代谢产物烯睾丙内酯半衰期为14～17小时	>90%，活性代谢物的血浆蛋白结合率可达到98%	英国国家处方集认为母乳代谢物存在于乳汁中，但数量可能太少不会有害。生产厂家说明书认为应避免哺乳

【参考文献】

［1］SEGAR JL．Neonatal diuretic therapy：furosemide，thiazides，and spironolactone［J］．Clin Perinatol，2012，39（1）：

209–220.
[2] LURBE E, CIFKOVA R, CRUICKSHANK JK, et al. Management of high blood pressure in children and adolescents: recommendations of the European Society of Hypertension [J]. J Hypertens, 2009, 27 (9): 1719–1742.
[3] CARONE L, OXBERRY SG, TWYCROSS R, et al. Spironolactone [J]. J Pain Symptom Manage, 2017, 53 (2): 288–292.
[4] KARIM A. Spironolactone: disposition, metabolism, pharmacodynamics, and bioavailability [J]. Drug Metab Rev, 1978, 8 (1): 151–188.
[5] HOBBINS SM, FOWLER RS, ROWE RD, et al. Spironolactone therapy in infants with congestive heart failure secondary to congenital heart disease [J]. Arch Dis Child, 1981, 56 (12): 934–938.

氢氯噻嗪
（Hydrochlorothiazide）

【适应证】

噻嗪类中效利尿剂，利尿降压，用于水肿性疾病、高血压、中枢性或肾性尿崩症、特发性高尿钙症。

【用法用量】

	中国	美国	英国
说明书	口服：每日按体重1.0～2.0mg/kg或按体表面积30.0～60.0mg/m^2，分1～2次服用，并按疗效调整剂量。小于6个月的婴儿剂量可达每日3.0mg/kg	用于利尿和控制高血压： 儿童每日剂量按体重1.0～2.0mg/kg，分1次或2次服用。6个月以内的婴儿，日剂量最高为3mg/kg，分2次服用	未查到单一成分的药品

	中国	英国
处方集	未特别标注新生儿用药相关信息。儿童用量如下： 口服：按体重每日1.0～2.0mg/kg或按体表面积每日30.0～60.0mg/m^2，分1～2次服用，并按照疗效调整剂量。每日最大剂量一般应小于100.0mg	无新生儿用药相关信息

	《实用新生儿学》	其他文献
专著文献	新生儿：口服或静脉给药，每天2.0～5.0mg/kg，每天2次。与牛奶同服效果更好	新生儿： 口服：每次1.0～2.0mg/kg，每12小时1次，可用于利尿以及支气管与肺发育不良和高血压的治疗 一项关于在491名患有慢性肺病的早产儿（胎龄25.7±1.1周，出生体重779±172g）中使用氢氯噻嗪和螺内酯的研究显示，每次给予1.0mg/kg，每天2次，患儿可以得到呼吸方面的适度缓解，但电解质紊乱及体重不增较为明显。另外，电解质紊乱随患儿胎龄减小及用药总剂量增加而增加

【注意事项】

无尿或严重肾功能减退者使用大剂量可致药物蓄积。严重肝功能损害者，水、电解质紊乱可诱发肝性脑病。用药期间，应定期检查血电解质、血糖、血尿酸、血肌酐、尿素氮和血压。有低血钾症倾向的患者，应酌情补钾或与补钾利尿药合用。

【药物代谢动力学数据】（一般为成人数据，如为新生儿数据均标出）

分布	脑脊液分布	代谢	排泄	半衰期	血浆蛋白结合率	乳汁排泄
氢氯噻嗪在体内的分布基本局限于细胞外液和肾脏，成人的表观分布容积为3～4L/kg	不能穿过血脑屏障	不能被代谢	主要被肾脏以原形由尿液排出	半衰期为6～15小时，肾功能受损者延长	部分与血浆蛋白结合，另部分进入红细胞内。蛋白结合率为48%～68%	说明书中乳母不建议使用。但文献结果显示给予乳母常规剂量，乳汁中药物含量极少，不会产生有害反应

【参考文献】

［1］ALBERSHEIM SG，SOLIMANO AJ，SHARMA AK，et al. Randomized，double-blind，controlled trial of long-term diuretic therapy for bronchopulmonary dysplasia［J］. J Pediatr，1989，115（4）：615-620.

［2］ARANDA JV，TURMEN T，SASYNIUK BI. Pharmacokinetics of diuretics and methylxanthines in the neonate［J］. Eur J Clin Pharmacol，1980，18（1）：55-63.

［3］CHEMTOB S，KAPLAN BS，SHERBOTIE JR，et al. Pharmacology of diuretics in the newborn［J］. Pediatr Clin North Am，1989，36（5）：1231-1250.

［4］ENGELHARDT B，BLALOCK WA，DONLEVY S，et al. Effect of spironolactone-hydrochlorothiazide on lung function in infants with chronic bronchopulmonary dysplasia［J］. J Pediatr，1989，114（4 Pt 1）：619-624.

［5］TAN C，SEHGAL K，KRISHNAPPA SB，et al. Diuretic use in infants with developing or established chronic lung disease: A practice looking for evidence [J]. J Paediatr Child Health, 2020, 56 (8): 1189–1193.

[6] DARTOIS LL, LEVEK C, GROVER TR, et al. Diuretic Use and Subsequent Electrolyte Supplementation in a Level IV Neonatal Intensive Care Unit [J]. J Pediatr Pharmacol Ther, 2020, 25 (2): 124–130.

[7] MILLER ME, COHN RD, BURGHART PH. Hydrochlorothiazide disposition in a mother and her breast-fed infant [J]. J Pediatr, 1982, 101 (5): 789–791.

呋塞米
（Furosemide）

【适应证】

袢利尿剂用于体内水分过多，心衰和呼吸窘迫综合征、脑水肿、肺水肿、动脉导管未闭等疾病。还用于急慢性肾衰竭、高血压危象、高钾血症、高钙血症、稀释性低钠血症、抗利尿激素分泌过多症、急性药物及毒物中毒。

【用法用量】

	中国	美国	英国
说明书	用于小儿水肿性疾病： 口服：起始按体重2.0mg/kg，必要时每4～6小时按1.0～2.0mg/kg追加，新生儿应延长用药间隔 静脉给药：起始按1.0mg/kg静脉注射，必要时每隔2小时追加1.0mg/kg。最大剂量可达每日6.0mg/kg。新生儿应延长用药间隔	口服：儿童初始计量为2.0mg/kg，单剂量给药。如首次给药后利尿效果不理想，可在前一次给药后6～8小时内增加1.0～2.0mg/kg。最大剂量一般为6.0mg/kg。对于儿童的维持治疗，剂量应调整到最低有效水平 静脉给药：早产儿的最大日剂量不应超过1.0mg/kg；儿童初始剂量为1.0mg/kg，应在密切的医疗监护下缓慢给予。如果初始剂量的利尿反应不满意，可在前一次剂量后2小时内增加1.0mg/kg，直到达到预期的利尿效果为止。最大剂量一般为6.0mg/kg	未特别标注新生儿用药相关信息 口服：儿童每日1.0～3.0mg/kg，每日最大剂量为40.0mg 静脉给药：儿童和青少年的经验有限。静脉给药，15岁以下的儿童和青少年仅在特殊情况下推荐。推荐日剂量为0.5～1.0mg/kg，最大每日总剂量为20.0mg。应该尽快转向口服治疗

	中国	英国
处方集	口服：新生儿每次0.5～2.0mg/kg，每日1～2次（31周以下早产儿每日1次）；1个月至12岁每次0.5～2.0mg/kg，每日2～3次，每日总量不超过80.0mg 静脉给药：新生儿每次0.5～1.0mg/kg，每日1～2次（31周以下早产儿每日1次）；1个月至12岁每次0.5～1.0mg/kg（最大量4.0mg/kg），必要时每8小时重复1次	治疗心力衰竭、肾脏和肝脏疾病导致的水肿，肺水肿： 口服： 新生儿：每次0.5～2.0mg/kg，每日1～2次，若为31周以下早产儿每日1次 儿童：1个月至11岁每次0.5～2.0mg/kg，每日2～3次，每日总量不超过80.0mg或12.0mg/kg 缓慢静脉注射： 新生儿：每次0.5～1.0mg/kg，每日1～2次，若为31周以下早产儿每日1次 儿童：1个月至11岁每次0.5～1.0mg/kg（最大单次剂量为40.0mg），必要时每8小时重复1次，最大日剂量为6.0mg/kg；耐药患者可能需要更高剂量

	《实用新生儿学》	其他文献
专著文献	口服或静脉给药：每次1.0～2.0mg/kg，早产儿24小时1次，足月儿12小时1次。静脉给药超过4.0mg/min，可致暂时性耳聋	在新生儿中常被用于治疗充血性心力衰竭、少尿、支气管肺发育不良、呼吸窘迫综合征以及短暂性呼吸急促（但需警惕，在慢性肺病患儿中的应用可能需要再评价有效性与安全性）。口服或静脉给予，文献报道剂量范围为每日0.5～2.0mg/kg，常用剂量为1.0mg/kg，每12～24小时给药1次，胎龄越小，给药间隔越长 对于心脏术后的患儿，有文献建议持续静脉滴注：足月新生儿初始静脉滴注负荷剂量为1.0～2.0mg/kg，随后以每小时0.1～0.4mg/kg的速度持续静脉滴注。在大多数临床试验中，输液开始时速度为每小时0.1～0.2mg/kg，并根据尿量每12～24小时增加0.1mg/（kg・h）的滴速，最高滴速为每小时0.4mg/kg

【注意事项】

在用药期间，应定期检查血电解质、血压、肾功能、血糖、血尿酸、酸碱平衡情况、听力。避免与耳、肾毒性药物合用。用药剂量应从小剂量开始，然后根据利尿反应调整剂量，以减少水、电解质紊乱等不良反应的发生。存在低钾血症或有低钾血症倾向时，应注意补充钾盐。少尿或无尿患者应用最大剂量后24小时仍无效时应停药。在患有呼吸窘迫综合征的早产新生儿中，在生后最初几周内使用呋塞米可能会增加持续性动脉导管未闭（PDA）的风险。

【药物代谢动力学数据】（一般为成人数据，如为新生儿数据均标出）

分布	脑脊液分布	代谢	排泄	半衰期	血浆蛋白结合率	乳汁排泄
主要分布于细胞外液、血浆中，新生儿的表观分布容积比成人大，范围为0.17～0.83L/kg	无相关信息	12%经肝脏代谢，肾功能受损者经肝脏代谢增多	88%以原形经肾脏排泄，12%经肝脏代谢后由胆汁排泄	成人的半衰期为1.3小时，新生儿半衰期范围为7.7～26.8小时	血浆蛋白结合率为91%～97%，几乎均与白蛋白结合	可泌入乳汁中，哺乳期妇女应慎用

【参考文献】

[1] THOMPSON EJ，BENJAMIN DK，GREENBERG RG，et al. Pharmacoepidemiology of Furosemide in the Neonatal Intensive Care Unit [J]. Neonatology，2020，117（6）：780-784.

[2] MANFREDINI VA，CERINI C，CLAVENNA A，et al. Furosemide use in Italian neonatal intensive care units：a national survey [J]. Ital J Pediatr，2020，46（1）：86.

[3] SEGAR JL. Rethinking furosemide use for infants with bronchopulmonary dysplasia [J]. Pediatr Pulmonol，2020，55（5）：1100-1103.

[4] BRION LP，PRIMHAK RA，YONG W. Aerosolized diuretics for preterm infants with（or developing）chronic lung disease [J]. Cochrane Database Syst Rev，2006，（3）：CD001694.

[5] PACIFICI GM. Clinical pharmacology of furosemide in neonates: a review [J]. Pharmaceuticals (Basel), 2013, 6 (9): 1094–1129.

[6] PACIFICI GM. Clinical pharmacology of the loop diuretics furosemide and bumetanide in neonates and infants [J]. Paediatr Drugs, 2012, 14 (4): 233–246.

[7] MOGHAL NE, Shenoy M. Furosemide and acute kidney injury in neonates [J]. Arch Dis Child Fetal Neonatal Ed, 2008, 93 (4): F313–F316.

布美他尼
（Bumetanide）

【适应证】

袢利尿剂，适用于水肿性疾病。也可用于充血性心力衰竭、肝硬化，肾脏疾病所致的急慢性肾衰竭，急性肺水肿和急性脑水肿，抗利尿激素分泌过多症，急性药物及毒物中毒，对某些呋塞米无效的病例仍可能有效。

【用法用量】

	中国	美国	英国
说明书	未特别标注新生儿用药相关信息。小儿用量如下： 口服：小儿口服每次按体重0.01～0.02mg/kg，必要时4～6小时1次 注射：静脉注射浓度为0.1mg/ml，肌内注射浓度为0.25～0.50mg/ml。小儿肌内或静脉注射每次按体重0.01～0.02mg/kg，必要时4～6小时1次	对18岁以下儿童患者的安全性和有效性尚未得到证实	由于儿童的安全性、有效性和剂量信息有限，不建议12岁以下儿童使用

	中国	英国
处方集	口服：每次0.01～0.02mg/kg，每日1次，必要时4～6小时1次，最大剂量每日5mg 静脉注射：每次0.01～0.02mg/kg，必要时4～6小时1次 静脉滴注：1个月至12岁，每次0.025～0.050mg/kg	心力衰竭、肾脏疾病和肝脏疾病引起的水肿、肺水肿： 口服：1个月至11岁的儿童：15～50μg/kg，每天1～4次（单次剂量最大为2mg），每日最大剂量为5mg

	《实用新生儿学》	其他文献
专著文献	每次给予0.005～0.100mg/kg的剂量，肾功能正常的肺部疾病，开始给予小剂量；心衰或肾功能异常的开始给予高剂量 胎龄小于34周患儿，生后2个月内，每24小时给药1次，2个月以上，每12小时给药1次；胎龄34周及以上，生后1个月内，每24小时给药1次，1个月及以上，每12小时给药1次	用于治疗水肿性疾病： 早产儿：口服、肌内注射或静脉注射，剂量为每次0.01～0.06mg/kg，每12～48小时1次；急性肾功能衰竭少尿的早产儿，每隔12～24小时给药1次 足月新生儿：口服、肌内注射或静脉注射，剂量为每次0.01～0.05mg/kg，每12～24小时1次；有报道显示，剂量可高达0.1mg/kg 用于治疗新生儿癫痫： 一些文献显示布美他尼可联合苯巴比妥治疗新生儿癫痫，但尚在持续研究中，具体剂量还未确定

【注意事项】

本药可使尿酸排泄减少、血尿酸升高，还可增加尿磷的排泄量，干扰尿磷的测定。用药期间应注意监测血电解质、血压、肝肾功能、血糖、酸碱平衡情况以及听力。

【药物代谢动力学数据】（一般为成人数据，如为新生儿数据均标出）

分布	脑脊液分布	代谢	排泄	半衰期	血浆蛋白结合率	乳汁排泄
在血浆、肾脏和肝脏中可达到最高浓度。新生儿的表观分布容积为0.26～0.38L/kg	无相关信息	本药经肝脏代谢者较少	77%～85%经尿液排出，其中45%为原形。15%～23%由胆汁和粪便排出	新生儿中药物的消除比成人更慢：早产和足月新生儿：半衰期为6小时（最多15小时） 小于2个月的婴儿：半衰期为2.5小时	94%～96%，新生儿蛋白结合率约为97%	药物可能会通过母乳排出体外，建议乳母慎重用药

注：在新生儿癫痫患儿中，该药的表观容积变化不大，清除率和半衰期有明显延长。

【参考文献】

[1] PACIFICI GM. Clinical pharmacology of the loop diuretics furosemide and bumetanide in neonates and infants [J]. Paediatr Drugs，2012，14 (4)：233–246.

[2] El-Dib M，SOUL JS. The use of phenobarbital and other anti-seizure drugs in newborns [J]. Semin Fetal Neonatal Med，2017，22 (5)：321–327.

[3] KHAROD SC，KANG SK，KADAM SD. Off-Label Use of Bumetanide for Brain Disorders：An Overview [J]. Front Neurosci，2019，13：310.

[4] SOUL JS，BERGIN AM，STOPP C，et al. A Pilot Randomized，Controlled，Double-Blind Trial of Bumetanide to Treat Neonatal Seizures [J]. Ann Neurol，2021，89 (2)：327–340.

左甲状腺素
（Levothyroxine）

【适应证】

甲状腺激素类药物，用于新生儿及儿童甲状腺功能减退、原发性甲状腺功能减退、先天性甲状腺或者获得性甲状腺功能减退的治疗，以及高分化甲状腺癌（乳头状癌）的TSH抑制治疗，器官捐献的激素替代疗法。

【用法用量】

	中国	美国	英国
说明书	先天性甲状腺功能减退的新生儿和婴儿，迅速开始替代治疗是非常重要的。在刚开始治疗的前3个月，每天的推荐剂量是每日10.0～15.0μg/kg，此后剂量应根据个体临床效果和甲状腺素水平等调整	儿童先天性或获得性甲状腺功能减退：口服，根据体重和年龄确定剂量。多数儿童以全替代剂量开始治疗，0～3个月婴幼儿，推荐剂量每日10～15μg/kg对有心力衰竭发生风险的新生儿（0～3个月），考虑以相对较低的剂量开始治疗，可根据临床应答和实验室参数每4～6周增加一次剂量	婴儿先天性甲状腺功能减退症：口服给药，建议起始3个月按每日10.0～15.0μg/kg。此后根据临床表现和甲状腺激素及TSH值分别调整剂量

	中国	英国
处方集	甲状腺功能减退：新生儿用药，口服起始剂量10.0～15.0μg/kg，每日1次，每2周加量5.0μg/kg，常用量20.0～50.0μg/d。1个月至2岁，口服起始剂量5.0～10.0μg/kg，每日1次，每2～4周加量25.0μg，常用量25.0～100.0μg/d	甲状腺功能减退：口服，新生儿初始剂量10.0～15.0μg/kg，每日1次（最大单次剂量50.0μg）。根据需要，每2周以5.0μg/kg的剂量幅度进行调整；维持剂量为每日20.0～50.0μg，每日服药时间应保持一致，最好在饭前或使用含咖啡因药物或其他药物前30分钟

	《实用新生儿学》	其他文献
专著文献	甲状腺功能减退：口服，每日10.0～14.0μg/kg，每日1次，调整剂量每2周增加12.5μg，渐增至每日37.5～50.0μg，维持T_4于10.0～15.0μg/dl，TSH低于15.0μU/ml 静脉给药：每日5.0～10.0μg/kg，每24小时1次，每2周增加5.0～10.0μg	婴儿和儿童合并心脏疾病： 建议采用较低的初始剂量：目标剂量50%；2周后根据TSH水平进行相应的剂量调整。指南建议将药物与母乳、非大豆配方奶粉或水混合使用。由于准确的注射剂和口服剂型剂量转换尚未建立，将患者从口服转换为静脉注射应谨慎使用。婴儿、儿童和青少年：指南建议口服剂量的75%～80%

【注意事项】

最好空腹服用，由于半衰期长，口服后1～2周才能达到最高疗效，停药后作用可持续1～3周。

未经治疗的肾上腺功能不足、垂体功能不足和甲状腺毒症，禁止应用左甲状腺素。

【药物代谢动力学数据】（一般为成人数据，如为新生儿数据均标出）

分布	脑脊液分布	代谢	排泄	半衰期	血浆蛋白结合率	乳汁排泄
本药的表观分布容积为10～12L/kg。肝脏中含1/3的非甲状腺分泌的左甲状腺素，能迅速与血清中的左甲状腺素进行交换	无相关信息	甲状腺激素（T_3）主要在肝脏、肾脏、脑和肌肉中代谢	代谢物随尿液和粪便排出。大约20%的T_4经粪便排出。随尿排出量随年龄增加而减少	平均半衰期7日，甲状腺功能亢进患者，半衰期缩短至3～4日；对甲状腺功能减退患者，半衰期延长至9～10日	与特定转运蛋白结合，结合率约为99.97%	通过母乳排泄的浓度较低，推荐的治疗剂量，哺乳时乳汁中的甲状腺素不足以导致婴儿发生甲状腺功能亢进

【参考文献】

［1］中华医学会儿科学分会内分泌遗传代谢学组，中华预防医学会儿童保健分会新生儿疾病筛查学组．先天性甲状腺功能减低症诊疗共识［J］．中华儿科杂志，2011，49（6）：421–424.

［2］中华医学会儿科学分会肾脏学组．紫癜性肾炎诊治循证指南（2016）［J］．中华儿科杂志，2017，55（9）：647–651.

［3］中华医学会儿科学分会内分泌遗传代谢学组．Turner综合征儿科诊疗共识［J］．中华儿科杂志，2018，56（6）：406–413.

［4］ROSE SR．Update of Newborn Screening and Therapy for Congenital Hypothyroidism［J］．Pediatrics，2006，117（6）：2290–2303.

［5］JONKLAAS J，BIANCO AC，BAUER AJ，et al．American Thyroid Association Task Force on Thyroid Hormone Replacement．Guidelines for the treatment of hypothyroidism：prepared by the American Thyroid Association Task Force on Thyroid Hormone Replacement［J］．Thyroid，2014，24（12）：1670–1751.

［6］KLIEGMAN RM，STANTON BMD，ST．GEME J，et al．Nelson's Textbook of Pediatrics．20th ed［M］．Philadelphia，PA：Saunders Elsevier，2016.

［7］LEGER J，OLIVIERI，DO NALDSON M，et al．European Society for Paediatric Endocrinology consensus guidelines on screening，diagnosis，and management of congenital hypothyroidism［J］．Horm Res Paediatr，2014，81（2）：80–103.

［8］SELVA KA，MANDEL SH，RIEN L，et al．Initial Treatment Dose of L-thyroxine in Congenital Hypothyroidism［J］．J Pediatr，2002，141（6）：786–792.

［9］ALEXANDER EK，PEARCE EN，BRENT GA，et al．2017 Guidelines of the American Thyroid Association for the diagnosis and management of thyroid disease during pregnancy and the postpartum［J］．Thyroid，2017，27（3）：315–389.

胰岛素
（Insulin/Regular Insulin）

【适应证】

调节葡萄糖代谢，抗糖尿病药物。用于持续葡萄糖不耐受的高血糖的极低出生体重儿、严重营养不良时促进组织利用葡萄糖，辅助治疗高血钾。

【用法用量】

	中国	美国	英国
说明书	未特别标注新生儿用药相关信息 静脉注射：用于糖尿病酮症酸中毒，高血糖高渗性昏迷的治疗。小儿按体重每小时0.1U/kg，根据血糖变化调整剂量；也可首次静注10.0U加肌内注射4.0～6.0U，根据血糖变化调整。病情较重者，可先静脉注射10.0U，继之以静脉滴注，在血糖下降到13.9mmol/L以下时，剂量及注射频率随之减少。在用胰岛素的同时，还应补液纠正电解质紊乱及酸中毒并注意机体对热量的需要。不能进食的糖尿病患者，在静脉输含葡萄糖液的同时应滴注胰岛素	未特别标注新生儿用药相关信息	未特别标注新生儿用药相关信息 胰岛素的使用因人而异，需要根据患者需要来定，通常剂量每日0.3～1.0U/kg（未区分人群）

	中国	英国
处方集	使用方法和剂量应个体化 糖尿病酸中毒、糖尿病高渗性昏迷时，静脉滴注，儿童常规剂量按每小时0.05～0.10U/kg给药，根据血糖变化调整剂量	新生儿高血糖、新生儿糖尿病： 静脉滴注：每小时0.02～0.125U/kg，根据血糖浓度调整剂量 严重高血钾的紧急治疗： 静脉输注，新生儿每小时0.3～0.6U/kg，1月以上儿童每小时0.05～0.2U/kg。与葡萄糖（每小时0.5～1.0g/kg）合用（注：如果不能使用胰岛素，可静脉给予沙丁胺醇，但起效较慢，可能降低血钾浓度的效果较差）

	《实用新生儿学》	其他文献
专著文献	静注，静脉滴注或皮下给药： 高血糖：首剂0.1U/kg。维持：每小时0.02～0.10U/kg，皮下注射0.1～0.2U/kg，每6～12小时1次 极低体重儿高血糖：每小时0.02～0.40U/kg，滴注速度每小时0.1ml 高血钾：葡萄糖每次0.3～0.6g/kg，加胰岛素每次0.2U/kg	新生儿高血糖/新生儿糖尿病： 静脉输液，新生儿每小时0.020～0.125U/kg，根据血糖浓度剂量可调 糖尿病酮症酸中毒、手术期间糖尿病： 静脉输液，（0～7天）新生儿，每小时0.05U/kg

【注意事项】

使用本药时应纠正电解质紊乱、酸中毒，用药期间应定时监测血糖、尿常规、肝肾功能、血压等。

【药物代谢动力学数据】（一般为成人数据，如为新生儿数据均标出）

分布	脑脊液分布	代谢	排泄	半衰期	血浆蛋白结合率	乳汁排泄
无相关数据	无相关数据	在肾与肝中代谢	少量由尿中排出	静脉注射后10～30分钟起效，持续约0.5～1小时，在血中半衰期为5～10分钟，皮下注射后半衰期为2小时	无相关数据	对婴儿没有风险，但可能需要调整剂量

【参考文献】

［1］CHIANG JL，KIRKMAN MS，LAFFEL LM，et al. Type 1 diabetes through the life span: a position statement of the American Diabetes Association［J］. Diabetes Care，2014，37: 2034.

［2］BARNEA-GORALY N，RAMAN M，MAZAIKA P，et al. Alterations in white matter structure in young children with type 1 diabetes［J］. Diabetes Care，2014，37: 332.

[3] Writing Team for the Diabetes Control and Complications Trial/Epidemiology of Diabetes Interventions and Complications Research Group. Sustained effect of intensive treatment of type 1 diabetes mellitus on development and progression of diabetic nephropathy: the Epidemiology of Diabetes Interventions and Complications (EDIC) study [J]. JAMA, 2003, 290: 2159.

[4] DIEGLIO LA, ACERINI CL, CODNER E, et al. ISPAD Clinical Practice Consensus Guidelines 2018: Glycemic control targets and glucose monitoring for children, adolescents, and young adults with diabetes [J]. Pediatr Diabetes, 2018, 27: 105-114.

氢化可的松
（Hydrocortisone）

【适应证】

肾上腺皮质激素，具有抗炎、免疫抑制、抗毒素和抗休克作用。用于肾上腺功能不全所引起的疾病、类风湿关节炎、风湿性关节炎发热、痛风、支气管哮喘、炎症性肠病的诱导、难治性低血糖以及预防新生儿支气管肺发育不良等。

【用法用量】

	中国	美国	英国
说明书	未特别标注新生儿用药相关信息 小儿：口服，每日20.0～25.0 mg/m^2，分3次给药	未特别标注新生儿用药相关信息 儿童：药物的给予因具体疾病而异。起始剂量范围为每日0.56～8.0mg/kg（每日20.0～240.0mg/m^2），分3～4次	未特别标注新生儿用药相关信息 婴儿和儿童可以减少剂量使用，但剂量的给予取决于病情的严重程度和患者的反应，而不是根据年龄和体重

	中国	英国
处方集	未特别标注新生儿用药相关信息 儿童用法如下： 抗炎和免疫抑制：口服，每日2.5～10.0mg/kg，每6～8小时给药1次 用于各种危重病例的抢救：每日100.0～200.0mg/m^2，每6～8小时给予1次，待病情改善后，逐渐减量，连续应用不宜超过3～5日 鞘内注射：每次25.0～50.0mg，摇匀后关节腔内或鞘内注射 严重急性哮喘、血管性水肿及超敏反应： 肌内注射或静脉注射，1个月至1岁，初始剂量每次25.0mg，每日3次，酌情调整	急性肾上腺皮质功能不全（肾上腺皮质危象）：新生儿，起始给予10.0mg，后每日100mg/m^2，持续静脉输注；或每日100.0mg/m^2，分6~8小时给药1次，根据治疗效果调整剂量，稳定后在4～5天内逐渐减量至口服维持剂量 先天性肾上腺皮质增生症：新生儿，口服，每日9.0～15.0mg/m^2，分3次服用，根据治疗效果调整剂量 肾上腺发育不全，肾上腺皮质功能不全，慢性维持或替代治疗： 新生儿，口服，每日8.0～10.0mg/m^2，分3次服用，早晨给予高剂量，晚上给予低剂量。根据患儿病情可能需要大剂量 难治性低血压（血管活性药和扩容后无效）： 新生儿，静脉注射，起始剂量给予2.5mg/kg，必要时4小时后可再给予2.5mg/kg，之后每6小时给予2.5mg/kg，连续使用48小时直到血压恢复，停药时应缓慢减量（48小时内）

	《实用新生儿学》	其他文献
专著文献	急性肾上腺功能不全：1.0～2.0mg/kg，静脉注射，然后每日25.0～50.0mg/kg静脉滴注，4～6小时1次 肾上腺皮质增生症：治疗剂量，每日0.5～0.7mg/kg；维持剂量为每日0.3～0.4mg/kg，分3次给予，早晨和中午各给予1/4，余晚上给予，也可口服，剂量相同 抗炎症介质和免疫抑制：每日0.8～4.0mg/kg，每6小时1次 革兰阴性杆菌休克治疗：每次1.0～2.0mg/kg，每12小时1次，连续给药48～72小时 低血糖：每日10.0mg/kg，每12小时1次	预防支气管肺发育不良（有产前炎症暴露的早产儿）： 日龄小于2天：静脉注射，每日1.0mg/kg，每12小时1次，连续9～12天；后改为每日0.5mg/kg，每12小时1次，连续3天；或起始剂量每次0.5mg/kg，静脉给药，每12小时1次，持续12天；之后每次0.25mg/kg，每12小时1次，使用3天 用于治疗血容量不足或抗压性低血压（应激剂量）： 新生儿，每日20.0～30.0mg/m^2，静脉给药，或每次1.0mg/kg，每8小时1次；或每日3.0mg/kg，连续使用5天 难治性低血糖（葡萄糖每分钟输注速度大于12.0～15.0mg/kg）： 新生儿，口服或静脉给药，每日5.0mg/kg，分2～3次，或每次1.0～2.0mg/kg，分4次给药 围手术期气道痉挛或哮喘发作： 联合β受体激动剂雾化，重症加用静脉注射甲泼尼龙，每次注射量1.0～2.0mg/kg或氢化可的松琥珀酸钠每次注射量5.0～10.0mg/kg 低剂量氢化可的松可降低新生儿呼吸窘迫综合征发生率，但缺乏长期随访数据，尚不推荐常规使用

【注意事项】

药物可引起高血糖、高血压、水钠潴留，与NSAIDS合用会增加胃肠穿孔的危险性，有增加播散性念珠菌病的危险性。小儿如长期使用肾上腺皮质激素，需十分慎重。用药期间需监测血压和血糖。

【药物代谢动力学数据】（一般为成人数据，如为新生儿数据均标出）

分布	脑脊液分布	代谢	排泄	半衰期	血浆蛋白结合率	乳汁排泄
分布于全身，主要在肝内分布转化	无相关信息	主要在肝脏代谢，转化为四氢可的松和四氢氢化可的松	大多数代谢产物结合形成葡萄糖醛酸酯，极少数以原形随尿液排出	其生物半衰期约为100分钟	约为90%	每日高达160.0mg的氢化可的松剂量不大可能对婴儿造成全身影响。母亲长期服用高剂量全身皮质类固醇可能会在一定程度导致婴儿肾上腺抑制，但母乳喂养的好处可能超过任何理论上的风险

【参考文献】

［1］中华医学会小儿外科学分会心胸外科学组．基于快速康复的小儿外科围手术期气道管理专家共识［J］．中华小儿外科杂志，2019，40（7）：577–582.

［2］DAVID G．SWEET，VIRGILIO CARNIELLI，GORM GREISEN 等．欧洲新生儿呼吸窘迫综合征防治共识指南：2016版［J］．中华儿科杂志，2017，55（3）：169–176.

［3］ONLAND W，COOLS F，KROON A，et al．Effect of Hydrocortisone Therapy Initiated 7 to 14 Days After Birth on Mortality or Bronchopulmonary Dysplasia Among Very Preterm Infants Receiving Mechanical Ventilation：A Randomized Clinical Trial［J］．JAMA，2019，321（4）：354–363.

［4］JOHNSON PJ．Hydrocortisone for Treatment of Hypotension in the Newborn［J］．Neonatal Netw，2015，34（1）：46–51.

［5］World Health Organization（WHO）．Breastfeeding and maternal medication，recommendations for drugs in the eleventh WHO model list of essential drugs．2002．Available at http：//www.who.int/maternal_child_adolescent/documents/55732/en/.

［6］CZOCK D，KELLER F，RASCHE FM，et al．Pharmacokinetics and pharmacodynamics of systemically administered glucocorticoids［J］．Clin Pharmacokinet，2005，44（1）：61–98.

地塞米松
（Dexamethasone）

【适应证】

长效肾上腺皮质激素，具有抗炎、免疫抑制、抗毒素和抗休克作用。主要用于预防和治疗脑水肿、降低颅内高压、过敏性与自身免疫性炎症性疾病。此外，新生儿常用于帮助拔管及新生儿呼吸窘迫综合征。

【用法用量】

	中国	美国	英国
说明书	无新生儿用药相关信息 小儿使用肾上腺皮质激素，须十分慎重，用激素可抑制患儿生长和发育，如确有必要长期使用，应使用短效或中效制剂，避免使用长效地塞米松制剂	无新生儿用药相关信息 在儿童患者中，地塞米松的起始剂量可能会因所治疗疾病的不同而变化，起始剂量通常范围为每日0.02～0.30mg/kg（每日0.6～9.0mg/m^2），分3～4次给药	证据表明，以每日2次0.25mg/kg的起始剂量对患有慢性肺病的早产儿进行早期治疗（小于96小时）后，可能会发生长期影响神经发育的不良事件

	中国	英国
处方集	静脉滴注：①各种危重病例抢救：儿童，每次2.0～20.0mg，每2～6小时重复给药，直至病情稳定。②感染和过敏性疾病：1个月至12岁，每日100.0～400.0μg/kg，分1～2次给药；最大剂量每日24.0mg。③恶性肿瘤所致脑水肿：儿童，负荷剂量1.5mg/kg，随后以每日1.5mg/kg维持，连续5日。④细菌性脑膜炎：2个月至18岁，每次0.15mg/kg，每6小时1次，连用4日，开始于抗菌治疗前或同时。⑤急性非淋巴细胞白血病：每次2.0mg/m^2，每隔8小时用药1次，连续12次 口服：初始每次0.75～3.0mg，每日2～4次，维持量每日0.75mg。①小儿感染和过敏性疾病：1个月至18岁，口服，每日10.0～100.0μg/kg，分1～2次，必要时可每日300.0μg/kg，根据病情酌情调整。②替代治疗：1个月至18岁，每次250.0～500.0μg/m^2，每12小时1次，根据病情调整 关节腔注射：儿童每次0.8～4.0mg，剂量可视关节腔大小酌情而定 肌内注射：①恶性疟疾所致脑水肿：儿童，每次3.0～10.0mg，每8小时1次；②用于过敏性休克或过敏性疾病：儿童，每次2.0～6.0mg，严重者每2～6小时重复给药	激素替代治疗：口服或缓慢静脉注射给药，儿童250.0～500.0μg/m^2，每12小时给药1次，根据病情调整 抗炎和抗过敏：口服，儿童每日10.0～100.0μg/kg，分1～2次给药，根据患儿反应调整剂量，最高剂量可达每日300.0μg/kg；肌内注射或缓慢静脉注射或静脉输注，1个月至11岁儿童，每日83.0～333.0μg/kg，分1～2次给药，最大剂量每日20.0mg 轻度喉炎：口服，儿童150.0μg/kg，给药1次 重度喉炎：口服，儿童起始150.0μg/kg，给药1次，在入院前服用，然后再次静脉或口服给药150.0μg/kg，12小时后如有必要再次静脉或口服给药150.0μg/kg 细菌性脑膜炎辅助治疗（抗菌药物治疗前或与第一剂抗菌药物同时应用）：缓慢静脉注射，3个月至17岁，每次150.0μg/kg（单剂最高10.0mg），每6小时1次，用药4日 危及生命的脑水肿：静脉给药，35kg以下儿童，起始剂量16.7mg，然后3.3mg每3小时1次，连用3日；3.3mg每6小时1次，用药1日；1.7mg每6小时1次，连用4日；然后每日逐步减量0.8mg直至减停

	《实用新生儿学》	其他文献
专著文献	气管插管拔管：单次用量0.25～1.00mg/kg，每6小时1次，拔管前24小时开始给予，拔管后给予3～4次 低血糖：单次用量0.25mg/kg，每12小时1次 支气管肺发育不良：每日0.15mg/kg，每12小时1次，连续3天，然后每日0.1mg/kg，每12小时1次，连续3天，然后每日0.05mg/kg，每12小时1次，连续2天，随后每日0.02mg/kg，必要时此剂量维持，总疗程约10天	气道水肿或拔管： 静脉注射：每次0.25～0.50mg/kg，每日1～3次；日最大剂量为1.5mg/kg

【注意事项】

应用中需监测血糖、血压、血红蛋白、血清钾的变化，并注意是否有隐性出血。儿童使用肾上腺皮质激素，应充分权衡地塞米松使用利弊，激素可抑制儿童的生长发育，应避免长期使用，确有必要长期使用时，应采用短效或中效糖皮质激素。因其神经系统的不良反应，地塞米松不能作为新生儿慢性肺病的预防和常规治疗

【药物代谢动力学数据】（一般为成人数据，如为新生儿数据均标出）

分布	脑脊液分布	代谢	排泄	半衰期	血浆蛋白结合率	乳汁排泄
口服吸收迅速且完全，迅速分布到全身所有组织	地塞米松易通过多种屏障	部分在肝脏代谢，代谢物以葡萄糖醛酸盐或硫酸盐的形式排出体外	大部分通过肾脏以地塞米松醇的形式排泄	成人：血浆平均消除半衰期为250分钟，生物半衰期超过36小时，每日连续给予地塞米松可能会导致药物蓄积或过量。极低出生体重儿半衰期为9.26±3.34小时	地塞米松血浆蛋白结合率低于其他糖皮质激素类药物，为77%左右，主要与白蛋白结合	尽管没有关于地塞米松的数据，但糖皮质激素可能会进入母乳。长时间服用高剂量全身性糖皮质激素，可能会对婴儿有一定程度的肾上腺抑制作用

【参考文献】

[1] CHARLES B，SCHILD P，STEER P，et al. Pharmacokinetics of dexamethasone following single-dose intravenous administration to extremely low birth weight infants [J]. Dev Pharmacol Ther，1993，20（3-4）：205-210.

[2] DOYLE LW，DAVIS PG，MORLEY CJ，et al. DART Study Investigators. Low-dose dexamethasone facilitates extubation among chronically ventilator-dependent infants：a multicenter，international，randomized，controlled trial [J]. Pediatrics，2006，117（1）：75-83.

[3] DAVIS PG，HENDERSON-SMART DJ. Intravenous dexamethasone for extubation of newborn infants [J]. Cochrane Database Syst Rev，2001，（4）：CD000308.

[4] OST L，WETTRELL G，BJORKHEM I，et al. Prednisolone excretion in human milk [J]. J Pediatr，1985，106（6）：1008-1011.

左卡尼汀
（Levocarnitine）

【适应证】

氨基酸类，促进脂类代谢。适用于防治左卡尼汀缺乏，如慢性肾衰患者因长期血液透析所致的左卡尼汀缺乏。

【用法用量】

	中国	美国	英国
说明书	未特别标注新生儿用法，儿童用法用量如下： 口服给药起始剂量为50.0mg/kg，可根据需要和耐受性缓慢增加剂量，通常剂量为50.0～100.0mg/kg（最大日剂量为3.0g），分次服用 静脉给药每天50.0～100.0mg/kg	口服：婴幼儿和儿童的推荐剂量为每天50.0～100.0mg/kg，起始剂量应为每天50.0mg/kg，根据耐受性和治疗反应缓慢提高治疗剂量，最高不得超过每天3.0g 静脉给药：推荐剂量为50.0mg/kg，缓慢推注或输注2～3分钟。严重代谢危象患者通常会加负荷剂量，随后在接下来的24小时内给予等效剂量。应该每3小时或每4小时使用1次，不应少于每6小时1次。建议后续给药剂量应在50.0mg/（kg·d）的范围内或根据实际治疗需要调整。给予的最高剂量为300.0mg/kg（儿童的推荐剂量同成人的推荐剂量）	12岁以下儿童、婴幼儿、新生儿：建议通过测量血浆和尿液中的游离肉碱和酰基肉碱水平进行个体化治疗

	中国	英国
处方集	口服溶液：婴幼儿起始剂量每日50.0～100.0mg/kg，每3～4小时1次 静脉给药：儿童卡尼汀缺乏，推荐剂量50.0mg/kg，该剂量应分为每3～4小时1次（频次不可少于6小时1次），缓慢推注或输注（2～3分钟内）。有严重代谢危象的患儿，通常给予负荷剂量，随后24小时给予等效剂量，以后每日50.0mg/kg，或视情况而定，最大剂量可达300.0mg/kg	新生儿原发性肉碱缺乏、有机酸血症： 口服，每日最大剂量200.0mg/kg，分2～4次给予 静脉给药，起始给予100.0mg/kg，30分钟输注完毕，之后每小时4.0mg/kg持续静脉输注 缓慢静脉输注，最大日剂量100.0mg/kg，分2～4次给药，输注时间2～3分钟

	《实用新生儿学》	其他文献
专著文献	静脉滴注或口服，每天100.0～300.0mg/kg，每天1次	丙二酸血症：0～6个月新生儿与婴儿，如不能维持正常生长发育，每天可给予100.0mg/kg，如出现紧急状态，剂量可加倍 肉碱缺乏：预计接受肠外营养大于7天的新生儿（早产儿），可能存在肉碱缺乏的现象，建议每天给予10.0mg/kg，静脉给药或口服给药均可，肠内给药时需分次给予

【注意事项】

不良反应偶有口干、胃肠道轻度不适，停药后可消失。左卡尼汀可改善葡萄糖的利用，使用胰岛素的患者在用药期间可能发生低血糖的现象。曾有报道使用左卡尼汀引起癫痫发作。

【药物代谢动力学数据】（一般为成人数据，如为新生儿数据均标出）

分布	脑脊液分布	代谢	排泄	半衰期	血浆蛋白结合率	乳汁排泄
不计内源性卡尼汀，血浆左卡尼汀符合二室模型，吸收的左卡尼汀通过血液转运到各个器官系统	无相关信息	在肝脏代谢为三甲胺和氧化三甲胺	主要代谢产物大部分随尿液排出	17.4小时	不与血浆蛋白结合	动物实验结果显示，药物在乳汁中浓度随用量增加而增加。建议乳母用药时停止哺乳

【参考文献】

［1］Kölker S，CHRISTENSEN E，LEONARD JV，et al．Diagnosis and management of glutaric aciduria type I--revised recommendations［J］．J Inherit Metab Dis，2011，34（3）：677−694．

［2］IMATAKA G，ISHII J，ANDO Y，et al．Long-term survival of a patient with acute neonatal-onset metabolic encephalopathy with carbamoyl phosphate synthetase 1 deficiency［J］．Eur Rev Med Pharmacol Sci，2020，24（19）：10051−10053．

［3］SCHMIDT-SOMMERFELD E，PENN D. Carnitine and total parenteral nutrition of the neonate［J］. Biol Neonate，1990，58（S）：81–88.

［4］RUBALTELLI FF，ORZALI A，Rinaldo P，et al. Carnitine and the premature［J］. Biol Neonate，1987，52（S1）：65–77.

［5］CLARK MA，STEIN REK，SILVER EJ，et al. Carnitine deficiency in preterm infants：A national survey of knowledge and practices［J］. J Neonatal Perinatal Med，2017，10（4）：381–386.

［6］CRILL CM，HELMS RA. The use of carnitine in pediatric nutrition［J］. Nutr Clin Pract，2007，22（2）：204–213.

地西泮
（Diazepam）

【适应证】

苯二氮䓬类药物，用于镇静催眠、抗焦虑、抗癫痫、抗惊厥，缓解炎症引起的反射性肌肉痉挛，全身麻醉前的预用药。

【用法用量】

	中国	美国	英国
说明书	无新生儿用药相关信息，儿童用量为： 癫痫（癫痫持续状态、严重频发性癫痫），静脉注射，出生30天至5岁的儿童，每2～5分钟0.2～0.5mg，最大用量为5.0mg。如需要可2～4小时后重复注射 重症破伤风解痉，静脉注射，出生30天至5岁的儿童，每次1.0～2.0mg，如需要可3～4小时后重复注射。注射宜缓慢，3分钟内用量不超过0.25mg/kg，间隔15～30分钟后可重复	无新生儿用药相关信息，儿童用量为： 破伤风导致的肌痉挛：30天以上婴幼儿，肌注或缓慢静脉注射，1.0～2.0mg，如需要，可每3～4小时1次 癫痫持续状态或严重的癫痫复发：3个月至17岁，首剂0.2mg/kg（最大剂量8.0mg），如需要，可5分钟后给予第2剂，0.1mg/kg（最大剂量为4.0mg）；应缓慢静脉注射，静注时间超过1分钟	癫痫持续状态：新生儿，静脉注射，300.0～400.0μg/kg如需要，10分钟后可再给予300.0～400.0μg/kg，每次注射时间3～5分钟

	中国	英国
处方集	癫痫持续状态或频繁发作、热性惊厥或中毒所致严重惊厥发作：静脉注射：新生儿至12岁，每次0.3～0.4mg/kg，单剂最大量不超过10.0mg，必要时10分钟后重复1次 直肠给药（直肠制剂）：新生儿每次1.25～2.50mg，必要时10分钟后重复1次	癫痫持续状态、热性惊厥或中毒所致严重惊厥发作： 新生儿，静脉注射，300.0～400.0μg/kg，如果需要10分钟后再给予300.0～400.0μg/kg，给药时间3～5分钟 新生儿直肠给药，1.25～2.50mg，如果需要在10分钟后再给予1.25～2.50mg

	《实用新生儿学》	其他文献
专著文献	惊厥：每次0.1～0.3mg/kg，需要时半小时后可重复，不超过3次，静脉时间不少于3分钟，不能控制的惊厥可静脉滴注，每小时0.3mg/kg 镇静：静脉给药：每次0.04～0.3mg/kg，每2～4小时1次，最大量8小时内0.6mg/kg；口服：每日0.12～0.8mg/kg，6～8小时1次 癫痫持续状态：每次0.1～0.3mg/kg，每15～30分钟1次，最大量2.0～5.0mg 撤药综合征：每次0.1～0.8mg/kg，6～8小时1次 高甘氨酸血症：每天1.5～3.0mg/kg，6～8小时1次，与苯甲酸钠（每天125.0～200.0mg/kg）同用	新生儿癫痫：非首选药物，剂量为0.3mg/kg

【注意事项】

幼儿中枢神经系统对本药异常敏感，应慎用本药。本药的不良反应可见嗜睡、兴奋、白细胞减少、皮疹等。长期使用，停药时应逐渐减量，不宜骤停。静脉注射过快给药可导致呼吸暂停、低血压、心动过缓或心搏停止。新生儿代谢速度慢，可延长半衰期，本品可使伴呼吸困难的重症肌无力患者病情加重。

【药物代谢动力学数据】（一般为成人数据，如为新生儿数据均标出）

分布	脑脊液分布	代谢	排泄	半衰期	血浆蛋白结合率	乳汁排泄
广泛分布于体内	可透过血脑屏障，分布于脑脊液	在肝脏代谢。CYP3A4和CYP2C19起重要作用	经肾脏排泄，通过尿液排出（主要是葡萄糖醛酸结合物）	早产儿（GA：28～34周）（日龄8～81天）：54小时 注意：地西泮在多次给药后会累积，最终消除半衰期略有延长	＞99%	母乳喂养期间应尽量避免使用

【参考文献】

[1] KRAEMER FW，ROSE JB. Pharmacologic management of acute pediatric pain [J]. Anesthesiol Clin，2009，27（2）：241-268.

[2] KRAUSS B，GREEN SM. Procedural sedation and analgesia in children [J]. Lancet，2006，367（9512）：766-780.

[3] RATCLIFF SL，BROWN A，ROSENBERG L，et al. The effectiveness of a pain and anxiety protocol to treat the acute pediatric burn patient [J]. Burns，2006，32（5）：554-562.

[4] ROBERT R，BLAKENEY P，VILLARREAL C，et al. Anxiety：current practices in assessment and treatment of anxiety of burn patients [J]. Burns，2000，26（6）：549-552.

[5] Painter MJ，Alvin J. Neonatal Seizures [J]. Curr Treat Options Neurol，2001，3（3）：237-248.

苯巴比妥
（Phenobarbital）

【适应证】

长效巴比妥类药物，镇静催眠、抗惊厥，用于治疗惊厥、癫痫、癫痫大发作及局限性发作，还用于抗高胆红素血症以及新生儿戒断综合征。

【用法用量】

	中国	美国	英国
说明书	未特别标注新生儿用药相关信息 肌内注射或静脉给药，小儿常用量：镇静或麻醉前应用，每次按体重2.0mg/kg给药 抗惊厥或催眠每次按体重3.0～5.0mg/kg或按体表面积125.0mg/m^2	未特别标注新生儿用药相关信息。儿童用法如下： 术前镇静：1.0～3.0mg/kg肌内注射或静脉注射 抗惊厥：每日4.0～6.0mg/kg，持续7～10天，使血药浓度为10.0～15.0μg/ml；或每日肌内注射或静脉注射10.0～15.0mg/kg 癫痫持续状态：10～15分钟内静注15.0～20.0mg/kg	未特别标注新生儿用药相关信息。儿童用法如下： 单次肌内注射3.0～5.0mg/kg

	中国	英国
处方集	治疗惊厥持续状态：肌内注射或缓慢静脉注射，新生儿至12岁，初始剂量15.0～20.0mg/kg，以后每次2.5～5.0mg/kg，每日1～2次	除典型失神发作之外的所有癫痫类型：缓慢静脉注射，初始剂量20.0mg/kg，之后（缓慢静脉注射或口服）2.5～5.0mg/kg，每日1次，根据临床反应调整剂量 癫痫持续状态：缓慢静脉注射，初始剂量20.0mg/kg（缓慢，速度不得快于每分钟1.0mg/kg），之后2.5～5.0mg/kg，每日1～2次

	《实用新生儿学》	其他文献
专著文献	抗惊厥，肌注或静注：负荷剂量20.0mg/kg，最大量为30.0mg/kg，维持量每日3.0～5.0mg/kg，维持量在首剂后12～24小时给予，每日1次或每12小时1次 用于胆汁淤积：口服或静注：每日4.0～5.0mg/kg，每日1次，用药4～5天 镇静每次5.0mg/kg，肌注或静注 撤药综合征：口服或静注：评分8～10，剂量每日6.0mg/kg，每8小时1次；评分11～13，剂量每日8.0mg/kg，每8小时1次；评分14～16，剂量每日10.0mg/kg，每8小时1次；评分＞17，剂量每日12.0mg/kg，每8小时1次。如果评分逐渐降低，每48小时减量10%～20%	抗惊厥：负荷剂量，静注20.0mg/kg，每20～30分钟给予10.0mg/kg，直到达到总剂量40.0mg/kg 维持剂量：负荷剂量12小时后，给予维持剂量，每日3.0～5.0mg/kg静注，分1～2次给予。苯巴比妥也可以口服或肌注 极低出生体重儿（小于1500.0g）：可能需要更低的负荷剂量　小于15.0mg/kg，24小时再给予维持剂量，维持剂量低于每日3.0mg/kg 新生儿戒断综合征：苯巴比妥仅起到辅助作用，不作为一线治疗 有文献报道，持续静脉血透同时行ECMO状态下，新生儿（日龄中位数14天，体重中位数3.4kg）给予苯巴比妥负荷剂量每次30.0mg/kg，维持剂量每日6.0～7.0mg/kg，可以达到目标治疗浓度

【注意事项】

严重肺功能不全、肝功能不全、卟啉病禁用。新生儿服用本品可发生低凝血酶原血症及出血，可给予维生素K防治。儿童用药可能引起反常的兴奋，长期服用者不可突然停药。长期用药可能影响儿童认知功能及出现行为障碍。静脉注射应缓慢，注射速度过快可导致严重呼吸抑制。

【药物代谢动力学数据】（一般为成人数据，如为新生儿数据均标出）

分布	脑脊液分布	代谢	排泄	半衰期	血浆蛋白结合率	乳汁排泄
分布于体内各组织，脑组织内浓度最高，骨骼肌内药量最大	脑组织内浓度最高	经肝脏代谢，主要通过CYP2C19，少量通过CYP2C19和CYP2E1	经尿液排出，25%的药物以原形排出	足月儿：103小时，早产儿：141小时，半衰期每天减少4.6小时，婴儿4周时半衰期为67小时	成人：20%～45%，新生儿和婴儿：36%～43%	药物会分布到乳汁中引起婴儿镇静，不推荐哺乳

【参考文献】

［1］All India Institute of Medical Sciences（AIIMS）. Management of Neonatal Seizures. In：AIIMS Protocols in Neonatology 2014. New Delhi，India.

［2］LOW E，STEVENSON NJ，MATHIESON SR，et al. Short-term effects of phenobarbitone on electrographic seizures in neonates［J］. Neonatology，2016，110（1）：40–46.

［3］OZTEKIN O，KALAY S，TEZEL G，et al. Can we safely administer the recommended dose of phenobarbital in very low birth weight infants?［J］. Childs Nerv Syst，2013，29（8）：1353–1357.

［4］SHENOI RP，TIMM N. Drugs used to treat pediatric emergencies［J］. Pediatrics，2020，145（1）：e20193450.

［5］RAFFAELI G，CAVALLARO G，ALLEGAERT K，et al. Neonatal Abstinence Syndrome：Update on Diagnostic and Therapeutic Strategies［J］. Pharmacotherapy，2017，37（7）：814–823.

［6］DISHER T，GULLICKSON C，SINGH B，et al. Pharmacological Treatments for Neonatal Abstinence Syndrome：A Systematic Review and Network Meta-analysis［J］. JAMA Pediatr，2019，173（3）：234–243.

［7］DABEK MT，POESCHL J，ENGLERT S，et al. Treatment of neonatal abstinence syndrome in preterm and term infants

[J]. Klin Padiatr，2013，225（5）：252−256.

[8] MOFFETT BS，WEINGARTEN MM，GALATI M，et al. Phenobarbital population pharmacokinetics across the pediatric age spectrum [J]. Epilepsia，2018，59（7）：1327−1333.

[9] PACIFICI GM. Clinical Pharmacology of Phenobarbital in Neonates：Effects，Metabolism and Pharmacokinetics [J]. Curr Pediatr Rev，2016，12（1）：48−54.

[10] THIBAULT C，MASSEY SL，ABEND NS，et al. Population Pharmacokinetics of Phenobarbital in Neonates and Infants on Extracorporeal Membrane Oxygenation and the Influence of Concomitant Renal Replacement Therapy [J]. J Clin Pharmacol，2021，61（3）：378−387.

[11] Pokorná P，Šíma M，Vobruba V，et al. Phenobarbital pharmacokinetics in neonates and infants during extracorporeal membrane oxygenation [J]. Perfusion，2018，33（1_suppl）：80−86.

苯妥英钠
(Phenytoin sodium)

【适应证】

抗癫痫，抗心律失常。用于治疗全面性强直阵挛发作、简单及复杂部分性（局灶性）发作、继发全面性发作和癫痫持续状态，也可用于洋地黄中毒导致的室性及室上性心律失常。

【用法用量】

	中国	美国	英国
说明书	无新生儿用药相关信息，小儿用法如下： 抗癫痫：小儿常用量：开始每日5.0mg/kg，分2～3次服用，按需调整：每日不超过250.0mg。维持量为4.0～8.0mg/kg或按体表面积250.0mg/m^2，分2～3次服用，如有条件可进行血药浓度监测 抗心律失常：小儿常用量：开始按体重5.0mg/kg，分2～3次口服，根据病情调整每日量不超过300.0mg，维持量4.0～8.0mg/kg，或按体表面积250.0mg/m^2，分2～3次口服	无新生儿用药相关信息 用于治疗强直阵挛发作（大发作）和精神运动（颞叶）发作，以及预防和治疗神经外科手术期间或术后发生的发作。儿童：开始每日5.0mg/kg，分2～3次口服，按需调整，每日最大用量为300.0mg。维持量为每日4.0～8.0mg/kg	新生儿口服给药时吸收不可预测，所以口服给药时应注意监测血药浓度。新生儿应静脉缓慢注射，输注速度为每分钟1.0～3.0mg/kg，剂量15.0～20.0mg/kg，血药浓度范围10～20mg/L

	中国	英国
处方集	癫痫持续状态，宜缓慢静脉注射或静脉滴注（监测血压和心电），儿童负荷量为18.0mg/kg（速度为每分钟1.0～3.0mg/kg）。此后给予维持剂量，新生儿至12岁剂量2.5～5.0mg/kg，每日2次	强直痉挛性癫痫、局灶性癫痫：新生儿，缓慢静脉注射给予负荷剂量18.0mg/kg（输注20～30分钟），然后口服2.5～5.0mg/kg，每日2次（最大剂量7.5mg/kg，每日2次），根据治疗效果和血清浓度调整剂量 癫痫持续状态、头部外伤或神经外科手术相关的急性癫痫发作：新生儿，静脉输注，负荷剂量20.0mg/kg，之后给予2.5～5.0mg/kg，每日2次，缓慢静脉注射或静脉滴注

	《实用新生儿学》	其他文献
专著文献	镇静：首剂静脉给予20.0mg/kg；维持量每日4.0～8.0mg/kg，静注或口服，每12小时1次，偶尔需要可每8小时1次 抗心律失常：静注负荷量10.0mg/kg，30～60分钟；24小时后给予维持量，每日5.0～10.0mg/kg，每12小时1次，口服或静脉给予	癫痫持续状态、新生儿癫痫：苯巴比妥是治疗新生儿癫痫的首选治疗方法，磷苯妥英因不良反应比苯妥英钠小，国外更常用，但国内尚未广泛应用

【注意事项】

新生儿或婴儿期对本品的药动学较特殊，临床对中毒症状评定有困难，一般不首先采用。本药治疗浓度和中毒浓度十分相近，儿童尤其小婴儿中毒症状隐匿，故更要谨慎，应经常监测血药浓度，以协助调整药量。用药期间须监测血常规、肝功能、血钙、脑电图和甲状腺功能等，静脉使用本品时应进行持续的心电图、血压监测。

【药物代谢动力学数据】（一般为成人数据，如为新生儿数据均标出）

分布	脑脊液分布	代谢	排泄	半衰期	血浆蛋白结合率	乳汁排泄
组织中分布广泛	可透过脑组织，脑脊液浓度和血浆浓度几乎一样	在肝中主要通过CYP2C9代谢，CYP2C19酶也起到一定作用，主要代谢物为羟基苯妥英钠	70%～80%以葡萄苷酸的形式通过尿液排出，不到5%以原形经尿液排出	非一级消除，半衰期随血清浓度而增加。新生儿口服后半衰期为32.8（2.54～205小时）（n=83，平均胎龄39周，平均体重3.25kg）	88%～92%	药物可分泌入乳汁，不建议母乳喂养婴儿

【参考文献】

［1］李洋洋，秦炯，曾超美．新生儿惊厥的治疗［J］．中华临床医师杂志（电子版），2017，11（9）：1613-1617.
［2］HEGENBARTH MA．Preparing for Pediatric Emergencies：Drugs to Consider［J］．Pediatrics，2008，121（2）：

433–443.

[3] PATSALOS PN，BERRY DJ，BOURGEOIS BF，et al. Antiepileptic drugs--best practice guidelines for therapeutic drug monitoring: a position paper by the subcommission on therapeutic drug monitoring，ILAE Commission on Therapeutic Strategies [J]. Epilepsia，2008，49 (7): 1239–1276.

[4] Al Za'abi M，LANNER A，XIAO XN，et al. Application of routine monitoring data for determination of the population pharmacokinetics and enteral bioavailability of phenytoin in neonates and infants with seizures [J]. Ther Drug Monit，2006，28 (6): 793–799.

左乙拉西坦
（Levetiracetam）

【适应证】

吡咯烷酮衍生物，用于治疗癫痫部分性发作（伴或不伴继发性全面性发作），以及癫痫全面性强直阵挛发作、癫痫肌阵挛性发作的辅助治疗。

【用法用量】

	中国	美国	英国
说明书	无新生儿用药相关信息，婴幼儿用法如下：1～6个月（不包括6个月）婴幼儿起始剂量为每次7.0mg/kg，每日2次，根据临床疗效及耐受性，可将剂量增至每次21.0mg/kg，每日2次，日剂量可每2周增加或减少7.0mg/kg，每日2次，应尽量使用最低有效剂量	无新生儿用药相关信息，婴幼儿用法如下：1～6个月：起始剂量7.0mg/kg，每日2次。每2周增加1次剂量，以7.0mg/kg，每日2次的增量增加到建议的日剂量42.0mg/kg（21.0mg/kg，每日2次）。在临床试验中，该年龄组平均日剂量可达35.0mg/kg	无新生儿用药相关信息，婴幼儿用法如下：1～6个月以下婴儿的治疗初始治疗剂量为7.0mg/kg，每日2次，最大剂量21.0mg/kg，每日2次

	中国	英国
处方集	无新生儿用药相关信息 用于1个月以上儿童癫痫的添加治疗，16岁以上局灶性癫痫患者的单药治疗：口服，1～6个月，起始剂量7.0mg/kg，每日1次，逐渐增加剂量，最大剂量每次21.0mg/kg，每日2次	无新生儿用药相关信息 伴或不伴继发性局灶性癫痫的辅助治疗：口服，1～5个月婴幼儿，初始剂量为7.0mg/kg，每日1次，然后逐渐增加至7.0mg/kg，每日2次（最大剂量为21.0mg/kg，每日2次），每2周可增加1次剂量

	《实用新生儿学》	其他文献
专著文献	静脉给药或口服：每次10.0mg/kg（最大量30.0mg/kg）；新生儿期每日1次，新生儿期后，每12小时1次	新生儿惊厥： 对于常规推荐剂量无反应的新生儿，剂量可以考虑增加到每日80.0～100.0mg/kg

【注意事项】

本药的不良反应有肝功能异常、舞蹈手足徐动症、多形性红斑等。避免突然停药，以减少增加癫痫发作频率和延长癫痫持续状态的风险，但如因严重不良反应，可考虑快速停药。

【药物代谢动力学数据】（一般为成人数据，如为新生儿数据均标出）

分布	脑脊液分布	代谢	排泄	半衰期	血浆蛋白结合率	乳汁排泄
广泛分布于全身组织，新生儿的表观分布容积为0.89L/kg	无相关信息	主要代谢途径是对乙酰胺基团的酶水解	经尿排泄，约95%随尿液排出（约93%的药物在48小时内排出），0.3%随粪便排出	新生儿平均半衰期：8.9小时。肾功能不全患者半衰期增加	不易与血浆蛋白结合（结合率<10%）	说明书建议避免哺乳。但文献报道左乙拉西坦的相对婴儿剂（RID）为7.9%，认为此时母乳喂养是可以接受的

【参考文献】

[1] RAKSHASBHUVANKAR A，RAO S，KOHAN R，et al．Intravenous levetiracetam for treatment of neonatal seizures [J]．J Clin Neurosci，2013，20（8）：1165–1167.

[2] CHUNG MG，O' BRIEN NF．Prevalence of early posttraumatic seizures in children with moderate to severe traumatic brain injury despite levetiracetam prophylaxis [J]．Pediatr Crit Care Med，2016，17（2）：150–156.

[3] HNAINI M，DARWICH M，KOLEILAT N，et al. High-Dose Levetiracetam for Neonatal Seizures：A Retrospective Review [J]. Seizure，2020，82：7–11.

[4] SHARMA D，HUSSAIN AM，SHARMA SS. Efficacy of Levetiracetam in neonatal seizures：a systematic review [J]. J Matern Fetal Neonatal Med，2020，1–8.

[5] AGRAWAL A，BANERGEE A. A Review on Pharmacokinetics of Levetiracetam in Neonates [J]. Curr Drug Metab，2017，18 (8)：727–734.

[6] MERHAR SL，SCHIBLER KR，SHERWIN CM，et al. Pharmacokinetics of levetiracetam in neonates with seizures [J]. J Pediatr，2011，159 (1)：152–154. e3.

[7] ANDERSON PO，SAUBERAN JB. Modeling drug passage into human milk [J]. Clin Pharmacol Ther，2016，100 (1)：42–52.

甘露醇
（Mannitol）

【适应证】

渗透利尿，用于治疗多种原因引起的脑水肿，可降低颅内压，防止脑疝；当其他降眼内压药无效时，用于降眼压；预防多种原因引起的急性肾小管坏死，以及鉴别肾前性因素或急性肾衰竭引起的少尿，还可促进尿中毒物排泄。

【用法用量】

	中国	美国	英国
说明书	无新生儿用药相关信息。仅提及小儿用量 脑水肿、颅内高压、青光眼：按体重1.0～2.0g/kg或按体表面积30.0～60.0g/m^2，以15%～20%注射液于30～60分钟内滴完。衰弱患者剂量减至0.5g/kg 利尿：按体重0.25～2.00g/kg或按体表面积60.0g/m^2，以15%～20%溶液2～6小时内滴完 鉴别肾前性少尿和肾性少尿：按体重0.2g/kg或按体表面积6.0g/m^2，以15%～25%浓度溶液静脉滴注3～5分钟，如用药后2～3小时尿量无明显增多，可再试用1次，如仍无反应则停药 药物、毒物中毒：按体重2.0g/kg或按体表面积60.0g/m^2，以5%～10%溶液静脉滴注	无新生儿用药相关信息 该药可以用于儿童降低颅内压和治疗脑水肿，但儿童剂量未给出	无新生儿用药相关信息 儿童治疗剂量范围为0.5～1.5g/kg。如有必要，间隔4～8小时后，可重复使用1～2次。对于脑水肿和眼水肿，输注30～60分钟

	中国	英国
处方集	无新生儿用药相关信息，儿童常用量如下： 静脉缓慢注射或快速滴注，时间控制在30～60分钟，根据病情，每4～12小时1次，每次0.5～2.0g/kg或按体表面积30.0～60.0g/m^2，病人衰弱时每次剂量减至0.5g/kg或更少	无新生儿用药相关信息，儿童常用量： 脑水肿：1个月至11岁，0.25～1.50g/kg，必要时重复给药，输注30～60分钟，4～8小时后可重复给药1～2次 外周水肿和腹水：儿童1.0～2.0g/kg，输注2～6小时

	《实用新生儿学》	其他文献
专著文献	静脉给药，利尿剂量0.2g/kg；降低颅内压剂量0.25～1.00g/kg，2～6小时滴注	新生儿预防急性肾衰（少尿）： 0.5～1.0g/kg，部分专家不推荐常规使用，因甘露醇为高渗溶液，易发生脑室出血或充血性心力衰竭

【注意事项】

使用低浓度和本药的氯化钠溶液可减少过度脱水和电解质紊乱的发生。用于治疗水杨酸盐或巴比妥类药中毒时，应合用碳酸氢钠以碱化尿液。大剂量给予本药不出现利尿反应，但可使血浆渗透浓度显著升高，故应警惕血液高渗状态的发生。应用中注意监测血压、肾功能、电解质、尿量等指标。

【药物代谢动力学数据】（一般为成人数据，如为新生儿数据均标出）

分布	脑脊液分布	代谢	排泄	半衰期	血浆蛋白结合率	乳汁排泄
静脉给药后主要分布在细胞外液	不易透过血脑屏障，当浓度较高或酸中毒时，可穿过血脑屏障，并引起颅内压反跳	极少部分被肝脏代谢	约80%以原形通过肾脏排泄	半衰期为0.5～2.5小时，肾衰患者可延长至6～36小时	无相关信息	尚不清除能否经乳汁排出，应该避免使用，除非利大于弊

【参考文献】

［1］ANDREOLI SP. Acute renal failure in the newborn［J］. Semin Perinatol，2004，28（2）：112–123.

［2］CHUA AN，SARWAL MM. Acute renal failure management in the neonate［J］. Neo Reviews，2005，6：e369–e376.

［3］KANEDA K，BAKER MT，HAN TH，et al. Pharmacokinetic characteristics of bolus-administered mannitol in patients undergoing elective craniotomy［J］. J Clin Pharmacol，2010，50（5）：536–543.

［4］RUDEHILL A，GORDON E，ÖHMAN G，et al. Pharmacokinetics and effects of mannitol on hemodynmaics，blood and cerebrospinal fluid electrolytes and osmolality during intracranial surgery［J］. J Neurosurg Anesthesiol，1993，5：4–12.

乙酰唑胺
（Acetazolamide）

【适应证】

碳酸酐酶抑制剂，用于降低各种类型青光眼的眼压。也可用于癫痫、减少药物或充血性心力衰竭引起的水肿及出血后脑积水时减少脑脊液的产生。

【用法用量】

	中国	美国	英国
说明书	无新生儿用药相关信息 小儿常用量：治疗青光眼，口服，每次5.0～10.0mg/kg，每天2～3次；或按体表面积每天300.0～900.0mg/m^2，分2～3次口服	儿童用药的安全性和有效性尚未得到证实	无新生儿用药相关信息 癫痫：儿童，每天8.0～30.0mg/kg，分剂量口服，最大剂量不超过每天750.0mg

	中国	英国
处方集	青光眼降低眼压：1个月至12岁儿童，口服，5.0mg/kg，每天2～4次，根据治疗反应调整剂量，最大剂量不超过每天750.0mg	速释剂型口服或注射剂型缓慢静推， 癫痫：新生儿，起始剂量每次2.5mg/kg，每天2～3次；维持剂量每次5.0～7.0mg/kg，每天2～3次 降低原发性和继发性青光眼眼压：1个月至11岁儿童，每次5.0mg/kg，每天2～4次，根据治疗反应调整剂量，最大剂量不超过每天750.0mg 颅内压增高：1个月至11岁儿童，起始剂量8.0mg/kg，每天3次，如有必要可升高剂量至每天100.0mg/kg

专著文献	《实用新生儿学》	其他文献
	无新生儿用药相关信息	在一项大型多中心随机试验中，3个月以下婴幼儿（GA28.6周，PMA3.6周）使用乙酰唑胺（每天100.0mg/kg）和呋塞米（每天1.0mg/kg）减少脑脊液产生的结果显示，治疗组的预后较差。以上提示在临床应用中应注意

【注意事项】

本药可升高血糖和尿糖浓度，糖尿病患者慎用，酸中毒和肝肾功能不全患者慎用。肝肾功能不全致低钠血症、低钾血症、高氯性酸中毒，肾上腺衰竭及肾上腺皮质功能减退、肝性脑病患者禁用。不建议长期用药。

【药物代谢动力学数据】（一般为成人数据，如为新生儿数据均标出）

分布	脑脊液分布	代谢	排泄	半衰期	血浆蛋白结合率	乳汁排泄
体内与碳酸酐酶紧密结合，并在含有碳酸酐酶的组织中积累，特别是红细胞和肾皮质	无相关信息	无相关信息	70%～100%通过尿液排出	约为4小时，血液透析患者半衰期明显延长为49.0～60.8小时	95%	乳汁中检测到本品含量较低。文献报道使用无影响，但使用时仍需权衡利弊

【参考文献】

［1］ANDREWS MG，JOHNSON PN，LAMMERS EM，et al. Acetazolamide in critically ill neonates and children with metabolic alkalosis［J］. Ann Pharmacother，2013，47（9）：1130-1135.

［2］MOFFETT BS，MOFFETT TI，DICKERSON HA. Acetazolamide therapy for hypochloremic metabolic alkalosis in pediatric patients with heart disease［J］. Am J Ther，2007，14（4）：331-335.

［3］SCHWENK MH，ST PETER WL，MEESE MG，et al. Acetazolamide toxicity and pharmacokinetics in patients receiving hemodialysis [J]. Pharmacotherapy, 1995, 15 (4): 522–527.

[4] KENNEDY CR, AYERS S, CAMPBELL MJ, et al. Randomized, controlled trial of acetazolamide and furosemide in posthemorrhagic ventricular dilation in infancy: follow-up at 1 year [J]. Pediatrics, 2001, 108 (3): 597–607.

[5] WHITELAW A, KENNEDY CR, BRION LP. Diuretic therapy for newborn infants with posthemorrhagic ventricular dilatation [J]. Cochrane Database Syst Rev, 2001, 2001 (2): CD002270.

吗啡
（Morphine）

【适应证】

阿片受体激动剂，强效镇痛，可用于其他镇痛药治疗无效的重度疼痛，如严重创伤、烧伤等。也可用于麻醉和术前给药，使患儿安静并进入嗜睡状态。

【用法用量】

	中国	美国	英国
说明书	注射剂：婴幼儿慎用，早产儿禁用 口服液：尚无儿童用药系统性评价研究，儿童慎用	注射液、片剂、胶囊及缓释制剂：18岁以下儿童使用本品的安全性和有效性尚未确立	注射剂：不推荐12岁以下的儿童使用本品 口服液：不推荐1岁以下儿童使用本品；1～5岁儿童5.0mg，每4小时1次，最高日剂量30.0mg

	中国	英国
处方集	新生儿： 皮下或肌内注射：100.0μg/kg，每6小时1次 静脉注射：注射时间5分钟以上，50.0μg/kg，每6小时1次 静脉注射和输注：25.0～100.0μg/kg静脉注射后（注射时间5分钟以上），根据临床反应静脉持续输注每小时5.0～40.0μg/kg	疼痛 皮下注射：初始给予100.0μg/kg，每6小时1次，根据临床反应调整剂量 静脉注射：50.0μg/kg，每6小时1次，根据临床反应调整剂量，注射时间至少5分钟；或初始静脉注射50.0μg/kg，注射时间至少5分钟，之后持续静脉输注每小时5.0～20.0μg/kg，根据临床反应调整剂量 阿片类药物戒断 口服：初始40.0μg/kg，每4小时1次，直到症状得到控制，必要时增加剂量；在6～10天缓慢减量，当减量至40.0μg/kg，每日1次时停用

	《实用新生儿学》	其他文献
专著文献	镇痛： 静脉注射：每次0.05～0.20mg/kg，需要时必须间隔4小时 静脉滴注：每小时0.025～0.050mg/kg，从小剂量开始 撤药综合征： 口服：每天0.08～0.20mg/kg，3～4小时1次，稀释成0.4mg/ml，根据评分每2～3天减量10%～20%	非紧急情况下气管插管，肌内或静脉注射： 每次0.05～0.10mg/kg；至少需要5分钟发挥镇痛作用

【注意事项】

颅压升高、低血容量性低血压、严重肾衰竭、严重肺源性心脏病、严重支气管哮喘或呼吸抑制等慎用。本品使用3～5日可产生耐受性，长期应用可成瘾。与苯二氮䓬类药物或其他中枢神经系统抑制剂合用时可能导致深度镇静、呼吸抑制、昏迷或死亡。本品中毒时除一般中毒处理外，还可静脉注射纳洛酮0.005～0.010mg/kg。

【药物代谢动力学数据】（一般为成人数据，如为新生儿数据均标出）

分布	脑脊液分布	代谢	排泄	半衰期	血浆蛋白结合率	乳汁排泄
体内分布广泛，包括骨骼肌，肝脏，肾脏，肺，肠道，脾脏和大脑，可透过胎盘和乳汁	本品成瘾患者吸入或口服本品后脑脊液浓度约为血清浓度的25%	主要在肝脏通过葡萄糖醛酸化代谢，50%代谢物为吗啡-3-葡萄糖醛酸（M3G），15%为吗啡-6-葡萄糖醛酸（M6G）	约10%以原形从尿中排出，大部分以代谢物M3G（占主要）和M6G形式排出；7%～10%以原形从粪便排出	早产儿：6.6～11.1小时 足月儿至1个月：3.91±1小时或6.5±2.8小时 1个月以上至1岁：11.5±2.4小时	早产儿：18%～22%	可通过乳汁排出，可能引起婴儿呼吸抑制，不建议哺乳期母亲使用本品

【参考文献】

[1] ASSOCIATION OF PAEDIATRIC ANAESTHETISTS OF GREAT BRITAIN AND IRELAND（APA）. Good practice in postoperative and procedural pain management，2nd edition [J]. Paediatr Anaesth，2012，22（Suppl 1）：1-79.

[2] ANAND KJ，INTERNATIONAL EVIDENCE-BASED GROUP FOR NEONATAL PAIN. Consensus statement for the prevention and management of pain in the newborn [J]. Arch Pediatr Adolesc Med，2001，155（2）：173-180.

[3] MEESTERS NJ，VAN DIJK M，KNIBBE CA，et al. Infants Operated on for necrotizing enterocolitis：towards evidence-based pain guidelines [J]. Neonatology，2016，110（3）：190-197.

[4] BIO LL，SIU A，POON CY. Update on the pharmacologic management of neonatal abstinence syndrome [J]. J Perinatol，2011，31（11）：692-701.

[5] HUDAK ML，TAN RC. Neonatal drug withdrawal [J]. Pediatrics，2012，129（2）：e540-e560.

[6] ANBALAGAN S，MENDEZ MD. Neonatal Abstinence Syndrome. 2021 Jul 22. In：StatPearls [Internet]. Treasure Island（FL）：StatPearls Publishing；2021.

[7] PACIFICI GM. Metabolism and pharmacokinetics of morphine in neonates: A review [J]. Clinics (Sao Paulo), 2016, 71 (8): 474–480.

[8] HAGHBIN MA, NAVIDI Z, ROMERO-LEGUIZAMON CR. Morphine in plasma and cerebrospinal fluid of patients addicted to opiates undergoing surgery: high-performance liquid chromatography method [J]. Addict Health, 2018, 10 (2): 95–101.

[9] THIGPEN JC, ODLE BL, HARIRFOROOSH S. Opioids: A Review of pharmacokinetics and pharmacodynamics in neonates, infants, and children [J]. Eur J Drug Metab Pharmacokinet, 2019, 44 (5): 591–609.

芬太尼
（Fentanyl）

【适应证】

阿片类麻醉剂，强效镇痛，适用于麻醉前、中、后的镇静与镇痛，是目前复合全麻中常用的药物。新生儿中主要用于镇痛及机械通气患儿的镇静。

【用法用量】

	中国	美国	英国
说明书	无新生儿用药相关信息 小儿镇痛：2岁以下无规定，2～12岁2.0～3.0μg/kg	在2岁以下儿童患者中的安全性和有效性尚未确定	无新生儿用药相关信息

	中国	英国
处方集	辅助通气下术中镇痛，增加麻醉效果。静脉注射：时间至少30秒以上。新生儿至12岁，初始剂量1.0～5.0μg/kg，根据需要追加剂量每次1.0～3.0μg/kg 辅助通气下ICU镇痛及呼吸镇静：静脉输注。新生儿初始剂量1.0～5.0μg/kg，维持剂量每小时1.5μg/kg	辅助通气下术中镇痛，增加麻醉效果，静脉注射，起始1.0～5.0μg/kg，之后如需要可给予1.0～3.0μg/kg，药物需在30秒内给予完毕 辅助通气下ICU镇痛及呼吸镇静，起始1.0～5.0μg/kg，之后每小时1.5μg/kg静脉滴入，根据临床反应调整

	《实用新生儿学》	其他文献
专著文献	静脉滴注或静推： 镇静：每次1.0～4.0μg/kg或每小时0.5～1.0μg/kg；必要时每2～4小时重复1次，有效后逐渐减量 镇痛：每次2.0μg/kg或每小时1.0～5.0μg/kg；必要时每2～4小时重复1次	新生儿镇痛： 静推：1.0～2.0μg/kg，静推时间3～5分钟，可每2～4小时重复1次 静脉滴注：初始静脉滴注剂量1.0～2.0μg/kg，之后每小时0.5～1.0μg/kg持续静脉滴注 新生儿ECMO期间： 初始剂量：5.0～10.0μg/kg，缓慢静推（至少10分钟），随后每小时1.0～5.0μg/kg维持，或根据需要给予更高的维持剂量（最高剂量可达每小时20.0μg/kg）

【注意事项】

本药有成瘾性，可导致呼吸抑制、循环抑制等严重不良反应。本品务必在单胺氧化酶抑制药停用14日以上方可给药，而且应先试用小剂量（1/4常用量），否则会发生难以预料的、严重的并发症甚至死亡。药液有一定的刺激性，不得误入气管、支气管，也不得涂敷于皮肤和黏膜。快速注射本品可引起胸壁、腹部肌肉僵硬而影响通气。支气管哮喘、呼吸抑制、呼吸道梗阻、对本品敏感的患者及重症肌无力患者禁用。禁止与单胺氧化酶抑制剂合用。

【药物代谢动力学数据】（一般为成人数据，如为新生儿数据均标出）

分布	脑脊液分布	代谢	排泄	半衰期	血浆蛋白结合率	乳汁排泄
为脂溶性药物，药代动力学可被描述为三室模型。静脉给药后能很好地分布到肺脏、肾脏、脑等各组织中。新生儿表观分布容积为5.1～17.0L/kg	分布良好	主要在肝脏代谢	主要通过尿液排出，＜10%为原形药物	成人：3.7小时。新生儿：317～1266分钟，有显著的个体差异	成人：80% 芬太尼血浆蛋白结合能力随药物电离度的增加而增加	静脉给药：治疗期间和最后一次给药24小时内避免哺乳

【参考文献】

［1］PACIFICI GM．Clinical pharmacology of fentanyl in preterm infants．A review［J］．Pediatr Neonatol，2015，56（3）：143-148．

［2］WHO Guidelines on the Pharmacological Treatment of Persisting Pain in Children with Medical Illnesses［M］．Geneva：World Health Organization，2012．

［3］THIGPEN JC，ODLE BL，HARIRFOROOSH S．Opioids：A Review of Pharmacokinetics and Pharmacodynamics in Neonates，Infants，and Children［J］．Eur J Drug Metab Pharmacokinet，2019，44（5）：591-609．

［4］WALTER-NICOLET E，ANNEQUIN D，BIRAN V，et al．Pain management in newborns：from prevention to treatment［J］．Paediatr Drugs，2010，12（6）：353-365．

咪达唑仑
（Midazolam）

【适应证】

抗惊厥及癫痫持续状态；麻醉前给药、全身麻醉诱导和维持，椎管内麻醉及局部麻醉时辅助用药，诊断或治疗性操作患儿镇静及ICU患者镇静。

【用法用量】

	中国	美国	英国
说明书	仅ICU镇静有新生儿用法，余适应证无新生儿用药相关信息 ICU镇静：持续静脉滴注，<32周的新生儿应以每小时0.03mg/kg的速度持续静脉输注，>32周的新生儿应以每小时0.06mg/kg的速度开始持续静脉输注药物。新生儿不应给予负荷剂量，但可在最初的几个小时加快滴注速度以获得所需的血药浓度水平	ICU镇静：连续静脉输注，胎龄<32周内新生儿以每小时0.03mg/kg（每分钟0.5μg/kg）的速率开始连续静脉输注；胎龄≥32周的新生儿为每小时0.06mg/kg（每分钟1.0μg/kg）	ICU镇静：静脉输注，胎龄<32周的早产儿以每小时0.03mg/kg速度持续静脉输注；胎龄>32周及6个月以下儿童：每小时0.06mg/kg

	中国	英国
处方集	癫痫持续状态： 新生儿：首剂0.15～0.20mg/kg，继以持续静脉滴注，每小时0.06mg/kg，如发作不能控制，可每15分钟增加每小时0.06mg/kg，直到惊厥控制或达最大剂量每小时0.3mg/kg ICU镇静： 胎龄＜32周的新生儿，每小时0.03mg/kg持续静脉输注，根据反应进行调整。胎龄＞32周的新生儿，每小时0.06mg/kg持续静脉输注，根据反应进行调整	新生儿癫痫持续状态、发热惊厥： 口颊部给药：0.3mg/kg，如有需要，10分钟后再给予0.3mg/kg 静脉给药：初始静脉注射0.15～0.20mg/kg，然后以每小时0.06mg/kg持续静脉输注，之后每15分钟以每小时0.06mg/kg速度加量（最大单次剂量每小时0.3mg/kg），直至癫痫控制 ICU镇静： 持续静脉滴注，胎龄＜32周：每小时0.06mg/kg，持续24小时，然后降低至每小时0.03mg/kg，根据反应进行调整，最长疗程为4天。胎龄≥32周：每小时0.06mg/kg，根据反应进行调整，最长治疗时间为4天

	《实用新生儿学》	其他文献
专著文献	静脉注射或静脉滴注， 镇静：每次0.05～0.15mg/kg，按需每2～4小时1次；或每小时1.0～6.0μg/kg，持续静脉滴注 抗惊厥：负荷量0.15mg/kg，静推5分钟以上。维持量，每小时0.06～0.4mg/kg（每分钟1.0～7.0μg/kg）	间断给药，镇静或插管前： 肌内注射或静脉给药，每次0.05～0.1mg/kg，至少5分钟内给予 机械通气患者镇静： 负荷剂量：胎龄≥24周，静脉给药，0.2mg/kg，至少1小时内给予以减少低血压发生。早产儿和新生儿常规不推荐给予负荷剂量，为了更快达到镇静效果可在最初的几个小时加快滴注速度 维持剂量，持续静脉输注： 胎龄24～26周：起始每小时0.02～0.03mg/kg（每分钟0.33～0.5μg/kg） 胎龄27～29周：起始每小时0.03～0.04mg/kg（每分钟0.5～0.67μg/kg） 胎龄≥30周：起始每小时0.03～0.06mg/kg（每分钟0.5～1.0μg/kg）

【注意事项】

新生儿应避免快速注射，快速静脉注射（少于2分钟）用于新生儿可导致严重的低血压，特别是和芬太尼合用时。同样，当新生儿连续滴注咪达唑仑并快速静脉注射芬太尼时，也会发生严重低血压。新生儿快速静脉给药后有癫痫发作的报道。突然停用本药可增加戒断症状或反弹性失眠的发生风险，建议逐渐减量。用药中需监测呼吸、血压、肝功能。

【药物代谢动力学数据】（一般为成人数据，如为新生儿数据均标出）

分布	脑脊液分布	代谢	排泄	半衰期	血浆蛋白结合率	乳汁排泄
广泛分布于体内，包括脑脊液，同时会进入胎盘、乳汁	少量药物可缓慢进入脑脊液	咪达唑仑通过CYP3A4介导的生物转化在肝脏和肠道中代谢	静脉给药后45%～75%通过尿液以代谢物形式排出	早产儿（n=24，胎龄26～34周；生后日龄3～11天）：静脉注射半衰期中位数：6.3小时（范围：2.6～17.7小时） 新生儿：4～12小时 重症新生儿：6.5～12小时	成人和＞1岁的儿童：蛋白结合率为97%	少量可通过乳汁排出，建议哺乳期母亲停药24小时后再进行哺乳

【参考文献】

［1］KUMAR P，DENSON SE，MANCUSO TJ，et al. Premedication for nonemergency endotracheal intubation in the neonate［J］. Pediatrics，2010，125（3）：608-615.

［2］ANAND KJ，BARTON BA，MCINTOSH N，et al. Analgesia and sedation in preterm neonates who require ventilatory support：results from the NOPAIN trial. Neonatal Outcome and Prolonged Analgesia in Neonates［J］. Arch Pediatr Adolesc Med，1999，153（4）：331-338.

［3］TRELUYER JM，ZOHAR S，REY E，et al. Minimum effective dose of midazolam for sedation of mechanically ventilated neonates［J］. J Clin Pharm Ther，2005，30（5）：479-485.

［4］ANCORA G，LAGO P，GARETTI E，et al. Evidence-based clinical guidelines on analgesia and sedation in newborn infants undergoing assisted ventilation and endotracheal intubation [J]. Acta Paediatr, 2019, 108 (2): 208–217.

[5] JACQZ-AIGRAIN E, DAOUD P, BURTIN P, et al. Placebo-controlled trial of midazolam sedation in mechanically ventilated newborn babies [J]. Lancet, 1994, 344 (8923): 646–650.

泮库溴铵
(Pancuronium bromide)

【适应证】

类固醇铵类中长时间显效的非去极化型肌肉松弛药，用于气管插管、术中肌肉松弛维持，机械通气时控制呼吸，也可用于破伤风等惊厥性疾病。

【用法用量】

	中国	美国	英国
说明书	成人常用量： 气管插管时肌松，0.08～0.10mg/kg，3～5分钟内可作气管插管 琥珀酰胆碱插管后（琥珀酰胆碱的临床作用消失后）及手术之初剂量0.06～0.08mg/kg 肌肉松弛维持剂量0.02～0.03mg/kg 儿童用量： 临床研究显示儿童所需剂量与成人剂量相当，4周以内新生儿对非去极化阻断剂特别敏感，剂量应降低，建议先试用初剂量0.01～0.02mg/kg，而后依情况而定	新生儿在出生后的第一个月对非去极化的神经肌肉阻断剂（如泮库溴铵）特别敏感。建议首先给这类患者0.02mg/kg的测试剂量，以测量其反应性	新生儿对非去极化神经肌肉阻断剂特别敏感，该药需谨慎个体化应用 初始剂量30.0～40.0μg/kg，之后10.0～20.0μg/kg 如使用琥珀酰胆碱插管，泮库溴铵的给药应推迟到病人从琥珀酰胆碱引起的神经肌肉阻滞中恢复 给予琥珀酰胆碱后，泮库溴铵的用量会大幅减少

	中国	英国
处方集	临床研究显示4周以内新生儿对非去极化阻断剂特别敏感，剂量应降低，建议先试用初剂量0.01～0.02mg/kg，而后依情况而定 4周以上儿童：气管插管时达到肌松，0.08～0.1mg/kg，3～5分钟内可作气管插管。琥珀酸胆碱插管后（琥珀酰胆碱的临床作用消失后）及手术之初剂量0.06～0.08mg/kg。肌肉松弛维持剂量0.02～0.03mg/kg	手术期间神经肌肉阻滞： 静注：起始剂量100.0μg/kg，之后50.0μg/kg，如有需要可重复

	《实用新生儿学》	其他文献
专著文献	每次0.04～0.15mg/kg，必要时每1～2小时重复1次	新生儿常用剂量为： 日龄0～1周，30.0μg/kg 日龄1～2周，60.0μg/kg 日龄2～4周，90.0μg/kg；如为早产儿、酸中毒、低温或对泮库溴铵非常敏感时，剂量应降低 早期有文献报道，静脉给予患有肺透明膜病的早产儿（体重范围800～2820g）0.1～0.5mg/kg的泮库溴铵，可以看到患儿的循环得到改善

【注意事项】

对溴离子过敏，严重肝肾功能不全和重症肌无力患者禁用。高血压、心动过速、心肌缺血时避免使用。梗阻性黄疸、神经肌肉性疾病（肌病、严重肥胖、脊髓灰质炎史者等）患儿慎用。具有高血压倾向者如嗜铬细胞瘤患者或肾脏疾病引起的高血压应慎用。电解质紊乱、pH改变以及脱水时慎用。患儿可出现低血压、唾液分泌过多。

【药物代谢动力学数据】（一般为成人数据，如为新生儿数据均标出）

分布	脑脊液分布	代谢	排泄	半衰期	血浆蛋白结合率	乳汁排泄
无相关信息	无相关信息	约20%被肝脏代谢	主要由肾脏排泄，40%～50%以原形由尿液中排出，40%药物及代谢物由胆汁排泄	成人：107分钟	结合并不明显，约为10%（美国药品说明书显示：只有13%未与血浆蛋白结合）	在乳母中应用对婴儿的安全性和有效性尚不确定

【参考文献】

[1] 泮库溴铵美国药品说明书：pancuronium bromide injection，solution，Hospira，Inc.（revised 2019.1.31），https://dailymed.nlm.nih.gov/dailymed/drugInfo.cfm?setid = d705382b-8aa0-4893-ed9e-bcf7c7d9d0a2.

[2] BENNETT EJ, RAMAMUTHY S, DALAL FY, et al. Pancuronium and the neonate [J]. Br J Anaesth, 1975, 47 (1): 75–78.

[3] COSTAKOS DT，BLACKWELL CE，KRAUSS AN，et al. Aortic root blood flow increases after pancuronium in neonates with hyaline membrane disease [J]. Crit Care Med，1991，19（2）：187–190.

维库溴铵
（Vecuronium bromide）

【适应证】

竞争性非去极化肌肉松弛药，主要作为全麻辅助用药，用于全麻时气管插管及手术中松弛肌肉。

【用法用量】

	中国	美国	英国
说明书	本品仅供静脉注射、静脉滴注，不可肌注： 1岁以下婴儿对本品较敏感、应试小剂量、肌张力恢复所需时间比成人长1.5倍。对＜4个月婴儿，首次剂量为0.01～0.02mg/kg。如颤搐反应未控制到90%～95%，可再追加剂量。5个月至1岁，所需剂量与成人相似（0.08～0.12mg/kg），由于作用和恢复时间较成人和儿童长，维持剂量应酌减。当颤搐度恢复至对照值的25%时，重复追加初始剂量1/4作为维持用药，不会有蓄积作用发生 新生儿手术不应超过0.1mg/kg	不推荐7周以下的婴幼儿使用本品	＜4个月：起始剂量，10.0～20.0μg/kg，然后逐渐增加剂量至颤搐抑制到90%～95%。在新生儿手术中，剂量不应超过100.0μg/kg 目前并无足够数据支持在早产儿中使用维库溴铵

	中国	英国
处方集	仅供静脉注射使用： （1）新生儿及婴儿首次剂量：0.01～0.02mg/kg，如颤搐反应未抑制至90%～95%，可追加剂量。在临床手术中，用药剂量不应超过0.1mg/kg。儿童维持剂量应较成人酌减（成人：0.02～0.03mg/kg） （2）新生儿及婴儿持续静脉滴注剂量：先单次给予0.08～0.10mg/kg，等神经肌肉阻滞开始恢复时，再开始静脉滴注，调整滴速到维持颤搐反应在对照值的10%为宜。常用滴速为每分钟0.8～1.4μg/kg	（1）手术期间神经肌肉阻滞： 新生儿：静脉注射，起始剂量80.0μg/kg，之后给予30.0～50.0μg/kg，根据临床反应调整剂量 （2）重症监护中辅助机械通气： 新生儿：静脉注射，起始剂量80.0μg/kg，之后给予30.0～50.0μg/kg，根据临床反应调整剂量；或者起始给予80.0μg/kg，之后为每分钟0.8～1.4μg/kg静脉滴注，根据临床反应调整剂量，有蓄积风险时应中断治疗

专著文献	《实用新生儿学》	其他文献
	无新生儿用药相关信息	无新生儿用药相关信息

【注意事项】

本药可使呼吸肌松弛，使用时应给予人工呼吸支持，直至自主呼吸恢复。重症监护室长期应用本品，应注意监测神经肌肉传导功能。本品在低温下手术时，其神经肌肉阻滞作用会延长。本品与其他神经肌肉阻滞剂之间存在交叉过敏。肾衰竭患儿使用时，药物的起效时间和恢复时间可能会延长。

【药物代谢动力学数据】（一般为成人数据，如为新生儿数据均标出）

分布	脑脊液分布	代谢	排泄	半衰期	血浆蛋白结合率	乳汁排泄
主要分布于细胞外液，可透过胎盘。儿童（4.3±0.9岁）表观分布容积为55±22ml/kg	有文献显示，在蛛网膜下腔出血成人患者脑脊液中未检测到本品	主要经肝脏代谢为3-羟基衍生物（5%），活性约为原形药物的50%	主要经胆汁排泄，本品给药后24小时，40%～60%以单季铵形式经胆汁排泄，20%～30%经肾排泄	儿童（4.3±0.9岁）：123±57分钟	60%～80%	尚不清楚本品是否经乳汁排出。使用时需谨慎

【参考文献】

［1］KUMAR P，DENSON SE，MANCUSO TJ，et al．Premedication for nonemergency endotracheal intubation in the neonate［J］．Pediatrics，2010，125（3）：608-615．

［2］COSTARINO AT，POLIN RA．Neuromuscular relaxants in the neonate［J］．Clin Perinatol，1987，14（4）：965-989．

[3] FITZPATRICK KT, BLACK GW, CREAN PM, et al. Continuous vecuronium infusion for prolonged muscle relaxation in children [J]. Can J Anaesth, 1991, 38 (2): 169–174.

[4] REICH DL, HOLLINGER I, HARRINGTON DJ, et al. Comparison of cisatracurium and vecuronium by infusion in neonates and small infants after congenital heart surgery [J]. Anesthesiology, 2004, 101 (5): 1122–1127.

[5] DAILEY PA, FISHER DM, SHNIDER SM, et al. Pharmacokinetics, placental transfer, and neonatal effects of vecuronium and pancuronium administered during cesarean section [J]. Anesthesiology, 1984, 60 (6): 569–574.

[6] MEISTELMAN C, AGOSTON S, KERSTEN UW, et al. Pharmacokinetics and pharmacodynamics of vecuronium and pancuronium in anesthetized children [J]. Anesth Analg, 1986, 65 (12): 1319–1323.

[7] TASSONYI E, FATHI M, HUGHES GJ, et al. Cerebrospinal fluid concentrations of atracurium, laudanosine and vecuronium following clinical subarachnoid hemorrhage [J]. Acta Anaesthesiol Scand, 2002, 46 (10): 1236–1241.

新斯的明
（Neostigmine）

【适应证】

胆碱酯酶抑制剂，用于新生儿一过性重症肌无力及持续性（先天性）重症肌无力；纠正神经肌肉阻滞作用；手术后逆转非去极化型神经肌肉阻滞剂的效应。

【用法用量】

	中国	美国	英国
说明书	无相关信息	甲硫酸新斯的明注射液被批准用于所有年龄段儿童手术后逆转非去极化型神经肌肉阻滞剂的效应。逆转儿童神经肌肉阻滞所需的甲基硫酸新斯的明注射液的剂量在0.03～0.07mg/kg变化，对于儿科患者，特别是婴儿和新生儿的血压对心率变化很敏感，因此在使用新斯的明之前应观察抗胆碱能药物（如阿托品）的作用，以减少心动过缓和低血压的发生	重症肌无力：新生儿，皮下或肌内注射，每次0.15mg/kg，每6～8小时1次，喂奶前给予，之后如有必要剂量可增加至0.30mg/kg，每6小时给药1次。由于本病在新生儿具有自愈特性，新斯的明每日剂量应逐渐减低直至停药 拮抗非去极化神经肌肉阻滞剂：新生儿，在给予格罗溴铵（或阿托品）后缓慢静脉注射（超过1分钟）新斯的明0.05mg/kg，或与格罗溴铵（或阿托品）同时给予，必要时可再给予0.025mg/kg的甲硫酸新斯的明

	中国	英国
处方集	重症肌无力：新生儿，口服，起始剂量1.0～2.0mg，然后1.0～5.0mg，每4小时1次，喂养前30分钟给药。1个月至6岁儿童，起始剂量7.5mg，日总剂量为15.0～90.0mg，分次给予 诊断及肌无力危象应用：新生儿每次0.1～0.15mg，儿童常用量每次0.25～0.50mg，观察30分钟内肌力改善为阳性 拮抗肌松剂残留作用：静脉注射0.04～0.06mg/kg（单次最大剂量不超过2.5mg）同时给予阿托品0.02～0.03mg/kg	重症肌无力：口服，新生儿起始剂量1.0～2.0mg，然后每次1.0～5.0mg，每4小时1次，喂养前30分钟内给药；皮下或肌内注射给药，新生儿每次150.0μg/kg，每6～8小时1次，喂养前30分钟给药；必要时剂量可升至300.0μg/kg，每4小时给药1次 逆转非去极化性神经肌肉阻滞：静脉给药，新生儿50.0μg/kg，可与阿托品或格罗溴铵同时或之后给药，给药时间超过1分钟，必要时可再次给予25.0μg/kg

	《实用新生儿学》	其他文献
专著文献	无新生儿用药相关信息	无新生儿用药相关信息

【注意事项】

禁用于肠梗阻或尿路梗阻、心动过缓或低血压、心律失常及迷走神经张力升高等。慎用对于有支气管痉挛或心律不齐的患者。

【药物代谢动力学数据】（一般为成人数据，如为新生儿数据均标出）

分布	脑脊液分布	代谢	排泄	半衰期	血浆蛋白结合率	乳汁排泄
静脉给药后表观分布容积0.12～1.40L/kg	进入中枢系统药量极少	可被血浆中胆碱酯酶水解，亦可在肝脏代谢	注射后消除迅速，80%给药量于24小时内随尿液排泄，原形药物占给药剂量50%，15%的给药量以代谢物（3-羟基苯-3-甲基铵）形式排出	肌注给药的平均半衰期为0.89～1.2小时。2～10个月婴幼儿平均消除半衰期为39±5分钟，但其作用持续时间未必明显缩短。肾衰患者半衰期明显延长	15%～25%	只有极少量的新斯的明通过母乳排泄，但母乳喂养的婴儿也可能受到影响

【参考文献】

［1］SILVESTRI NJ，WOLFE GI．Myasthenia gravis［J］．Semin Neurol，2012，32（3）：215-226.

［2］AQUILONIUS SM，HARTVIG P．Clinical pharmacokinetics of cholinesterase inhibitors［J］．Clin Pharmacokinetic，1986，11（3）：236-249.

普鲁卡因
(Procaine)

【适应证】

酯类局部麻醉剂，用于浸润麻醉、神经阻滞麻醉、蛛网膜下腔麻醉、硬膜外麻醉及封闭疗法等。

【用法用量】

	中国	美国	英国
说明书	无新生儿用药相关信息	无新生儿用药相关信息 儿科患儿用法用量：浸润麻醉，0.5%溶液，建议最大剂量为15.0mg/kg	无新生儿用药相关信息

	中国	英国
处方集	无新生儿用药相关信息 儿童局部浸润麻醉：阻滞范围大的，一般用0.25%～0.5%的溶液，阻滞范围小的，用1%溶液。本品每次用量为：不加肾上腺素时不得超过0.5g，加肾上腺素时不得超过1.0g。每小时不得超过1.5g	无新生儿用药相关信息

	《实用新生儿学》	其他文献
专著文献	未收录该药	无相关信息

【注意事项】

心肾功能不全禁用。本品不得与氨甲苯酸合用，与其他局部麻醉药合用时应减量。本药注射剂通常不必与肾上腺素合用，若确需合用，应于临用前即加，且高血压患者应谨慎。

【药物代谢动力学数据】（一般为成人数据，如为新生儿数据均标出）

分布	脑脊液分布	代谢	排泄	半衰期	血浆蛋白结合率	乳汁排泄
本药吸收后在一定程度上分布于所有身体组织，在高灌注器官中浓度较高，如肝脏、肺、心脏和大脑	易透过血脑屏障	在血液快速代谢，被血浆胆碱酯酶快速水解	主要经肾脏排泄	成人体外血浆半衰期为40±9秒，新生儿为84±30秒	局部麻醉剂与血浆蛋白的结合差别较大，一般来说，药物浓度低则结合比例低，浓度高则结合比例高	无相关信息，如需使用应谨慎

【参考文献】

［1］GIULIANI M, GROSSI GB, PILERI M, et al. Could local anesthesia while breast-feeding be harmful to infants?［J］. J Pediatr Gastroenterol Nutr，2001，32（2）：142–144.

［2］WEILY HS，GENTON E. Pharmacokinetics of procainamide［J］. Arch Intern Med，1972，130（3）：366–369.

肝素
（Heparin）

【适应证】

体内外抗凝血药，用于防治血栓形成或栓塞性疾病、弥散性血管内凝血（DIC），也用于血液透析、体外循环、导管术等操作或器械的抗凝处理。

【用法用量】

	中国	美国	英国
说明书	未特别标注新生儿用药信息 儿童用法用量：静脉注射：按体重每次50.0U/kg，以后每4小时给予50.0～100.0U。静脉滴注：50.0U/kg，以后按体表面积24小时给予20000.0U/m^2，加入氯化钠注射液中缓慢滴注	未特别标注新生儿用药信息 儿童用法用量： 初始剂量：75.0～100.0U/kg（静注10分钟以上） 维持剂量：婴儿每小时25.0～30.0U/kg，＜2个月的婴儿需要使用的剂量可能更大（平均每小时28.0U/kg）	未特别标注新生儿用药信息 儿童和青少年用法用量： 深静脉血栓形成和肺栓塞的预防、不稳定型心绞痛及急性周围动脉闭塞的治疗： 负荷剂量：静脉注射50.0U/kg 维持剂量：静脉滴注每小时15.0～25.0U/kg，或每12小时皮下注射250.0U/kg，或每4小时静脉注射100.0U/kg

	中国	英国
处方集	未特别标注新生儿用药信息 儿童常用量： 静脉注射：按体重每次50.0U/kg，以后每小时20.0U/kg持续静脉滴注。根据部分凝血酶原时间（APTT）调整速度 皮下注射：每次250.0U/kg，每天2次。根据APTT调整剂量。儿童DIC：静脉注射：30.0～125.0U/kg，每4～6小时1次，或以24小时总剂量静脉维持给药。同时依据病情补充凝血因子和血小板	新生儿脐动脉导管的维持：静脉滴注给药：每小时0.5U 血栓形成的治疗： 矫正胎龄＜35周的新生儿：初始静脉注射50.0U/kg，之后（持续静脉滴注）每小时25.0U/kg，根据APTT值调整 新生儿：起始静脉注射75.0U/kg，之后（持续静脉滴注）每小时25.0U/kg，根据APTT值调整

	《实用新生儿学》	其他文献
专著文献	（1）插管或清洗试管：0.5～1.0U/ml （2）全身应用：起始剂量，静脉注射50.0U/kg；维持剂量为每小时5.0～35.0U/kg，静脉滴注。间断给药为每次50.0～100.0U/kg，每4小时1次 （3）DIC：体重＜1.5kg新生儿：每小时20.0～25.0U/kg；体重＞1.5kg新生儿：每小时25.0～30.0U/kg，静脉滴注 （4）DIC相关的缺血或坏死：静脉滴注，每小时10.0～15.0U/kg	（1）血栓栓塞引起的心房颤动/DIC： 初始剂量75.0～100.0U/kg，静脉推注持续10分钟。婴儿的维持剂量每每小时25.0～30.0U/kg；调整剂量以维持APTT为60～85秒，相当于抗凝血因子Ⅹa的水平为0.35～0.7U/ml （2）川崎病引起的血栓： ＜12个月：每小时28.0U/kg连续静脉输注，直至达到PTT目标 （3）预防非静脉导管相关的血栓形成： 新生儿和儿童外周动脉导管，注射剂量为0.5U/ml，以每小时1ml的速率通过导管连续输注 新生儿开放脐动脉导管，注射剂量为0.25～1.0U/ml，总剂量为每天25.0～200.0U/kg （4）ECMO抗凝： 在ECMO插管前给予50.0～100.0U/kg，之后每小时持续静脉输注10.0U/kg，常规维持剂量范围为10.0～40.0U/kg （5）治疗血栓： 静脉注射，初始负荷剂量为75.0U/kg持续给药10分钟，维持剂量为每小时28.0U/kg；调整剂量以维持抗凝血因子Ⅹa活性为0.35～0.7U/ml或与APTT达到相当于抗凝血因子Ⅹa为0.35～0.7U/ml的水平或鱼精蛋白滴定范围为0.2～0.4U/ml 先天性心脏病患者行体肺动脉分流术后血栓：快速静脉推注50.0～100.0U/kg，之后可给予持续静脉输注 （6）先天性心脏病合并全身肺动脉分流患者的血栓预防： 小剂量，持续静脉输注，每小时10.0～15.0U/kg

【注意事项】

有自发性出血倾向、血液凝固迟缓、创伤、溃疡、严重肝功能不全患者禁用。新生儿用于维持持续静脉输注装置时，应使用不含防腐剂的肝素钠注射液，婴幼儿24小时内频繁使用还应考虑药物的蓄积。用药前和用药时应监测凝血时间，定期监测血细胞比容，进行大便潜血试验。

【药物代谢动力学数据】（一般为成人数据，如为新生儿数据均标出）

分布	脑脊液分布	代谢	排泄	半衰期	血浆蛋白结合率	乳汁排泄
本品分子量大，无法通过胸膜、腹膜等组织，部分被血细胞吸附，部分弥散到血管外组织间隙。表观分布容积基本与血液体积相同	无相关数据	主要在网状内皮系统代谢	主要在肾脏排泄，少量排泄物为原形药物	半衰期受给药剂量影响。一些研究数据认为，新生儿群体的药物清除随胎龄减小而降低，但总体清除率新生儿和儿童比成人快	约80%	本品分子量大，不经乳汁排出

【参考文献】

［1］BARTON R，IGNJATOVIC V，MONAGLE P. Anticoagulation during ECMO in neonatal and paediatric patients［J］. Thromb Res，2019，173：172–177.

［2］MONAGLE P，CHAN A，GOLDENBERG NA，et al. Antithrombotic Therapy in Neonates and Children：American College of Chest Physicians Evidence-Based Clinical Practice Guidelines（9th Edition）［J］. Chest，2012，141（2 Suppl）：e737–e801.

［3］MCCRINDLE BW，ROWLEY AH，NEWBURGER JW，et al. Diagnosis，treatment，and long-term management of Kawasaki disease：a scientific statement for health professionals from the American Heart Association［J］. Circulation，2017，135（17）：e927–e999.

［4］TOPJIAN AA，RAYMOND TT，ATKINS D，et al. Part 4：Pediatric basic and advanced life support：2020 American Heart Association guidelines for cardiopulmonary resuscitation and emergency cardiovascular care［J］. Circulation，2020，142（16 Suppl 2）：S469–S523.

［5］MCDONALD MM，JACOBSON LJ，HAY WW JR，et al. Heparin clearance in the newborn［J］. Pediatr Res，1981，15（7）：1015–1018.

［6］KANDROTAS RJ. Heparin pharmacokinetics and pharmacodynamics［J］. Clin Pharmacokinet，1992，22（5）：359–374.

依诺肝素
（Enoxaparin）

【适应证】

低分子肝素类抗凝血药，预防血栓栓塞性疾病，特别是预防普外手术或骨科手术中高危病人，治疗血栓栓塞性疾病，在血液透析中预防血凝块形成。

【用法用量】

说明书	中国	美国	英国
	无新生儿用药相关信息	无新生儿用药相关信息	无新生儿用药相关信息

处方集	中国	英国
	无新生儿用药相关信息 治疗深静脉血栓形成：皮下注射，0.1ml/10kg，每12小时1次。使用时间不超过10天 血透时预防血凝块形成：皮下注射，每次血透开始时应从动脉端给予单一剂量低分子肝素钙4100AXaU或遵医嘱。有出血风险的病人血透时，用量可为推荐剂量的一半；若血透时间超过4小时，血透时可再给予小剂量低分子肝素钙，随后血透所用剂量应根据初次血透观察到的效果进行调整	治疗血栓：新生儿，皮下注射，每次1.5～2.0mg/kg，每日2次 预防血栓：新生儿，皮下注射，每次750.0μg/kg，每日2次

	《实用新生儿学》	其他文献
专著文献	皮下注射 血栓治疗：足月儿每次1.7mg/kg，早产儿每次2.0mg/kg，每12小时1次，根据抗凝血因子Xa水平调节，维持抗凝血因子Xa在0.5～1.0U/ml，剂量范围一般为0.3～3.0mg/kg 血栓预防：每次0.75mg/kg，每12小时1次，根据抗凝血因子Xa水平调节，维持抗凝血因子Xa在0.1～0.4U/ml	静脉给药：足月新生儿，每次1.9mg/kg，每12小时1次 皮下注射：血栓治疗，以往指南推荐早产儿1.7mg/kg，足月儿1.5mg/kg，每12小时1次，但最新的研究显示，新生儿的剂量需求增加，早产儿每次2.0mg/kg，足月儿每次1.7mg/kg，均为每12小时1次。剂量根据抗凝血因子Xa水平调整，维持抗凝血因子Xa在0.5～1.0U/ml

【注意事项】

肝素可抑制醛固酮的分泌，导致高钾血症，特别是在血钾水平较高的病人或有高血钾风险的病人，对有高钾风险的病人，应监测血钾。治疗期间应定期监测血小板计数，如果出现血小板减少症，应立即停药，对仍需肝素治疗的病人，可考虑应用其他的低分子肝素制剂，应至少每日监测并尽早停药。

【药物代谢动力学数据】（一般为成人数据，如为新生儿数据均标出）

分布	脑脊液分布	代谢	排泄	半衰期	血浆蛋白结合率	乳汁排泄
一般儿童表观分布容积为121ml/kg；静脉血栓的儿童，表观分布容积约为169ml/kg；伴有深静脉血栓或动脉血栓表观分布容积约为187ml/kg	无相关信息	依诺肝素主要在肝脏中通过脱硫和解聚作用代谢成低分子量物质，但效力降低	依诺肝素在肾脏中的排泄率约为40%	成人半衰期为4.5～7小时。新生儿半衰期约为4小时	无相关信息	由于低分子肝素分子量较大及在胃肠道中无活性，因此对婴儿的影响很少，但生产厂家建议避免哺乳

【参考文献】

［1］SONG D，MAGERS J，ABDEL-RASOUL M，et al. Evaluation of the Efficacy of Enoxaparin in the Neonatal Intensive Care Unit［J］. Am J Perinatol，2021，38（5）：463–468.

［2］KLAASSEN ILM，SOL JJ，SUIJKER MH，et al. Are low-molecular-weight heparins safe and effective in children? A systematic review［J］. Blood Rev，2019，33：33–42.

［3］BACCIEDONI V，ATTIE M，DONATO H，et al. Thrombosis in newborn infants［J］. Arch Argent Pediatr，2016，114（2）：159–166.

［4］GOLDSMITH R，CHAN A K，PAES B A，et al. Feasibility and safety of enoxaparin whole milligram dosing in premature and term neonates［J］. J Perinatol，2015，35（10）：852–854.

［5］MATEOS MK，WRIGHT FA，COHN RJ，et al. Pharmacokinetic analysis of enoxaparin in a term neonate and review of literature［J］. Thromb Res，2013，132（4）：487–489.

［6］CHANDER A，NAGEL K，WIERNIKOWSKI J，et al. Evaluation of the use of low-molecular-weight heparin in neonates：a retrospective，single-center study［J］. Clin Appl Thromb Hemost，2013，19（5）：488–493.

［7］MALOWANY JI，MONAGLE P，KNOPPERT DC，et al. Enoxaparin for neonatal thrombosis：a call for a higher dose for neonates［J］. Thromb Res，2008，122（6）：826–830.

尿激酶
（Urokinase）

【适应证】

纤维蛋白溶解药，用于血栓栓塞性疾病的溶栓治疗，如急性广泛性肺栓塞、人工瓣膜手术后预防血栓形成，保持血管插管和胸腔及心包引流管的通畅等。

【用法用量】

	中国	美国	英国
说明书	无新生儿用药相关信息	无新生儿用药相关信息	无新生儿用药相关信息 不适用于患有血栓栓塞性血管疾病的儿童 本品可用于治疗中心静脉导管相关血栓形成的所有年龄段儿童，用药方法同成人。具体配置方法以各规格药品为准

	中国	英国
处方集	未特别标注新生儿用药信息，儿童用法用量如下： 心肌梗死：建议以生理盐水配制后4400.0U/kg，10～15分钟静脉滴注完，然后以每小时4400.0U/kg静脉滴注维持。滴注前应先行静脉给予肝素 脓胸或心包积脓：常用抗生素和脓液引流术治疗。引流管常因纤维蛋白形成凝块而阻塞引流管。此时可胸腔或心包腔内注入灭菌注射用水配制的尿激酶（5000.0U/ml）5000.0～10000.0U。保留2～4小时后吸出	动静脉分流术、导管、留置中心导管封堵： 新生儿：用足够剂量的生理盐水将5000.0～25000.0U尿激酶溶解后，直接注射入封堵的导管或中心静脉导管，填充导管死腔。保留20～60分钟后抽吸，再用生理盐水冲洗导管

	《实用新生儿学》	其他文献
专著文献	治疗血栓： 静脉给药：负荷剂量，4000.0U/kg，静推20分钟以上；维持剂量，每小时4000.0～6000.0U/kg	治疗胸腔积液：个案报道（胎龄38周，生后日龄13天），5000.0U溶于5ml生理盐水中，注入胸腔，夹闭4小时，之后用生理盐水冲洗，2天后给予第2剂

【注意事项】

有出血时、近2个月内进行过颅内或脊髓内外科手术、颅内肿瘤、动静脉畸形或动脉瘤等情况禁用。本药可能引起严重的不良反应，如过敏性休克甚至死亡。用药前监护血细胞比容、血小板计数、凝血酶时间等指标，用药期间监护病人的体温、呼吸频率、血压等临床反应。

【药物代谢动力学数据】（一般为成人数据，如为新生儿数据均标出）

分布	脑脊液分布	代谢	排泄	半衰期	血浆蛋白结合率	乳汁排泄
尿激酶在人体内的药代动力学特征尚未完全阐明。静脉给药，药物表观分布容积约为11.5L/kg	无相关信息	静脉给药经肝脏快速清除	无活性降解产物主要随胆汁和尿液排泄	半衰期≤20分钟。肝功能损害（如肝硬化）者用药半衰期延长	无相关信息	尚不清除尿激酶是否会分泌到母乳中。用药期间避免母乳喂养

【参考文献】

［1］BARLOW GH，MARDER VJ. Plasma urokinase levels measured by chromogenic assay after infusions of tissue culture or urinary source material［J］. Thromb Res，1980，18：431-437.

［2］CHA LM，CHOI S，KIM T，et al. Intrapleural urokinase therapy in a neonate with pleural empyema［J］. Pediatr Int，2016，58（7）：616-619.

链激酶
（Streptokinase）

【适应证】

纤维蛋白溶解药主要用于急性心肌梗死等血栓性疾病。

【用法用量】

	中国	美国	英国
说明书	无新生儿用药相关信息	无新生儿用药相关信息	无新生儿用药相关信息

	中国	英国
处方集	无新生儿用药相关信息 急性心肌梗死静脉溶栓治疗：1个月至12岁儿童，2500～4000U/kg，溶解于5%葡萄糖溶液，静脉滴注半小时以上，然后以每小时500～1000U/kg，持续3日以上直至出现再灌注表现。应尽早开始，争取发病12小时内开始治疗	血栓：无新生儿用药相关信息，1个月至11岁，静脉输注，起始2500～4000U/kg，输注30分钟，随后每小时500～1000U/kg，持续输注3日以上直至有再灌注表现

	《实用新生儿学》	其他文献
专著文献	静脉注射或静脉滴注 新生儿，负荷剂量1500～2000U/kg，30～60分钟；维持剂量1000U/kg，24～72小时	动脉血栓形成：新生儿，起始1000～5000U/kg推注，随后每小时400～1200U/kg，通过脐动脉导管注入腹主动脉 肺炎旁积液和脓胸：有报道将25 000U链激酶溶解在20ml生理盐水中经胸管滴入2例新生儿胸膜腔内，夹闭4小时 肾真菌球和骨盆输尿管连接处阻塞：通过肾造口术进行链激酶冲洗（每日2次，每次15000U，每次5ml，夹住1小时，重复3天（1例报告）

【注意事项】

应用期间密切监测纤溶蛋白原含量，如果纤溶蛋白原含量小于1.0g/L，要停用链激酶，开始应用肝素，当纤溶蛋白含量升至1g/L后，可再开始应用链激酶。

【药物代谢动力学数据】（一般为成人数据，如为新生儿数据均标出）

分布	脑脊液分布	代谢	排泄	半衰期	血浆蛋白结合率	乳汁排泄
静脉给药后，进入本内后迅速分布全身，15分钟后主要分布在肝脏（34%），肾脏（12%），胃肠道（7.3%），表观分布容积为5.68L/kg	无相关信息	无相关信息	主要从肝脏经胆道排出，仍保留生物活性	在血浆中消除有快慢两个时相，半衰期分别为5～30分钟和83分钟	无相关信息	无相关信息

【参考文献】

［1］YIGIT AK，YILMAZ Y，ERDEVE O，et al. Intrapleural streptokinase for the treatment of complicated parapneumonic effusion and empyema in 2 newborns［J］. J Pediatr Surg，2012，47（10）：e41-e44.

［2］BABU R，HUTTON KAR. Renal fungal balls and pelvi-ureteric junction obstruction in a very low birth weight infant：treatment with streptokinase［J］. Pediatr Surg Int，2004，20（10）：804-805.

［3］CHEAH FC，BOO NY，ROHANA J，et al. Successful clot lysis using low dose of streptokinase in 22 neonates with aortic thromboses［J］. J Paediatr Child Health，2001，37（5）：479-482.

［4］STRIFE JL，BALL WS JR，TOROBIN R，et al. Arterial occlusions in neonates：use of fibrinolytic therapy［J］. Radiology，1988，166：395-400.

［5］KIRK CR，BHROLCHAIN CN，QURESHI SA. Streptokinase for aortic thrombosis［J］. Arch Dis Child，1988，63（9）：1086-1087.

双嘧达莫
（Dipyridamole）

【适应证】

抗血小板药，具有抗血栓形成作用，用于抗血小板聚集及预防血栓形成。

【用法用量】

	中国	美国	英国
说明书	无新生儿用药相关信息	无新生儿用药相关信息	无新生儿用药相关信息

	中国	英国
处方集	无新生儿用药相关信息，儿童用法如下： （1）川崎病：口服，每日2.0～6.0mg/kg，分3次，餐前1小时服用 （2）心脏手术后预防血栓形成，1个月至12岁儿童，口服，每次2.5mg/kg，每日2次	无新生儿用药相关信息，儿童用法如下： （1）川崎病：口服给药（速释剂型），1个月至11岁，每次1.0mg/kg，每天3次 （2）心脏手术后预防血栓形成，口服给药（速释剂型），1个月至11岁儿童，每次2.5mg/kg，每天2次

	《实用新生儿学》	其他文献
专著文献	无新生儿用药相关信息	新生儿持续性肺动脉高压：数据有限，每次3.0～4.0mg/kg，每天2次，但文献报道使用次数差异较大

【注意事项】

双嘧达莫与抗凝剂、抗血小板聚集剂及溶栓剂合用时应注意出血倾向。

【药物代谢动力学数据】（一般为成人数据，如为新生儿数据均标出）

分布	脑脊液分布	代谢	排泄	半衰期	血浆蛋白结合率	乳汁排泄
本品高亲脂性，吸收后广泛分布于全身多器官组织	血脑屏障穿透率低	本品在肝内代谢，与葡萄糖醛酸结合，主要形成单葡萄糖醛酸和少量的二葡萄糖醛酸结合物	胆汁排泄	口服时，消除半衰期为9～12小时 静脉滴注后，血浆中药物浓度以三指数衰减，半衰期平均为3～12分钟、33～62分钟和11.6～15小时	97%～99%	双嘧达莫在母乳中的分泌量约为血浆浓度的6%，如需使用应慎重考虑

【参考文献】

［1］WORWAG S，MULLA H，LUYT D，et al. Dipyridamole in the treatment of a neonate with persistent pulmonary hypertension［J］. J R Soc Med，2000，93（2）：77–78.

［2］BUYSSE C，FONTEYNE C，DESSY H，et al. The use of dipyridamole to wean from inhaled nitric oxide in congenital diaphragmatic hernia［J］. J Pediatr Surg，2001，36（12）：1864–1865.

［3］BJORNSSON TD，MAHONY C. Clinical pharmacokinetics of dipyridamole［J］. Thromb Res Suppl，1983，4：93–104.

氨甲环酸
（Tranexamic acid）

【适应证】

抗纤维蛋白溶解药，用于急性或慢性、局限性或全身性原发性纤维蛋白溶解亢进所致的各种出血。

【用法用量】

	中国	美国	英国
说明书	无新生儿用药相关信息	无新生儿用药相关信息	无新生儿用药相关信息 1岁以上的儿童：静脉注射，每天20.0mg/kg。疗效和安全性数据有限

	中国	英国
处方集	无新生儿用药相关信息，儿童用法如下： 口服：每次1.0～1.5g，每日2.0～6.0g 静脉注射或静脉滴注：每次0.25～0.50g，每日0.75～2.00g。儿童按年龄适当调整剂量	无新生儿用药相关信息 抑制纤维蛋白溶解、遗传性血管性水肿： 口服：儿童每次15.0～25.0mg/kg，每日2～3次（每次最大剂量1.5g） 缓释静脉注射：儿童每次10.0mg/kg，每天2～3次（每次最大剂量1.0g），至少持续10分钟 持续静脉输注：儿童45.0mg/kg，每次持续24小时以上

	《实用新生儿学》	其他文献
专著文献	无新生儿用药相关信息	预防出血-体外膜氧合（ECMO）： 足月新生儿：术前30～60分钟静脉注射负荷剂量4.0mg/kg，之后以每小时1.0mg/kg的速度持续静脉滴注24小时 预防体外循环出血： 最佳治疗方案和氨甲环酸的目标血药浓度浓度未知。有研究显示新生儿中抑制纤溶蛋白降解的浓度至少为6.54μg/ml

【注意事项】

与其他凝血因子（如凝血因子Ⅸ）等合用，应警惕血栓形成。一般认为在凝血因子使用后8小时再用本品较为妥当。弥散性血管内凝血所致的继发性纤溶性出血，应在肝素化的基础上应用本品。长时间使用本品，应定期进行眼科检查。

【药物代谢动力学数据】（一般为成人数据，如为新生儿数据均标出）

分布	脑脊液分布	代谢	排泄	半衰期	血浆蛋白结合率	乳汁排泄
可迅速扩散到关节液和滑膜，关节液浓度与血清浓度相似。在许多其他组织中的浓度占血液中浓度的一小部分	约为血清浓度的10%	不到5%被代谢，代谢部位尚不清楚	约95%以原形药物通过尿液排出	静脉：2～3小时 口服：11小时 0～2个月：2.19小时 2～12个月：2.09小时	血浆蛋白结合率约为3%，几乎完全是由其与纤溶酶原结合引起的。氨甲环酸不能与血清白蛋白结合	经母乳排出的量约为血清浓度的1%，不建议哺乳期使用

【参考文献】

［1］KEIJZER R，WILSCHUT DE，HOUMES RJ，et al. Congenital diaphragmatic hernia：to repair on or off extracorporeal membrane oxygenation?［J］. J Pediatr Surg，2012，47（4）：631–636.

［2］WESLEY MC，PEREIRA LM，SCHARP LA，et al. Pharmacokinetics of tranexamic acid in neonates，infants，and children undergoing cardiac surgery with cardiopulmonary bypass［J］. Anesthesiology，2015，122（4）：746–758.

［3］GERTLER R，GRUBER M，GRASSIN-DELYLE S，et al. Pharmacokinetics of tranexamic acid in neonates and infants undergoing cardiac surgery［J］. Br J Clin Pharmacol，2017，83（8）：1745–1757.

［4］YEE BE，WISSLER RN，ZANGHI CN，et al. The effective concentration of tranexamic acid for inhibition of fibrinolysis in neonatal plasma in vitro［J］. Anesth Analg，2013，117（4）：767–772.

［5］BAFAQIH H，CHEHAB M，ALMOHAIMEED S，et al. Pilot trial of a novel two-step therapy protocol using nebulized tranexamic acid and recombinant factor VIIa in children with intractable diffuse alveolar hemorrhage［J］. Ann Saudi Med，2015，35（3）：231–239.

氨基己酸
(Aminocaproic acid)

【适应证】

抗纤维蛋白溶解药，抗纤溶药，适用于预防及治疗纤维蛋白溶解亢进引起的各种出血，如肺、肝、胰、脑、甲状腺等富有纤溶酶原激活物脏器的外伤或手术出血，组织纤溶酶原激活物、链激酶或尿激酶过量引起的出血；弥散性血管内凝血晚期，以防继发性纤溶亢进症；也可用于上消化道出血、咯血、原发性血小板减少性紫癜和白血病等各种出血的对症治疗，对一般慢性渗血效果显著。

【用法用量】

	中国	美国	英国
说明书	未特别标注新生儿用法 口服：小儿口服剂量为每次0.1g/kg，每日3～4次，药物吸收迅速完全，服后1～2小时可达血中有效浓度 注射：儿童用法尚不明确。在成人体内的有效抑制纤维蛋白溶解的浓度至少为130μg/ml。对外科手术出血或内科大量出血者，迅速止血，要求迅速达到上述血液浓度	儿童患者的安全性和有效性尚未得到证实	未收录该药

	中国	英国
处方集	无新生儿用药相关信息，儿童用法如下： 口服：一次0.1g/kg，一日3～4次 静脉滴注：本品在体内的有效抑制纤维蛋白溶解的血药浓度至少为130μg/ml。对外科手术出血或内科大量出血者，迅速止血，要求迅速达到上述血药浓度。初量4.0～6.0g溶于100ml氯化钠注射液或5%～10%葡萄糖溶液中，于15～30分钟滴完。持续剂量为每小时1.0g，可滴注也可口服 局部应用：0.5%溶液冲洗膀胱用于术后膀胱出血；拔牙后可用10%溶液漱口和蘸药的棉球填塞伤口；亦可用5%～10%溶液纱布浸泡后敷贴伤口	无新生儿用药相关信息

	《实用新生儿学》	其他文献
专著文献	无新生儿用药相关信息	在新生儿人群中，常用于心脏手术体外循环时预防出血，于插管前或插管后给予75.0～100.0mg/kg，随后给予每小时20.0～30.0mg/kg维持剂量 也有文献报道，根据氨基己酸在新生儿中的药代动力学，负荷剂量给予40.0mg/kg，维持剂量每小时给予30.0mg/kg也可以达到有效浓度

【注意事项】

本品排泄快，需持续给药，否则难以维持稳定的有效血药浓度。对凝血功能异常引起的出血疗效差，对严重出血、伤口大量出血、小动脉出血等无止血作用。本品静脉注射起效快可引起明显血压降低、心律失常。尿道手术后出血的患者慎用。泌尿科术后有血尿的患者慎用。

【药物代谢动力学数据】（一般为成人数据，如为新生儿数据均标出）

分布	脑脊液分布	代谢	排泄	半衰期	血浆蛋白结合率	乳汁排泄
分布于血管外和血管内腔室，经长时间给药可穿透红细胞和其他组织	无相关信息	一小部分由肝脏代谢	主要以原形（65%）和代谢物己二酸（11%）的形式排出体外。主要排泄部位为肾脏，肾清除率为116ml/min，新生儿的肾清除率为5.07L/h	最终消除半衰期大约为2小时	在血中以游离状态存在，不与血浆蛋白结合，在体内维持时间短	无相关信息

【参考文献】

［1］DOWNARD CD，BETIT P，CHANG RW，et al. Impact of AMICAR on Hemorrhagic Complications of ECMO：A Ten-Year Review［J］. J Pediatr Surg，2003，38（8）：1212-1216.

［2］HORWITZ JR，COFER BR，WARNER BW，et al. A Multicenter Trial of 6-Aminocaproic Acid（Amicar）in the

Prevention of Bleeding in Infants on ECMO [J]. J Pediatr Surg，1998，33（11）：1610–1613.

[3] MARTIN K，GERTLER R，LIERMANN H，et al. Switch From Aprotinin to ε-Aminocaproic Acid：Impact on Blood Loss，Transfusion，and Clinical Outcome in Neonates Undergoing Cardiac Surgery [J]. Br J Anaesth，2011，107（6）：934–939.

[4] FARAONI D，RAHE C，CYBULSKI KA. Use of antifibrinolytics in pediatric cardiac surgery：Where are we now [J]? Paediatr Anaesth，2019，29（5）：435–440.

[5] GRIZELJ R，Vuković J，Filipović-Grcić B，Sarić D，Luetić T. Successful use of recombinant activated FVII and aminocaproic acid in four neonates with life-threatening hemorrhage [J]. Blood Coagul Fibrinolysis，2006，17（5）：413–415.

[6] EATON MP，ALFIERIS GM，SWEENEY DM，et al. Pharmacokinetics of ε-Aminocaproic Acid in Neonates Undergoing Cardiac Surgery with Cardiopulmonary Bypass [J]. Anesthesiology，2015，122（5）：1002–1009.

[7] Luetić T. Successful use of recombinant activated FVII and aminocaproic acid in four neonates with life-threatening hemorrhage [J]. Blood Coagul Fibrinolysis，2006，17（5）：413–415.

维生素A
（Vitamin A）

【适应证】

口服制剂用于预防和治疗维生素A缺乏症，如夜盲症、眼干燥症、角膜软化症及皮肤粗糙角化；眼用制剂用于角膜保护的辅助治疗，如多种原因引起的干眼症（如Sjogren's综合征、神经麻痹性角膜炎、暴露性角膜炎），由于泪膜保护缺乏造成的结膜和角膜刺激症状。

【用法用量】

	中国	美国	英国
说明书	未特别标注新生儿用药相关信息 预防和治疗维生素A缺乏症：口服，儿童每日2500U	未特别标注新生儿用药相关信息 治疗维生素A缺乏症：婴儿，肌内注射，每日7500～15 000U，持续10天	未特别标注新生儿用药相关信息

	中国	英国
处方集	预防维生素A缺乏：未特别标注新生儿用药相关信息，＜6个月婴儿单次口服5万U 治疗维生素A缺乏症：未特别标注新生儿用药相关信息，婴幼儿每日口服1万U。重度角膜软化者，＜6个月，诊断当日口服5万U，隔日及2周后各5万U，症状减轻后减少用量，痊愈后改为预防量 麻疹：未特别标注新生儿用药相关信息，口服，＜6个月婴儿每日5万U，连续2日，如果麻疹患儿有眼部维生素A缺乏症状或严重营养不良，必须在2～4周后给予第3次口服 预防完全胆道阻塞患儿维生素A缺乏：肌内注射，新生儿每次5万U，每月1次	维生素A缺乏： 口服，新生儿每日5000U，初始可使用更高的剂量治疗严重缺乏症 完全性胆道梗阻的预防： 肌内注射，新生儿，每次5万U，每月1次

	《实用新生儿学》	其他文献
专著文献	预防和治疗维生素A缺乏症： 预防剂量：口服，每次1000～1500U，每日1次 治疗剂量：肌内注射，2.5万～5万U 油剂注射吸收慢，口服吸收较快，眼角膜软化时，宜口服	极低出生体重和超低出生体重儿维生素A缺乏症：每次5000U，肌内注射，每周3次，持续使用4周 极低出生体重儿呼吸窘迫：口服，每次1万U，每48小时1次 极低出生体重儿支气管肺发育不良：每次5000U，每周3次，共4周 具有视网膜病变风险的早产儿：肌内注射，生后第2天起每次1万U，每周3次，持续2周或直到建立经口喂养

【注意事项】

婴幼儿对大量或超量维生素A较敏感，应慎用；长期大剂量使用时，应随访监测暗适应、眼震颤电动图、血浆胡萝卜素及血清视黄醇水平。维生素A慢性中毒时，血糖、尿素氮、血钙、血胆固醇和三酰甘油水平增高。大剂量应用时，可能出现红细胞和白细胞计数下降。

【药物代谢动力学数据】（一般为成人数据，如为新生儿数据均标出）

分布	脑脊液分布	代谢	排泄	半衰期	血浆蛋白结合率	乳汁排泄
吸收后贮存于肝脏内	无相关信息	在小肠中转化为视黄醇并在肝脏中进一步代谢；与葡萄糖醛酸结合；经历肠肝再循环	通过尿液及粪便排出	无相关信息	65%	母亲大剂量服用维生素A时，理论上对胎儿有毒性风险

【参考文献】

[1] BASU S，KHANNA P，SRIVASTAVA R，et al. Oral vitamin A supplementation in very low birth weight neonates：a

randomized controlled trial [J]. Eur J Pediatr, 2019, 178 (8): 1255–1265.

[2] MACTIER H, MCCULLOCH DL, HAMILTON R, et al. Vitamin A Supplementation Improves Retinal Function in Infants at Risk of Retinopathy of Prematurity [J]. J Pediatr, 2012, 160 (6): 954–959.

[3] AMBALAVANAN N, WU TJ, TYSON JE, et al. A comparison of three vitamin A dosing regimens in extremely-low-birth-weight infants [J]. J Pediatr, 2003, 142 (6): 656–661.

[4] TYSON JE, WRIGHT LL, OH W, et al. Vitamin A supplementation for extremely-low-birth-weight infants. National Institute of Child Health and Human Development Neonatal Research Network [J]. N Engl J Med, 1999, 340 (25): 1962–1968.

维生素B_6
（Vitamin B_6）

【适应证】

治疗因代谢异常而导致的维生素B_6缺乏，预防和治疗异烟肼中毒，治疗铁幼粒细胞贫血，新生儿遗传性维生素B_6依赖综合征，治疗婴儿惊厥。

【用法用量】

	中国	美国	英国
说明书	未特别标注新生儿用药相关信息 口服，儿童每日5.0～10.0mg，连用3周	未特别标注新生儿用药相关信息	未特别标注新生儿用药相关信息

	中国	英国
处方集	口服，肌内注射或静脉注射 维生素B_6代谢异常或铁幼粒细胞贫血：口服，新生儿每次50.0～100.0mg，每日1～2次 治疗异烟肼中毒：口服，新生儿每日5.0～10.0mg，每日2～3次 预防异烟肼中毒：口服，新生儿每日5.0mg 维生素B_6依赖性抽搐：新生儿，肌内注射，100.0mg，一次；以后肌内注射2.0～10.0mg，或口服每日10.0～100.0mg	预防异烟肼引起的神经病变： 口服，新生儿每日5.0mg 治疗异烟肼引起的神经病变： 口服，新生儿，每日5.0～10.0mg 胱硫醚尿症/高胱氨酸尿症：新生儿，口服，每次50.0～100.0mg，每日1～2次 维生素B_6依赖性抽搐：新生儿，起始静脉注射，起始剂量为50.0～100.0mg，如需可重复给药，若治疗有效，可改为口服维持治疗，每次50.0～100.0mg，每日1次

	《实用新生儿学》	其他文献
专著文献	静脉注射、肌内注射或口服 生理需要量：足月儿，每日35.0μg；早产儿，每日400.0μg 维生素B_6缺乏：新生儿每日2.0～5.0mg，每6小时1次 维生素B_6依赖性惊厥：静脉注射，新生儿首剂50.0～100.0mg，有效维持量为每日50.0～100.0mg，每日1次 铁幼粒细胞性贫血：每日200.0～600.0mg，应用1～2个月	维生素B_6依赖性惊厥：新生儿，起始可静脉注射100.0mg 1次，如效果不佳，可在30分钟内重复给药，或在3日内给予每日静脉/口服30.0mg/kg，共2次，随后开始维持治疗，每日15.0～30.0mg/kg，最高日剂量为200.0mg

【注意事项】

必须按推荐剂量服用，不可超量服用，用药3周后应停药；癫痫发作的新生儿慎用。

【药物代谢动力学数据】（一般为成人数据，如为新生儿数据均标出）

分布	脑脊液分布	代谢	排泄	半衰期	血浆蛋白结合率	乳汁排泄
主要活性代谢产物吡哆醛5'-磷酸释放到循环系统中，并与蛋白质高度结合，主要与白蛋白结合	无相关信息	主要在肝脏中代谢，代谢过程很复杂，主要和次要代谢产物的形成以及相关转换回吡哆醇的过程	通过尿液排出	15～20天	无相关信息	可通过乳汁排泄，哺乳期妇女使用该药对婴儿有害的证据较少

【参考文献】

[1] PLECKO B. Pyridoxine and pyridoxalphosphate-dependent epilepsies [J]. Handb Clin Neurol, 2013, 113: 1811-1817.

[2] STOCKLER S, PLECKO B, GOSPE SM, et al. Pyridoxine dependent epilepsy and antiquitin deficiency: clinical and molecular characteristics and recommendations for diagnosis, treatment and follow-up [J]. Mol Genet Metab, 2011, 104 (1-2): 48-60.

[3] SUBRAMANI S, JAMES R, JOHN N, et al. Neonatal seizures: diagnosis and management [J]. Chin J Contemp Pediatr, 2011, 13 (2): 81-100.

[4] GOSPE SM. Pyridoxine-dependent seizures: findings from recent studies pose new questions [J]. Pediatr Neurol, 2002, 26 (3): 181-185.

维生素D_3
（Vitamin D_3）

【适应证】

预防和治疗维生素D缺乏以及维生素D缺乏性佝偻病，因胃肠道吸收不良或慢性肝脏疾病导致的维生素D缺乏；甲状旁腺功能不足引起的低钙血症。

【用法用量】

	中国	美国	英国
说明书	未特别标注新生儿用药相关信息 口服，儿童每日400～800U	预防维生素D缺乏： 0～3岁：口服（滴剂），每日400U	预防和治疗维生素D缺乏症 预防：口服（溶液），0～11岁，每日400U 治疗：口服（溶液），1岁以下婴儿每日剂量不超过1000U

	中国	英国
处方集	未特别标注新生儿用药相关信息 预防维生素D缺乏：口服，母乳喂养者应每日补充400～800U；早产/低出生体重婴儿每日800～1000U，3个月后改为每日400U 治疗维生素D缺乏性佝偻病：每日口服2000～4000U，1个月后改为每日400U。口服困难或慢性腹泻患儿，可采用肌内注射，轻症患者每次10万～15万U，中重度患者每次20万～30万U，1～3个月痊愈后继续口服预防剂量每日400U 治疗甲状旁腺功能不足引起的低钙血症：口服，＞1岁儿童，每日5万～20万U，同时补充钙剂	预防维生素D缺乏：未特别标注新生儿用药相关信息，儿童，口服，每日400U

	《实用新生儿学》	其他文献
专著文献	口服或肌内注射 早产儿，每日500～1000U；足月儿，每日400～500U	口服 预防：体重<1.5kg，每日200U；当体重≥1.5kg且可全肠内营养时，每日400U；也有其他建议，体重在1.0～1.8kg时，每日800～1000U 治疗：足月新生儿，每日2000U，维持6周，随后维持每日400～1000U

【注意事项】

高磷血症及肾功能不全者应慎用，大剂量钙剂或利尿药与维生素D同用，可引起高钙血症。洋地黄类与维生素D同用，可因血钙升高而容易诱发心律失常。有恶心呕吐症状时及大剂量使用时应定期随访监测血钙水平。

【药物代谢动力学数据】（一般为成人数据，如为新生儿数据均标出）

分布	脑脊液分布	代谢	排泄	半衰期	血浆蛋白结合率	乳汁排泄
组织分布广泛	无相关信息	维生素D摄入后在肝脏中经25-羟化酶系统催化生成25-羟基维生素D_3，经肾1-羟化酶系统催化，生成具有活性的维生素D，即骨化三醇	主要通过胆汁排泄，经肾排泄较少	代谢产物骨化三醇半衰期为4h，25-羟基维生素D_3半衰期为2～3周	50%～80%	哺乳时大剂量使用可能会导致婴幼儿高钙血症，应注意监测血清钙水平

【参考文献】

[1] ABRAMS SA. Vitamin D in preterm and full-term infants [J]. Ann Nutr Metab, 2020, 76 (2): 6–14.

[2] MUNNS CF, SHAW N, KIELY M, et al. Global consensus recommendations on prevention and management of nutritional rickets [J]. J Clin Endocrinol Metab, 2016, 101 (2): 394–415.

[3] ABRAMS SA. Calcium and vitamin d requirements of enterally fed preterm infants [J]. Pediatrics, 2013, 131 (5): e1676–e1683.

[4] AGOSTONI C, BUNOCORE G, CCRIELLI VP, et al. Enteral nutrient supply for preterm infants: commentary from the European Society of Paediatric Gastroenterology, Hepatology and Nutrition Committee on Nutrition [J]. J Pediatr Gastroenterol Nutr, 2010, 50 (1): 85–91.

[5] HARDMAN JG, GOODMAN GA, LIMBIRD LE, et al. The Pharmacological Basis of Therapeutics [M]. 9th. New York, 1996.

骨化三醇
(Calcitriol)

【适应证】

主要用于钙缺乏、维生素D缺乏、甲状旁腺功能减退症。

【用法用量】

	中国	美国	英国
说明书	无新生儿用药相关信息	无新生儿用药相关信息 甲状旁腺功能减退症：口服，1～5岁儿童，每日0.25～0.75μg 透析前患者：3岁以下儿童，口服溶液初始剂量为每日10.0～15.0ng/kg	无新生儿用药相关信息

	中国	英国
处方集	无新生儿用药相关信息 低钙血症：口服，每日0.25～0.50μg，分2次	无新生儿用药相关信息 维生素D依赖佝偻病、低磷佝偻病、甲状旁腺功能减退引起的持续性低钙血症、假性甲状旁腺功能减退症：1个月至11岁儿童，口服，起始剂量为15.0ng/kg（最大剂量为250.0ng），每日1次，每2～4周增加每日剂量5.0ng/kg（最大剂量为250.0ng）

	《实用新生儿学》	其他文献
专著文献	口服，新生儿，每次0.05μg/kg，每日1次，至血钙水平正常	低钙血症：新生儿，口服，起始0.25～1.00μg，每日1次；或静脉注射0.25μg，每日1次，可耐受口服时，改为口服给药 低钙性手足搐搦：新生儿，静脉注射0.05μg，每日1次，持续5～12天；或口服，起始0.25μg，每日1次，随后每日0.01～0.10μg/kg，每日2次，最大日剂量为2.0μg

【注意事项】

肾功能正常的患者服用本品时应避免脱水，保持适当的水摄入量。骨化三醇是目前最有效的维生素D代谢产物，故不需与其他维生素D制剂合用，避免高维生素D血症。可引起血钙和血磷水平升高，应注意监测血钙和血磷水平。

【药物代谢动力学数据】（一般为成人数据，如为新生儿数据均标出）

分布	脑脊液分布	代谢	排泄	半衰期	血浆蛋白结合率	乳汁排泄
骨化三醇在血液中的含量约为99.9%	无相关信息	主要代谢为骨化酸和内酯代谢物	主要通过粪便和肾脏排泄，24小时内排泄量比例为粪便（27%）和尿液（7%），6天内排泄比例为粪便（49%）、尿液（16%）	5～8小时	99.9%	可在母乳中发现低水平的骨化三醇

【参考文献】

［1］THOMAS TC，SMITH JM，WHITE PC，et al．Transient neonatal hypocalcemia：presentation and outcomes［J］．Pediatrics，2012，129（6）：e1461–e1467．

［2］GRAY RW，CALDAS AE，WILZ DR，et al．Metabolism and excretion of（3）H-1,25-（OH）（2）-Vitamin D（3）in healthy adults［J］．J Clin Endocrinol Metab，1978，46：756–765．

［3］AMARAL JM，ABRAMS S，KARAVITI L，et al．Effects of 1，25-dihydroxycholecalciferol on recovery and resolution of late transient neonatal hypocalcemia［J］．Int J Pediatr Endocrinol，2010，2010：409670．

维生素E
（Vitamin E）

【适应证】

用于多种原因所致的维生素E缺乏，早产/低出生体重婴儿，进行性肌营养不良的辅助治疗，注射液仅用于红细胞增多症和吸收不良综合征。

【用法用量】

	中国	美国	英国
说明书	无新生儿用药相关信息	无新生儿用药相关信息	囊性纤维化：口服溶液，<1岁婴儿，每日50.0mg 继发于慢性胆汁淤积症的维生素E缺乏症：无新生儿用药相关信息，婴儿，口服溶液，每日150.0～200.0mg/kg 无β脂蛋白血症吸收不良：口服溶液，所有年龄段剂量取决于体重，每日50.0～100.0mg/kg

	中国	英国
处方集	无新生儿用药相关信息 口服：用量随维生素E缺乏程度而定，常用口服量，儿童每日1.0mg/kg；早产婴儿每日15.0～20.0mg；慢性胆汁淤积婴儿每日15.0～25.0mg 肌内注射：5.0mg，每日1次	维生素E缺乏：新生儿，口服，10.0mg/kg，每日1次 胆汁淤积和严重肝病引起的维生素E缺乏：口服，每日10.0mg/kg，肌内注射，10.0mg/kg，每月1次 无β脂蛋白血症吸收不良：新生儿，口服，100.0mg/kg，每日1次

	《实用新生儿学》	其他文献
专著文献	口服：新生儿，治疗量为每日25.0～50.0mg/kg，每日1次，共2周，预防量，每日20.0～25.0mg，每日1次，共2～3个月 肌内注射：体重＜1.5kg，20.0～30.0mg/kg，每日1次，共6次	早产儿贫血的预防和治疗：摄入足够营养的维生素E 出生体重＜1.0kg的早产儿：口服，起始剂量每日100.0mg/kg，调整剂量至维持水平在0.5～3.5mg/dl 早产儿视网膜病变、支气管肺发育不良、脑室内出血：口服，预防剂量为每日25～50U，2～3个月；治疗剂量为每日50～200U，2周

【注意事项】

大量应用时可致血清胆固醇和三酰甘油升高；维生素K缺乏导致低凝血酶原血症患儿及缺铁性贫血患儿应慎用。

【药物代谢动力学数据】（一般为成人数据，如为新生儿数据均标出）

分布	脑脊液分布	代谢	排泄	半衰期	血浆蛋白结合率	乳汁排泄
主要分布在脂肪组织中，在胎盘中的分布很少，新生儿的血浆浓度仅为母亲的1/5	低于血浆浓度的1%	70%～80%经肝脏代谢	70%～80%通过胆汁排泄，水溶性代谢产物通过尿液排出	无相关信息	无相关信息	可通过乳汁排泄，风险较低，但大剂量使用时应谨慎哺乳

【参考文献】

［1］WESTERGREN T，KALIKSTAD B．Dosage and formulation issues：oral vitamin E therapy in children［J］．Eur J Clin Pharmacol，2010，66（2）：109–118.

［2］RIGOTTI A．Absorption，transport，and tissue delivery of vitamin E［J］．Mol Aspects Med，2007，28（5–6）：423–436.

[3] RADOSAVAC D，GRAF P，POLIDORI MC，et al. Tocopherol metabolites 2，5，7，8-tetramethyl-2-（2'-carboxyethyl）-6-hydroxychroman（alpha-CEHC）and 2，7，8-trimethyl-2-（2'-carboxyethyl）-6-hydroxychroman（gamma-CEHC）in human serum after a single dose of natural vitamin E [J]. Eur J Nutr，2002，41（3）：119–124.

[4] PAPPERT EJ，TANGNEY CC，GOETZ CG，et al. Alpha-tocopherol in the ventricular cerebrospinal fluid of Parkinson's disease patients：dose-response study and correlations with plasma levels [J]. Neurology，1996，47：1037–1042.

[5] GILMAN AG，GOODMAN LS，RALL TW，et al. Goodman and Gilman's The Pharmacological Basis of Therapeutics [M]. 7th. Macmillan Publishing Co，New York，1985.

维生素K_1
（Vitamin K_1）

【适应证】

维生素类药，用于维生素K_1缺乏症、新生儿出血症、维生素K_1依赖性低凝血酶原血症和长期应用抗生素所致的体内维生素K_1缺乏。

【用法用量】

	中国	美国	英国
说明书	预防新生儿出血：出生后肌内或皮下注射0.5～1.0mg，8小时后可重复给药1次	首选皮下途径给药，静脉注射时给药宜缓慢，每分钟不得超过1.0mg。使用时应避光 （1）新生儿出血性疾病的预防： 出生后1小时内肌内注射1次维生素K_1注射剂0.5～1.0mg （2）新生儿出血性疾病的治疗： 剂量为1.0mg，皮下或肌内注射给药（如果母亲一直在接受口服抗凝剂，可能需要更高剂量）	（1）预防维生素K_1缺乏性出血 1）胎龄36周及以上的健康新生儿： 出生时或出生后不久，肌内注射1.0mg或口服2.0mg。口服剂量后应在4～7天时再给予2.0mg的剂量。出生后1个月应再口服2.0mg。在纯配方奶粉喂养的婴儿中，可以省略第3次口服剂量 2）胎龄≤36周，体重≥2.5kg的早产儿，以及处于特殊风险（例如早产、出生窒息、阻塞性黄疸、吞咽障碍、孕妇使用抗凝药或抗癫痫药）的足月新生儿： 出生时或出生后即1.0mg，肌注或静脉注射 3）胎龄≤36周，体重＜2.5kg的早产儿：出生时或出生后不久即刻，肌内或静脉给予0.4mg/kg维生素K_1 （2）早期和/或晚期维生素K_1缺乏性出血的治疗： 最初为1.0mg静脉注射，并根据临床需要和凝血状态增加剂量

	中国	英国
处方集	口服、肌内注射、静脉注射 预防新生儿出血性疾病：肌内注射，出生时1次注射0.5～1.0mg；口服，出生时2.0mg，4～7日再次2.0mg。母乳喂养婴儿，一个月时再次2.0mg；静脉注射，早产新生儿400.0μg/kg（最大1.0mg）。静脉注射的婴儿需要继续给予口服剂量 治疗新生儿出血性疾病：静脉注射，每次1.0mg，根据需要，每8时给予1次	预防维生素K缺乏性出血： 早产儿：肌内注射，400.0μg/kg（最大单次剂量1.0mg），在出生时给予，若低体重早产儿不能肌内注射，可静脉给予，任何早产儿在接受静脉补充维生素K_1后均需再给予口服剂量 新生儿：出生时一次性肌内注射1.0mg 无出血疾病的新生儿预防维生素K缺乏性出血：口服，出生时一次性给予1.0mg 无出血疾病的新生儿预防维生素K缺乏性出血（母乳喂养）：口服，出生时一次性给予1.0mg，之后每周一次性给予1.0mg，直到出生后12周 新生儿低凝血酶原疾病、维生素缺乏性出血：静脉注射，根据需要，每8小时给予1.0mg 新生儿胆道闭锁和肝脏疾病：口服，每天给予1.0mg

	《实用新生儿学》	其他文献
专著文献	静脉或肌注给药： 预防量：体重＜1.5kg，每天0.5～1.0mg，用药1次；体重＞1.5kg，每天1.0～2.0mg，用药1次 治疗量：每天2.5～5.0mg，每天1次，连用3天	肠内营养：口服，早产儿：每天8.0～10.0μg/kg；足月新生儿：每天2.0μg 肠外营养中维持日常需求：静脉注射，早产儿：每天10.0μg/kg；足月新生儿：每天200.0μg 预防维生素K缺乏性出血：肌内注射，出生后1小时内应用 早产儿：①根据体重：出生体重＜1.0kg，0.3～0.5mg/kg；出生体重≥1.0kg，0.5～1.0mg；②根据胎龄，胎龄＜32周，每次0.2mg，对于可能会延长凝血酶原时间或出血的临床疾病应重复给药 足月新生儿：每次0.5～1.0mg

【注意事项】

本药对肝素引起的出血无效，本药可能引起严重的不良反应，如过敏性休克甚至死亡。用药期间应密切观察。

【药物代谢动力学数据】（一般为成人数据，如为新生儿数据均标出）

分布	脑脊液分布	代谢	排泄	半衰期	血浆蛋白结合率	乳汁排泄
主要分布于血液，最初在肝脏聚集，迅速下降，组织中浓度较低	无相关信息	在肝脏迅速代谢	主要经肾脏和胆汁排出，在胆汁或尿液中几乎没有游离的未代谢维生素K	无相关信息	无相关信息	维生素K是天然存在于人乳中的。不应将孕妇补充维生素K视为直接对新生儿进行维生素K预防的替代品

【参考文献】

［1］MIHATSCH WA，BRAEGGER C，BRONSKY J，et al. Prevention of vitamin K deficiency bleeding in newborn infants：a position paper by the ESPGHAN Committee on Nutrition［J］. J Pediatr Gastroenterol Nutr，2016，63（1）：123–129.

［2］IPEMA HJ. Use of oral vitamin k for prevention of late vitamin k deficiency bleeding in neonates when injectable vitamin k is not available［J］. Ann Pharmacother，2012，46（6）：879–883.

［3］American Academy of Pediatrics Committee on Fetus and Newborn. Controversies concerning vitamin K and the newborn. American Academy of Pediatrics Committee on Fetus and Newborn［J］. Pediatrics，2003，112（1 Pt 1）：191–192.

［4］ARAKI S，SHIRAHATA A. Vitamin K Deficiency Bleeding in Infancy［J］. Nutrients，2020，12（3）：780.

［5］VANEK VW，BORUM P，BUCHMAN A，et al. A. S. P. E. N. position paper：recommendations for changes in commercially available parenteral multivitamin and multi-trace element products［J］. Nutr Clin Pract，2012，27（4）：440–491.

［6］BRONSKY J，CAMPOY C，BRAEGGER C，et al. ESPGHAN/ESPEN/ESPR/CSPEN guidelines on pediatric parenteral nutrition：Vitamins［J］. Clin Nutr，2018，37（6 Pt B）：2366–2378.

［7］American Academy of Pediatrics Committee on Nutrition. Kleinman RE, Greer FR, eds. Pediatric Nutrition Handbook［M］. 8th ed. Itasca，IL：American Academy of Pediatrics，2019.

葡萄糖酸钙
（Calcium Gluconate）

【适应证】

用于低钙血症、低钙性手足搐搦、镁中毒、非地高辛中毒引起的高钾血症及钙通道阻滞药毒性。

【用法用量】

	中国	美国	英国
说明书	低钙血症：未特别标注新生儿用药相关信息，小儿按25.0mg/kg，缓慢静脉注射 新生儿交换输血：每输注100ml枸橼酸抗凝血，静脉注射葡萄糖酸钙1.0ml（100.0mg）	新生儿，静脉注射，初始剂量为100.0～200.0mg/kg，随后每6小时给予100.0～200.0mg/kg（静脉推注速度不宜超过每分钟100.0mg/kg），或持续输注给予每小时17.0～33.0mg/kg	新生儿手足抽搐：静脉注射，0.07mmol/kg

	中国	英国
处方集	低钙血症：静脉注射，新生儿每日200.0～800.0mg/kg，连续静脉滴注或分4次静脉注射 急性低钙血症、高钾血症或高镁血症、钙离子通道阻滞药中毒的紧急治疗：静脉注射，新生儿每次50.0mg/kg，最大剂量2g，如有必要，10分钟重复给予，如有效，可考虑静脉输注，24小时维持治疗，每日200.0mg/kg，根据治疗情况调整剂量 低钙性手足搐搦：静脉注射，新生儿，每次100.0～200.0mg/kg，在5～10分钟内静脉推注，6小时后可重复或继续静脉滴注，最大剂量不超过每日500.0mg/kg	钙缺乏或轻度无症状低血钙症：口服，新生儿，0.25mmol/kg，每日4次；根据效果进行调查 急性低钙血症或高钾血症：新生儿，每次0.11mmol/kg，缓慢静脉注射5～10分钟及以上（预防心律失常） 严重低钙血症、维持治疗：持续静脉输注，新生儿，每日0.5mmol/kg，给药时间超过24小时有外渗风险，尽早调整为口服给药

	《实用新生儿学》	其他文献
专著文献	10%葡萄糖酸钙，缓慢静脉推注 低钙血症：新生儿，首剂1.0～2.0ml/kg，维持量每日2.0～8.0ml/kg，可分数次 交换输血：1.0ml/100.0ml 高血钾：每次0.5ml/kg	肠外营养每日需要量：静脉注射，早产儿，每日1.0～2.0mmol/kg，足月新生儿，每日0.25～2.0mmol/kg 低钙性手足搐搦：新生儿，缓慢静脉输注1.0～2.0ml/kg，10%葡萄糖酸钙10分钟以上 交换输血：有研究显示，新生儿在接受换血时密切监测生命体征和神经状态下，没有必要常规静脉输注葡糖糖酸钙

【注意事项】

葡萄糖酸钙不作肌内注射，而应静脉注射；静脉注射时应尽量避免溢出，避免导致组织坏死。用药时应尽量持续监测心电图。静脉注射时，需在5～19分钟以上缓慢静脉注射。不能与头孢曲松同时使用或先后静脉注射。

【药物代谢动力学数据】（一般为成人数据，如为新生儿数据均标出）

分布	脑脊液分布	代谢	排泄	半衰期	血浆蛋白结合率	乳汁排泄
体内钙主要分布在骨骼中（99%），只有1%分布在细胞外液和组织中。总血清钙约50%为离子化形式，为生物活性部分，8%～10%的血清钙与有机酸和无机酸结合，约40%的血清钙与蛋白结合	无相关信息	钙本身不进行直接代谢，静脉注射葡萄糖酸钙不受第一次肝脏首过效应的影响	主要通过粪便排泄（75%为未吸收的钙盐）；其次是尿液（20%）	无相关信息	45%	可通过乳汁排泄，是否停止哺乳应权衡利弊

【参考文献】

[1] AYDIN B，YILMAZ HC，BOTAN E，et al. Is it necessary to give calcium infusion during the exchange transfusion in newborns? [J]. Transfus Apher Sci，2021，60（6）：103236.

[2] VURALLI D. Clinical Approach to Hypocalcemia in Newborn Period and Infancy：Who Should Be Treated? [J]. Int J Pediatr，2019，2019：4318075.

[3] MIRTALLO J，CANADA T，JOHNSON D，et al. Safe practices for parenteral nutrition [J]. JPEN J Parenter Enteral Nutr，2004，28（6）：S39–S70.

[4] HARDMAN JG，GILMAN AG，LIMBIRD LE，et al. Goodman and Gilman's The Pharmacological Basis of Therapeutics [M]. 9th. McGraw-Hill，New York，1996.

[5] ANDERSON RJ，GAMBERTOGLIO JG，SCHRIER RW. Clinical Use of Drugs in Renal Failure [M]. Thomas，Springfield，1976.

氯化钙
（Calcium chloride）

【适应证】

治疗钙缺乏，如急性血钙过低、碱中毒及甲状旁腺功能低下所致的手足搐搦症、维生素D缺乏症等。治疗过敏性疾患，用于镁、氟中毒时的解救；用于心脏复苏，如高血钾、低血钙或钙通道阻滞引起的心功能异常的解救。

【用法用量】

	中国	美国	英国
说明书	无新生儿用药相关信息 小儿用量：低钙时治疗量为25.0mg/kg（6.8mg元素钙），静脉缓慢滴注	无新生儿用药相关信息 低钙血症：儿童，2.7～5.0mg/kg氯化钙（或0.136～0.252mmol/kg元素钙）	无新生儿用药相关信息 2岁以下儿童：小于0.5mmol，用至少4倍于其体积的氯化钠（0.9%w/v）稀释后静脉输注，可以每1～3天重复1次

	中国	英国
处方集	无新生儿用药相关信息 低钙血症：儿童，静脉注射，每次25.0mg/kg，缓慢静脉注射 低钙血症、高钾血症、高镁血症及钙离子通道阻断药中毒（心肺复苏用药）：20.0mg/kg，静脉注射，缓慢静脉注射，最大单剂药量2.0g	无新生儿用药相关信息 严重低钙血症：静脉注射，儿童可用，具体用法参照说明书

专著文献	《实用新生儿学》	其他文献
	无新生儿用药相关信息	肠外营养中钙推荐摄入量：静脉给药，生长早期的早产儿每天32.0～80.0mg/kg元素钙，生长中的早产儿每天64.0～140.0mg/kg元素钙，0～6个月每天30.0～60.0mg/kg元素钙 低钙血症：静脉给药，10.0～20.0mg/kg氯化钙，必要时可每4～6小时重复给药1次 钙通道阻滞剂中毒：20.0mg/kg氯化钙，静脉或骨髓腔给药，持续5～10分钟，单次最大用量不超过2.0g，若初始给药有效，可以每小时20.0～50.0mg/kg速度输注 心脏骤停（仅适用于低钙血症、高钾血症、高镁血症引起）：20.0mg/kg氯化钙，静脉推注或骨髓腔给药，持续30～50分钟，单次最大用量不超过2.0g 抽搐：静脉给药，每5～10分钟给予10.0mg/kg氯化钙，6小时后可重复给药或之后给予持续输注（每天最大用量200.0mg/kg）

【注意事项】

本药有强烈刺激性，使用时避免渗漏，不宜皮下或肌内注射。使用强心苷期间禁止静注本药。

【药物代谢动力学数据】（一般为成人数据，如为新生儿数据均标出）

分布	脑脊液分布	代谢	排泄	半衰期	血浆蛋白结合率	乳汁排泄
可分布于全身，但大部分以羟基磷灰石复合体的形式存在于骨骼中	无相关信息	无相关信息	约80%以不溶性盐通过粪便排出；20%通过尿液排出	无相关信息	约为40%	乳汁中可检测到本品但无数据表明对患儿是否有影响

【参考文献】

［1］MIHATSCH W，FEWTRELL M，GOULET O，et al. ESPGHAN/ESPEN/ESPR/CSPEN working group on pediatric parenteral nutrition. ESPGHAN/ESPEN/ESPR/CSPEN guidelines on pediatric parenteral nutrition：Calcium，phosphorus and magnesium［J］. Clin Nutr，2018，37（6 Pt B）：2360–2365.

［2］KLEINMAN ME，CHAMEIDES L，SCHEXNAYDER SM，et al. 2010 American Heart Association guidelines for cardiopulmonary resuscitation and emergency cardiovascular care. Part 14：pediatric advanced life support［J］. Circulation，2010，122（18 Suppl. 3）：S876–S908.

［3］SHENOI RP，TIMM N，COMMITTEE ON DRUGS，et al. Drugs used to treat pediatric emergencies［J］. Pediatrics，2020，145（1）：e20193450.

硫酸镁
（Magnesium sulfate）

【适应证】

适用于新生儿日常维持需求（肠外营养）、低镁血症、小儿惊厥、新生儿持续性肺动脉高压、尖端扭转、室性心动过速、复苏。

【用法用量】

	中国	美国	英国
说明书	无新生儿用药相关信息 抗惊厥：儿童，肌注或静脉给药，每次0.10～0.15g/kg，以5%～10%葡萄糖注射液将本品稀释成1%溶液，静脉滴注，或稀释成5%溶液，缓慢静注；25%溶液可作深层肌注	无新生儿用药相关信息	无新生儿用药相关信息

	中国	英国
处方集	口服、深部肌内注射、静脉注射 （1）低镁血症： 儿童：轻度镁缺乏，25%硫酸镁注射液1.0g，深部肌内注射，或溶于5%葡萄糖注射液500ml中静脉滴注，每日总量2.0g；重度镁缺乏，60.0mg/kg，肌内注射，或将2.5g硫酸镁溶于5%葡萄糖注射液或氯化钠注射液500ml中缓慢静脉滴注3小时，并严密观察呼吸等生命体征 （2）预防镁缺乏： 0～12个月婴儿：每日50.0mg/kg （3）抗惊厥：儿童： 20.0～40.0mg/kg，配成20%注射液，深部肌内注射；或按30.0mg/kg，计算25%的溶液用量，用5%～10%葡萄糖注射液稀释成1%或5%浓度后静脉滴注 （4）尖端扭转型室性心动过速： 儿童：25.0～50.0mg/kg，静脉或骨髓腔给药，给药时间持续10～20分钟；较快输注（数分钟内），单次最大用量不超过2.0g	（1）持续性肺动脉高压：静脉输注，初始剂量200.0mg/kg，给药时间持续20～30分钟，若初始治疗有效，可以每小时20.0～75.0mg/kg速度持续输注，最多维持5天（保持血浆镁浓度在3.5～5.5mmol/L） （2）低镁血症：静脉注射，每次100.0mg/kg，每6～12小时1次，给药时间至少维持10分钟 （3）低钙血症：深部肌内注射或静脉输注，每次100.0mg/kg，每12小时1次，给予2～3次

	《实用新生儿学》	其他文献
专著文献	低镁血症：静脉注射或静脉输注10%溶液，每次0.25～0.50ml，每6小时1次 新生儿肺动脉高压：首剂0.2g/kg，维持剂量每小时20.0～50.0mg/kg	复苏：25.0～50.0mg/kg，静脉或骨髓腔内给药（持续数分钟） 低镁血症：肌内注射或静脉给药，25.0～50.0mg/kg硫酸镁（或2.5～5.0mg/kg元素镁），每8～12小时1次，使用2～3次 严重低镁血症（＜1.6mg/dl或新生儿由于低钙出现抽搐），静脉给药，50.0mg/kg硫酸镁，给药时间持续1～2小时；若有必要可在12小时内重复给药 肠外营养中镁推荐摄入量：生长早期的早产儿每天2.5～5.0mg/kg元素镁，生长中的早产儿每天5.0～7.5mg/kg元素镁，0～6个月每天2.4～5.0mg/kg元素镁 适宜摄入量：口服，每天30.0mg元素镁，剂量可能因早产、生后日龄和其他临床因素而有所不同。应密切监测血清镁浓度，以确定患儿的具体用量

【注意事项】

使用注射液时，每次用药前和用药后应定时监测肾功能、血镁浓度、膝腱反射检查、测定呼吸频率和尿量。连续用药不要超过1周。硫酸镁可降低头孢菌素类、青霉胺的疗效，如需合用，至少间隔1小时。肠道出血、急腹症患者禁用，肾功能损害者应慎用。

【药物代谢动力学数据】（一般为成人数据，如为新生儿数据均标出）

分布	脑脊液分布	代谢	排泄	半衰期	血浆蛋白结合率	乳汁排泄
1%～2%的镁分布在细胞外液，约50%～60%分布在骨骼	无相关信息	体内不代谢	主要通过肾脏（尿液）排出，排出的速度与血清镁浓度和肾小球滤过率相关；未吸收的药物通过粪便排出	无相关信息	约为30%	可通过乳汁排泄，但对婴儿风险较小；当用于预防癫痫发作时，不用停止授乳

【参考文献】

[1] KLEINMAN ME，CHAMEIDES L，SCHEXNAYDER SM，et al. 2010 American Heart Association guidelines for cardiopulmonary resuscitation and emergency cardiovascular care. Part 14：pediatric advanced life support [J]. Circulation，2010，122（18 Suppl.3）：S876–S908.

[2] HOSHINO K，OGAWA K，HISHITANI T，et al. Optimal administration dosage of magnesium sulfate for torsades de pointes in children with long QT syndrome [J]. J Am Coll Nutr，2004，23（5）：S497–S500.

[3] EICHENWALD EC. Manual of Neonatal Care. 8th edition [M]. Philadelphia，PA：Lippincott Williams & Wilkins，2017.

[4] KLIEGMAN RM，ST. GEME J，eds. Nelson Textbook of Pediatrics [M]. 21st ed. Philadelphia，PA：Saunders Elsevier，2020.

[5] SHENOI RP，TIMM N，COMMITTEE ON DRUGS，et al. Drugs used to treat pediatric emergencies [J]. Pediatrics，2020，145（1）：e20193450.

[6] MIHATSCH W，FEWTRELL M，GOULET O，et al. ESPGHAN/ESPEN/ESPR/CSPEN working group on pediatric parenteral nutrition. ESPGHAN/ESPEN/ESPR/CSPEN guidelines on pediatric parenteral nutrition：Calcium，phosphorus and magnesium [J]. Clin Nutr，2018，37（6 Pt B）：2360–2365.

[7] Institute of Medicine（IOM）. Dietary Reference Intakes for Calcium，Phosphorus，Magnesium，Vitamin D，and Fluoride [M]. Washington，DC：National Academy of Sciences，1997.

其他药物

亚甲蓝
（Methylthioninium Chloride/Methylene blue）

【适应证】

氧化还原剂，本药对化学物如亚硝酸盐、硝酸盐、硝基苯、苯胺、苯肼和含有或产生芳香胺的药物（对乙酰氨基酚、苯佐卡因等）引起的高铁血红蛋白血症有效，对急性氰化物中毒能暂时延迟其毒性。

【用法用量】

	中国	美国	英国
说明书	无新生儿用药相关信息 氰化物中毒：儿童，每次10.0mg/kg，加5%葡萄糖注射液20～40ml，缓慢静脉注射。至口周发绀消失，再给硫代硫酸钠 硝酸、亚硝酸盐中毒：儿童，每次1.0～2.0mg/kg，缓慢静脉注射（5～10分钟以上）	获得性高铁血红蛋白血症：儿童，包括新生儿，在5～30分钟静脉注射1.0mg/kg，如果需要，可在第1次给药后1小时重复给予1.0mg/kg，若给药2次后高铁血红蛋白血症仍未消失，可启动替代治疗	新生儿至3个月婴儿：静脉注射0.3～0.5mg/kg，给药时间至少5分钟，如果出现持续或复发性症状，或高铁血红蛋白水平仍明显高于正常临床范围，可在首次给药1h内再给药0.3～0.5mg/kg

	中国	英国
处方集	无新生儿用药相关信息 静脉注射，小儿常用量，首次按体重1.0～2.0mg/kg，若静脉注射30～60分钟后皮肤黏膜发绀不消退，可按原量重复注射1次，以后可视病情每2～4小时重复注射半量，直至皮肤黏膜青紫明显好转或高铁血红蛋白降至10%左右，每次不超过成人剂量200mg	无新生儿用药相关信息 3个月至17岁儿童，缓慢静脉注射至少5分钟，起始1.0～2.0mg/kg，如需可在30～60分钟后给予1.0～2.0mg/kg

专著文献	《实用新生儿学》	其他文献
	静脉注射，新生儿，每次0.1～0.2mg/kg，不少于5分钟，必要时可1小时内重复1次	新生儿难治性低血压：在1小时内给予1.0mg/kg，静脉给药

【注意事项】

本品不能皮下及肌内注射，否则可引起注射局部组织坏死，不能椎管内注射，否则可引起中枢神经系统器质性损害。静脉注射速度不可过快，一般稀释后溶液每分钟注射2ml。葡萄糖-6-磷酸脱氢酶缺乏和小儿应用剂量过大可引起溶血。

【药物代谢动力学数据】（一般为成人数据，如为新生儿数据均标出）

分布	脑脊液分布	代谢	排泄	半衰期	血浆蛋白结合率	乳汁排泄
表观分布容积约为255±58L/kg	无相关信息	在肝脏中CYP1A2、CYP2C19和CYP2D6参与了亚甲蓝的体外代谢，外周还原为白色亚甲蓝	6天内74%由尿液排出，其中约22%～40%为原形，其余为白色亚甲蓝，少量亚甲蓝通过胆汁，由粪便排出	24小时	约94%	研究结果证实哺乳期妇女用药对婴儿有明显危害，生产厂家建议用药后8天内避免哺乳

【参考文献】

［1］WIELAND BV，LEIJTEN A，HEIJDEN HH，et al. Unexplained cyanosis in two newborns：neonatal methemoglobinemia after maternal perineal infiltration of prilocaine［J］. Ned Tijdschr Geneeskd，2021，165：D5391.

［2］VANHINSBERGH L，UTHAYA S，BAIN BJ，et al. Methylene blue-induced Heinz body hemolytic anemia in a premature neonate［J］. Am J Hematol，2018，93（5）：716–717.

［3］CHAN B，UI LQ，MING TP，et al. Methemoglobinemia after ingestion of Chinese herbal medicine in a 9-day-old infant［J］. Clin Toxicol（Phila），2007，45（3）：281–283.

［4］DRISCOLL W，THURIN S，CARRION V，et al. Effect of methylene blue on refractory neonatal hypotension［J］. J Pediatr，1996，129（6）：904–908.

透明质酸酶
（Hyaluronidase）

【适应证】

本药又称玻璃酸酶，是关节软骨基本成分之一，注射剂用作辅助剂，以增加其他注射药物的吸收和分布；皮下注射，用于促进皮下注射药物的吸收；尿路造影术，用于尿路造影时增加皮下注射的造影剂再吸收。

【用法用量】

	中国	美国	英国
说明书	无新生儿用药相关信息	皮下注射，早产儿或新生儿，每日剂量不超过25.0ml/kg（150U/ml），给药速度不超过2.0ml/min	无新生儿用药相关信息 皮下注射，儿童，1500U透明质酸酶溶于1ml注射用水或生理盐水，在输液前或开始时注射，应控制输液的速度和总体积，避免过度补液，尤其是肾功能不全的患者

	中国	英国
处方集	无新生儿用药相关信息	无新生儿用药相关信息

	《实用新生儿学》	其他文献
专著文献	皮下注射，150U/ml，1ml分5份在渗出周围皮下注射，一般在渗出后1小时内使用	药物外渗：透明质酸的剂量推荐存在争议，剂量范围跨度较大，15～1500U，并用盐水冲洗，对于新生儿，有研究建议每次总共1ml的透明质酸酶溶液（150U/ml）分为5次0.2ml注射液，1次在中心，4次在外渗部位的边缘，每日3次

【注意事项】

不可做静脉注射，不能直接应用于角膜，不能用于被虫叮蜇引起的肿胀。水溶液极不稳定，宜临用前配制，剩余溶液可在30℃以下保存2周，但若有变色或沉淀则不可再用。

【药物代谢动力学数据】（一般为成人数据，如为新生儿数据均标出）

分布	脑脊液分布	代谢	排泄	半衰期	血浆蛋白结合率	乳汁排泄
无相关信息	不能透过血脑屏障	无相关信息	无相关信息	2分钟	无相关信息	尚不清楚是否通过乳汁排泄，生产厂家建议使用时权衡利弊

【参考文献】

［1］YAN YM，FAN QL，LI AQ，et al. Treatment of Cutaneous Injuries of Neonates Induced by Drug Extravasation with Hyaluronidase and Hirudoid［J］. Iran J Pediatr，2014，24（4）：352-358.

［2］WIGAND R，BROWN J. Hyaluronidase for the management of dextrose extravasation［J］. Am J Emerg Med，2010，28（2）：257. e1-e2.

［3］HASELSBERGER K，RADNER H，PENDL G. $Na_2B_{12}H_{11}SH$（BSH）in combination with systemic hyaluronidase：A promising concept for boron neutron capture therapy for glioblastoma［J］. Neurosurg，1996，39（2）：321-326.

致 读 者

本书中所介绍的药物剂量、用法、药物代谢动力学数据等内容，是从美国、英国和我国药品说明书、处方集以及公开发表的研究文献中提取而来，书中所列形式、所用缩写与当前医疗通用格式和形式保持一致，编校人员也尽了最大努力来保证书中所记录信息的准确性。但是，必须强调的是，临床医师开出的每一个医嘱都必须以自己的理论知识、临床实践为基础，以高度的责任心对患者负责。本书列举的药物使用信息主要供临床医师做参考，医师在选用药物时，还应该结合患者的实际情况，患者所患疾病专业范围内的诊疗规范、治疗指南、药品说明书等综合而定，此书仅作为参考，我社不对使用此书所造成的医疗后果负责。

中国协和医科大学出版社